妈妈，我来了

胎宝宝40周成长日记

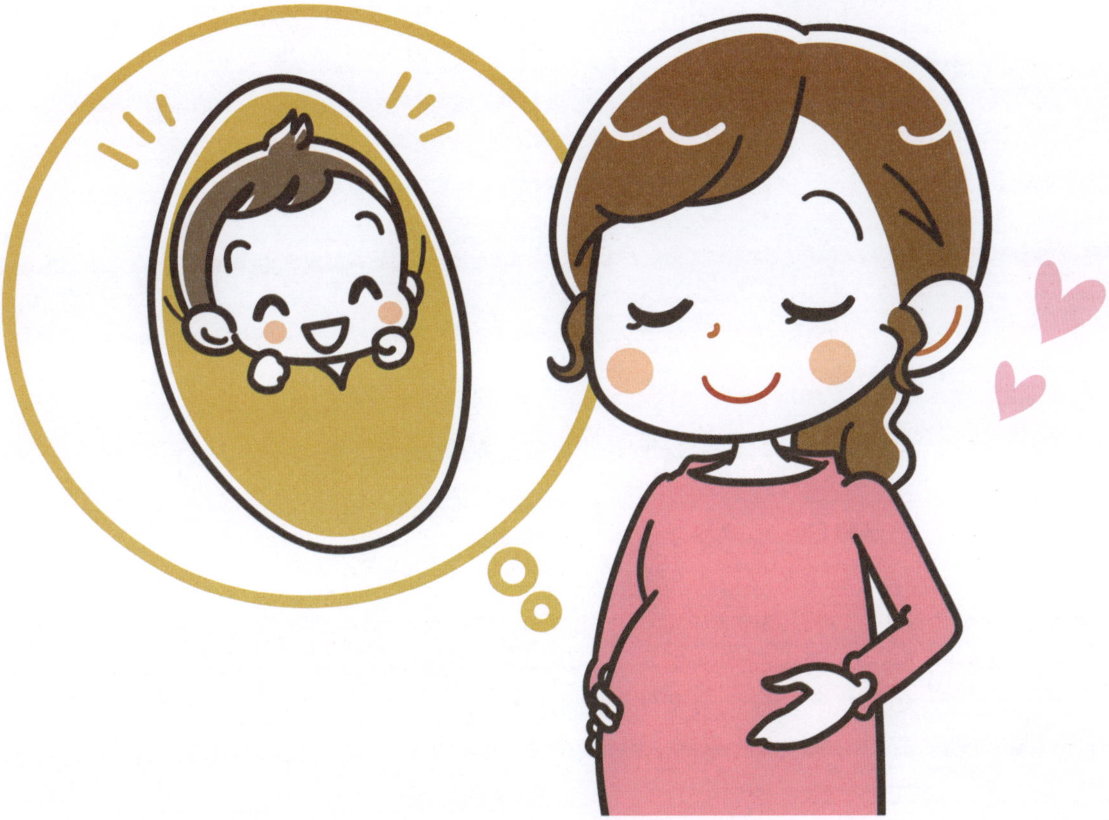

杨静　主编

海峡出版发行集团 | 福建科学技术出版社
THE STRAITS PUBLISHING & DISTRIBUTING GROUP | FUJIAN SCIENCE & TECHNOLOGY PUBLISHING HOUSE

图书在版编目（CIP）数据

妈妈，我来了：胎宝宝40周成长日记/杨静主编．—福州：福建科学技术出版社，2018.9
ISBN 978-7-5335-5634-1

Ⅰ．①妈… Ⅱ．①杨… Ⅲ．①妊娠期－妇幼保健－基本知识 ②胎教－基本知识 ③分娩－基本知识 Ⅳ．① R715.3 ② G610.8 ③ R714.3

中国版本图书馆 CIP 数据核字（2018）第 109559 号

书　　名　妈妈，我来了：胎宝宝40周成长日记
主　　编　杨静
出版发行　福建科学技术出版社
社　　址　福州市东水路76号（邮编350001）
网　　址　www.fjstp.com
经　　销　福建新华发行（集团）有限责任公司
印　　刷　深圳市雅佳图印刷有限公司
开　　本　710毫米×1020毫米　1/16
印　　张　13
图　　文　208码
版　　次　2018年9月第1版
印　　次　2018年9月第1次印刷
书　　号　ISBN 978-7-5335-5634-1
定　　价　39.80元

-前言-

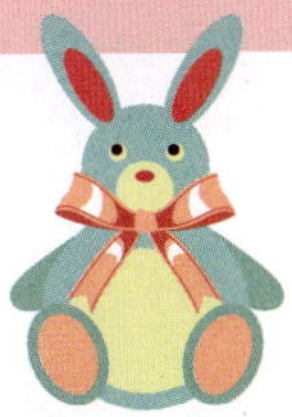

亲爱的妈妈：

您好！

我是胎宝宝，是您和爸爸爱情的结晶。自从精子先生和卵子小姐成功结合的那一刻起，我便奇迹般地在您体内开始孕育。妈妈，我是为您而来的，我想我来了，您就不会寂寞了。虽然我们暂时还不能见面，但我们的缘分，已经开始。

感谢您给了我一个这么舒适温暖的“水房”，在这里，我不愁吃，也不愁穿，每天可以自在地畅游和生活。时不时地拽着那根粗粗的脐带玩耍，吮吸一下没什么味道的手指头，或者在水中吐几个泡泡，偶尔把自己的尿尿和便便吃进去又拉出来，我是不是很调皮？

您知道吗？从一颗微小的受精卵开始，到出生前的胎宝宝，看似小小的我，却保留着朦胧的记忆，看似漫长的10个月，每分每秒都有我真切的感受：最初，当您恶心、呕吐、吃不下饭时，虽然看不到您难受的样子，但我也好像和您有一样的感受，小小的心又酸又涨；慢慢地我长大了，开始在水房子里翻滚、跳舞，听着您的惊呼声，想到您一定是感受到了我的存在；我喜欢爸爸趴在您肚子上听我的心跳声，我也能清楚地听到您“扑通”“扑通”的心跳声；我喜欢做“光照游戏”，每次都会忍不住“手舞足蹈”，想抓住那亮亮的东西；我更喜欢爸爸给我讲故事，在爸爸低沉、宽厚的声音中进入梦乡……随着我一天天长大，感觉房子越来越小，都不够我伸展拳脚了；后来，我的头开始下降了，四肢只能弯曲着紧靠身体，我知道，我就快要离开这里，去往外面的世界了。我每天静静地等待，等着您和医生给我“搬家”那一刻的到来；最后，我真的想要见爸爸妈妈了，所以就生出来了……

亲爱的妈妈，您知道吗？在这280天里，我发生了很多很多的变化，我还有很多很多的话想对您说，快来仔细听听我的悄悄话吧！

您的胎宝宝

目录 Contents

Part 1
孕 1 月 妈妈，我来了

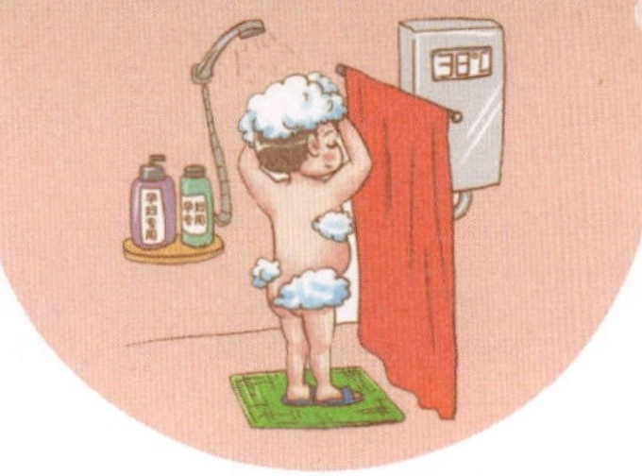

Part 2

孕2月 我让妈妈难受了

Part 3
孕 3 月 有模有样的小人儿

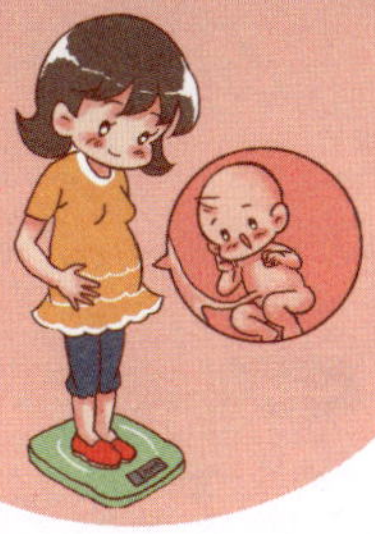

Part 4
孕4月 现在的我很稳定

Part 5
孕5月 做个小小舞蹈家

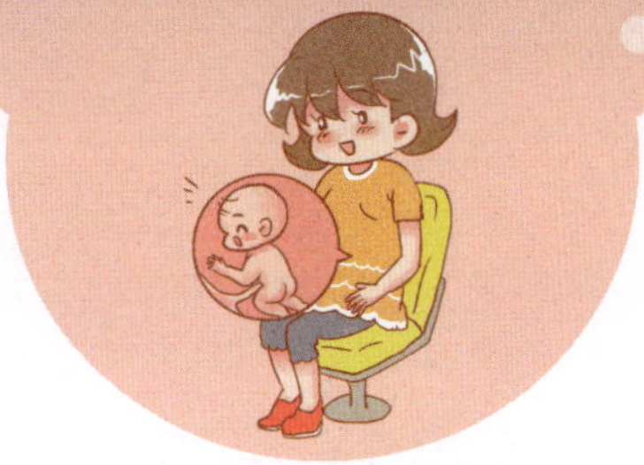

Part 6

孕6月 跟妈妈玩游戏

Part 7
孕7月 日渐蹒跚的妈妈

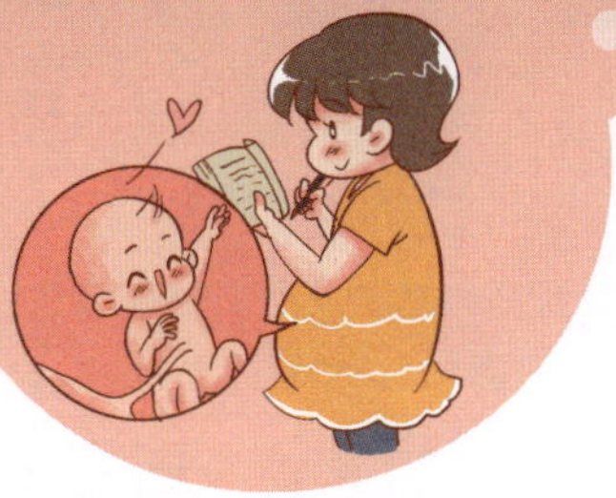

Part 8
孕 8 月 快速成长进行时

Part 9
孕9月 幸福在延续

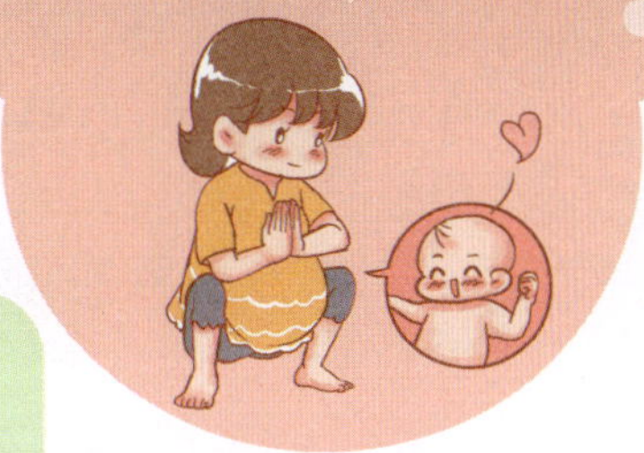

Part 10 孕10月 我要出生了

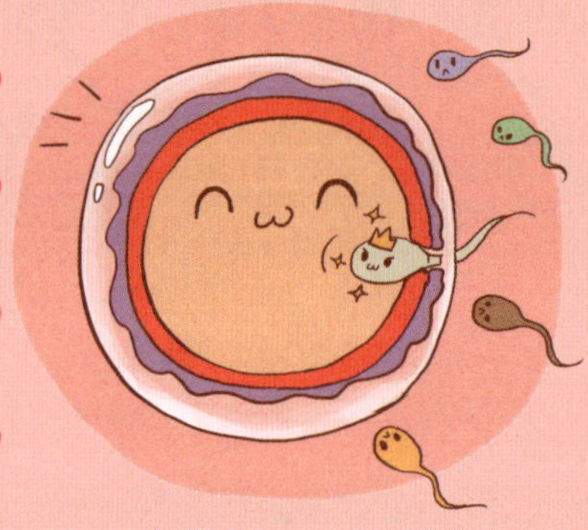

Part 1

孕1月 妈妈，我来了

这个月，在您的腹中正悄然酝酿着一个奇迹，小小的我经历了从无到有的一个过程，最终在您的子宫安营扎寨啦！妈妈，或许您一开始还不能感受到我的到来，但是别着急，我会挂出“月经歇业”的招牌来提醒您的哦！

第1周（1～7天）

一切才刚刚开始

哈喽，大家好！我是天使宝宝，还在等待着我的肉体形成。虽然此时的我还不存在，但我还是迫不及待地想去看看爸爸妈妈，看看他们为我的来临准备得怎么样了。

“精子先生”和“卵子小姐”

我悄无声息地进入妈妈的卵巢，寻找着我的另一半基因携带者——卵子小姐。我在卵巢表面发现了上百个泡泡，每一个都长得好像啊。谁才是我要找的卵子小姐呢？我只能上前询问了。

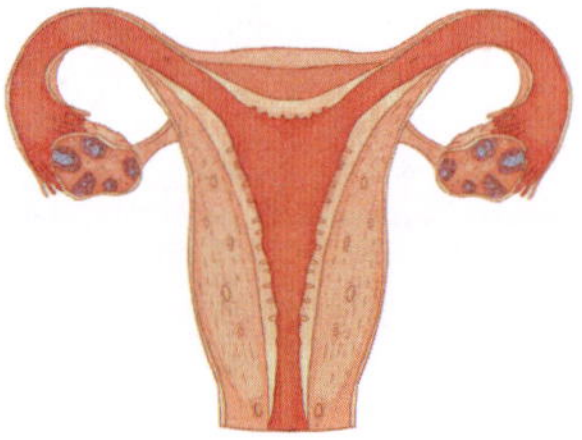

我：“你好！你是？”

卵子小姐：“你好！我是卵子。”

我：“终于找到你啦！你是不是即将出发了呀？”

卵子小姐：“还没有呢！妈妈现在还在经期，我也还没有发育成熟，还得等一两个星期。”

我：“其他人会跟你一起出发吗？”

卵子小姐：“不是哦！她们都是我的姐妹，我们都等着妈妈的垂体释放促卵泡激素，哪个获得的促卵泡激素多，谁就有机会发育成熟离开这里，进入下一段旅程……”

告别了卵子小姐，我来到爸爸的附睾，看着密密麻麻如小蝌蚪一样的东西在爸爸细细长长的输精管中游来游去，我顿时傻眼了。

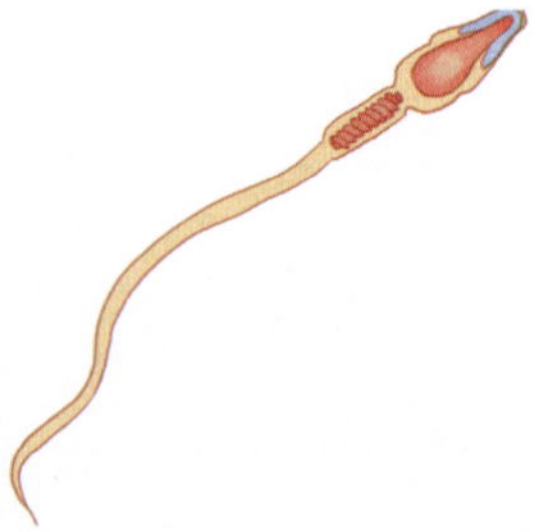

精子先生：“你好，小天使！”

我：“你好！你是精子先生吗？”

精子先生：“是的，我们都是。”

我：“你们都会进入妈妈体内吗？”

精子先生：“应该是我的弟弟们，因为我们只有72小时的寿命，在这之前没有和卵子小姐相遇，我们就会死掉……”

原来是这样！看来，我的诞生还有这么多不确定性，还得让爸爸妈妈多加加油啊！

妈妈，你的身体调理好了吗

“我是一个小天使、小天使，每天数着日子等降临、等降临……”我欢快地哼着歌，跟着我未来的妈妈走进妇科门诊。

和蔼可亲的医生拿着妈妈的化验单看了一会儿，抬起头给了妈妈一个微笑，开口说道：“放心吧，恢复得挺好，这个月就可以尝试着怀孕了。”

听完医生的话，妈妈露出了开心的微笑，心里松了一口气。

回想妈妈备孕的这几个月，过得很不平静啊！6个月前，妈妈与爸爸一起做全面的身体检查时，发现生殖道有炎症，听医生说炎症可能会阻碍精子进入输卵管，也可能阻碍受精卵着床，于是妈妈就迫不及待地进行治疗，积极配合医生。在这段时间内，妈妈也没消停过，看牙医、治牙病，接种疫苗，停服避孕药……今天复查结果如此理想，看来妈妈的努力没有白费啊！

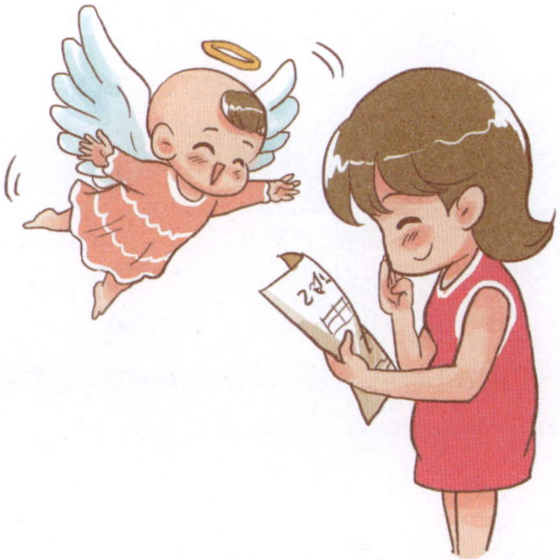

避开阻挡我出生的“拦路虎”

不良的生活习惯会阻拦我向爸爸妈妈靠近，为了使我顺利降生，我特意请医生帮忙将备孕期的生活禁忌写了下来，爸爸妈妈要牢记于心哦！

爸爸

◆避免接触有害物质。

◆尽量少接触电磁辐射。

◆避免不良的气候环境。

◆戒除吸烟、喝酒等不良嗜好。

◆节制性生活。

◆避免暴露在高温环境中。

妈妈

◆避免熬夜，规律作息。

◆保持标准体重，避免过胖或过瘦。

◆保持身体健康，远离疾病困扰。

◆避免月经周期紊乱，调理好子宫环境。

◆回避不利于怀孕的工作。

为了聪明的我，叶酸要继续吃

妈妈，听爸爸说您又忘吃叶酸片了呀？怎么这么不听话呢？医生说了，体内叶酸的量要达到一定的水平，才能确保我今后在您体内时神经发育顺利，但是叶酸的含量不是一朝一夕就能达到的，需要孕前3个月的积累。所以，您现在不按时吃叶酸片，可能会影响到我今后的神经发育。我不聪明了怎么办？能回炉重造吗？当然是不能呀！妈妈千万别抱有侥幸心理，以免出现我们都不想看到的后果。

其实，我听说许多食物里面也含有丰富的叶酸，例如动物肝脏、瘦肉、蛋类、深绿色蔬菜、胡萝卜、南瓜、香蕉、豆类等，您可以让爸爸变着花样地给您做着吃。

为了我的健康，妈妈千万要记得补充叶酸哦！

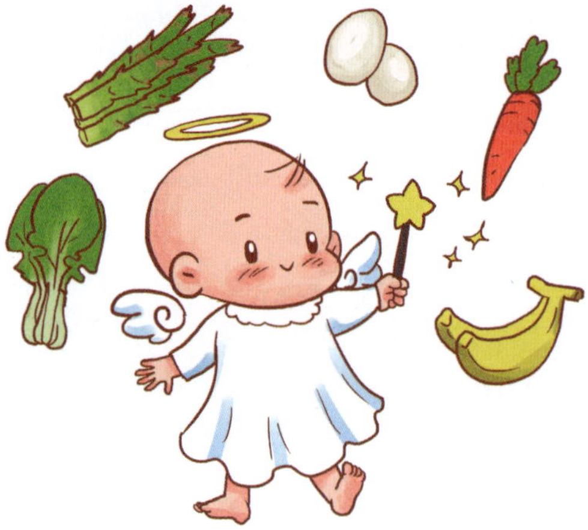

这些食物不要碰

“老婆，我想喝咖啡！”

什么？！爸爸，你怎么可以这样！说好的怀一个优质宝宝呢！我真的好想现身给你们上上课，将在天使宝宝培训班里学到的知识好好给你们普及一下。

顺利怀孕除了需要一颗优质的卵子，同样也需要一颗有活力的精子。因此，爸爸在饮食上应避开一些会降低精子质量和数量的“杀精”食物。

◆油炸烧烤类食物。炸鸡、炸薯条、烧烤等食物中含有丙烯酰胺，可导致少精、弱精。

◆含咖啡因的食物。咖啡、浓茶、可乐等食物含有较多咖啡因，它会抑制夜间活动的副交感神经，使爸爸的性欲减退。

◆含反式脂肪酸的食物。奶茶、饼干、巧克力、沙拉酱、奶油蛋糕等食物中多含反式脂肪酸，这种物质会减少爸爸性激素的分泌，降低精子活性。

嘻嘻，对于这些食物，您就想想吧，可千万别碰哦！

晚安，妈妈

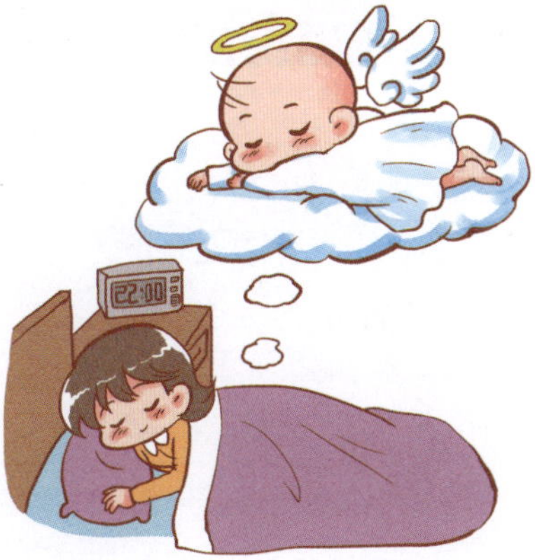

妈妈是一个电视剧迷，常常为了追剧熬夜。后来有了爸爸的约束，基本能保证 23 点之前睡觉，但只要爸爸不在，就会故态复萌。这不，妈妈又在追剧了。看到时钟已经显示到 21:00，妈妈还没有要睡觉的意思，我心里干着急啊！

“老婆老婆，我爱你，就像老鼠爱大米……”哇，是爸爸的电话来了，我和爸爸真是心有灵犀啊！

“老婆，是不是还在追剧呢？”爸爸心中了然地说道。

“呵呵，嘻嘻……”妈妈还有点不好意思了。

“老婆，乖，该睡觉了，我们不是说好了，为了宝宝要早睡早起的吗？”爸爸企图用“我”来打动妈妈。

“好的，我看完这集。”妈妈敷衍道。

“这集多久？”知道妈妈喜欢耍赖，爸爸直接发问，以掌控全局。

“还有 45 分钟。”妈妈为了多看一集谎报军情，真是狡猾。

“老婆，不要欺负我不看电视剧！现在的电视剧大多只要40分钟，去掉片头片尾曲和重复部分，真正的内容最多就30分钟。现在给你20分钟，20分钟后我会登录后台，如果还看到流量在走，我可要断网了哦！”还是爸爸睿智，妈妈怎么可能“斗得过”爸爸呢？嘻嘻！

“好的，我保证 20 分钟后就去睡觉。”果然，爸爸来了一招“釜底抽薪”，不怕妈妈不乖乖就范。

于是，妈妈看完快进的 20 分钟剧集后，老老实实地上床睡觉了，不一会儿就进入了甜蜜的梦乡。

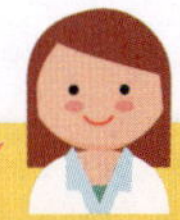

医生有话说：

女性长期熬夜或者失眠会改变身体原有的生物钟，从而导致机体生命节律紊乱。这种紊乱将导致一系列内分泌功能的失调，进而影响女性的排卵周期。所以，在备孕这项伟大的工程中，备孕父母们为了宝宝能够健康地成长和发育，首先要攻克的就是“熬夜”关。尤其是女性，一定要早睡早起，保证充足的睡眠。

爸爸、妈妈，你们准备好了吗

离我来临的日子越来越近，我不禁有些许紧张。爸爸、妈妈，你们真的准备好了吗？怀孕会给生活带来一系列的变化，在怀孕期除了要做好身体方面的准备外，也要做好心理和物质方面的准备。

妈妈要做好心理准备

妈妈，虽然我知道您一直热切地期盼着我的到来，但是您真的了解我到来后会给您带来哪些影响吗？今天我得跟您和盘托出，希望您能从心底接受怀孕带给您的身体变化。怀上我后，您的体形和体重会发生很大的变化，您会发现自己的肚子随着时间的推移像吹气球一样，越来越大，纤细的腰身、轻盈的体态会逐步离您远去，身体越来越笨重，行动变得越来越不便。即使分娩后，还要进行一段时间的恢复，积极锻炼，才有可能恢复身材。除了身体变化，一系列妊娠反应也有可能让您焦头烂额，孕吐、孕期尿频、孕期水肿等，都有可能出现在孕期，让您疲于应对。此时的您一定要心态平和，切忌烦躁，否则会影响我在您体内的正常发育。此外，还有出生后的喂养、教育，都需要您亲自去做，未来的日子还有许许多多需要您操心的地方。

小钱钱也很重要

爸爸，你对家里的财政是否足够了解？我的到来会给你们带来一大笔开销，尤其是在我出生前后，花钱的地方很多，所以，一定要有适当的预算。如果爸爸不知道怎么做预算，那么可以请教一下刚生完宝宝的朋友、亲戚或同事，咨询一下，问问他们都买了些什么东西，哪些是必备品，生产前后的总花销大概是多少，让自己心里有底。在计划开支之前，爸爸一定要明确自己的家庭收入情况，如银行是否有存款、结余的钱是否能够支付增加的开支等，给自己服下一颗定心丸。

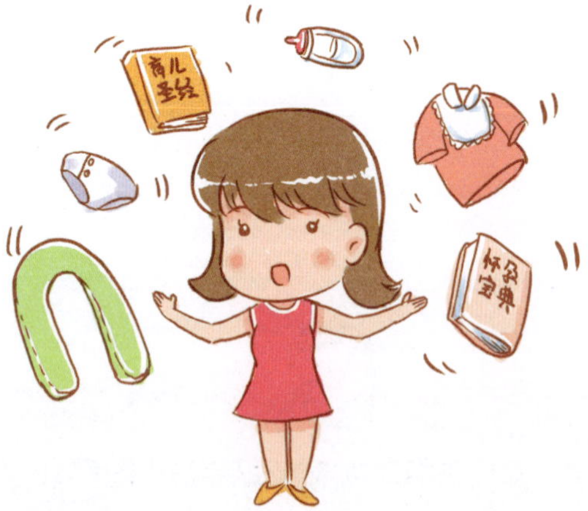

我是你和妈妈爱情的结晶，我不希望自己的出生会将你们的生活弄得乱七八糟，如果条件还不成熟，我是不会介意再多等一段时间的！

第2周（8～14天）

抓住好时机

在本周末，我可要悄悄来临了哦！是不是很期待？！是不是很激动？！爸爸妈妈，你们要加油哦！

卵子成熟了，离成功更近一步

卵子小姐告诉我，她快成熟了，邀请我观看排卵的全过程。刚来到卵巢，准备跟卵子小姐去打声招呼，突然，卵巢表面裂开一个红色伤口，卵子小姐就藏身其中，微笑着跟我打了一声招呼。输卵管末端随着妈妈的脉搏，摩擦着卵巢的表面，大概经过了一刻钟，从缝隙中排出了一串黏稠且几乎透明的细胞，听卵子小姐介绍这些是营养细胞，大约有500万个之多，卵子小姐也藏在其中。刚被排出的卵子小姐及她那一群黏嗒嗒的小伙伴被输卵管末端的伞状物体吸收进输卵管，但输卵管没有想象中那么宽阔，他们被管中的褶皱挤压向前。从她微微皱眉的脸上不难看出，她有些紧张，因为她只有24小时的时间等待着“真命天子”的到来，若不成功，她会跟其他姐姐一样从这个世界上消失。

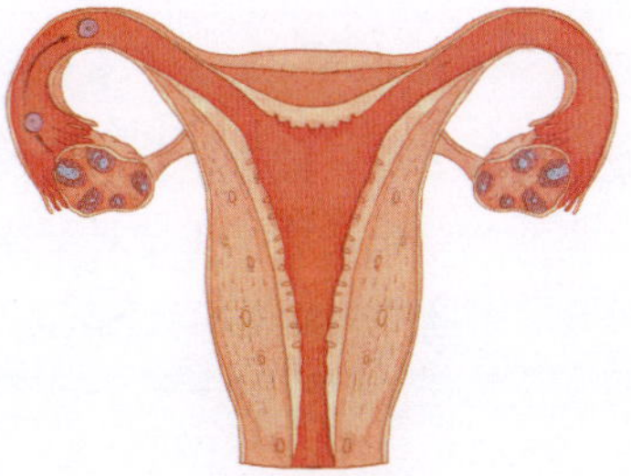

卵子小姐想让我帮忙提醒一下妈妈，不要错过这次的排卵。我轻声地安慰着她：“医生说了，妈妈的体温会随着月经周期发生一些变化，通常月经期和月经后的7天内是持续的低温期，中途过渡到高温期后，会再度返回到低温期，直到下次月经来临。从低温期过渡到高温期而成为分界点的那一天，基础体温会特别低。以这一天为中心，前2天后3天即为排卵日。所以，妈妈可以用基础体温表来推断排卵日。”

“亲爱的，你是不是忘了，你自己也有提醒妈妈啊！在你成熟的前几天，雌激素进一步增加，宫颈黏液含水量增多，也更加清亮，如蛋清状，黏稠度最小，滑润而富有弹性，黏液可被拉成很长的丝状，而且还让妈妈的外阴部有明显的湿润感。这些信号妈妈都会收到的！接下来，你只需要静静等待就好！”我用在医生那里学到的知识安慰着卵子小姐，希望她能放松心情，迎接属于她的精子先生。

“性”福有诀窍

妈妈，八点档的电视剧开始了，快出来看！臭爸爸刚刚将妈妈拉到房间去了，我一个人只能无聊地待在客厅里。

爸爸妈妈在房间里干什么呢？我悄悄走到房间门口，通过门缝看到电脑上有两个没穿衣服的漫画人物，瞬间石化！非礼勿视，非礼勿视！我真的不是故意的！因为医生说在排卵之前，爸爸妈妈要禁欲一段时间，谁知道你们会……欸，不对啊！这个时候爸爸为什么拿着笔，他是在记什么东西吗？我把耳朵凑近了听，就更加觉得不对劲了。

“性爱姿势对受孕有影响，传统的男上女下式可以使阴茎插入最深，因此能使精子比较接近子宫颈，为了达到更好的效果，女方可以两条腿伸直仰向肩部。为了提高受孕概率，女方可以用一个枕头把臀部抬高，使子宫颈可以最大限度地接触精液。有些女性的子宫呈后倾后屈式，这会影响精子进入子宫而导致不孕。因此，进行性生活时，可以采取男方后位女方跪趴式的姿势，这样有利于射入的精子在穹隆处储留，从而进入子宫。无论采取哪种方式，男方射精后都应尽快抽身，让女方赶快平躺下来，这样可以避免精液外流，借助引力帮助精子游动，提高受孕概率……”

呃，好吧，原来爸爸妈妈为了我，在学习经验呢！你们慢慢学习，我去追剧了！

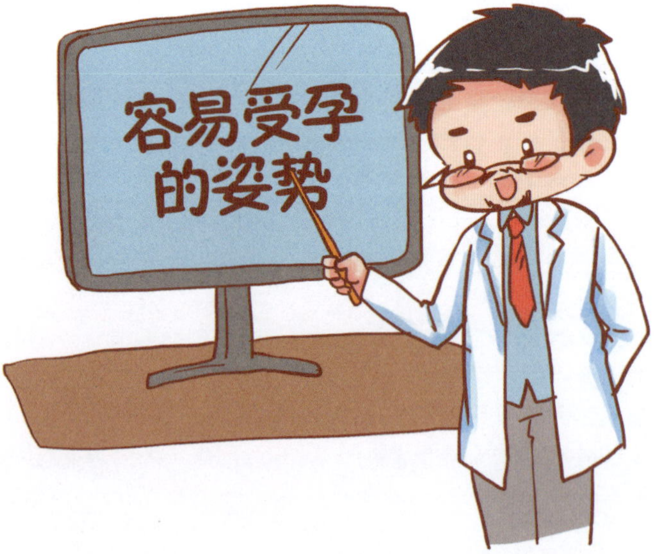

一场激烈的比赛

为了体验精子先生的艰辛，我准备找一个强壮的精子提前栖身，这样，对于这场比赛，我才会有切身的体会。所以，当听到爸爸妈妈商量着准备做羞羞的事情时，我赶紧来到爸爸的输精管中，找到一个看起来强壮的精子，随着他一起加入精子大军。

出发啦

此时的我们被黏黏的液体包裹着，在拥挤的输精管中蓄势待发。随着比赛的号角吹响，输精管节律性地蠕动将我们推入射精管中，接着阴部肌肉出现节律性收缩，我们被强有力地经尿道外口推出，进入妈妈体内。哇！妈妈体内好大好暖啊！当我还在左顾右盼时，有些兄弟已经迫不及待地离开了爸爸给我们准备的黏黏的液体，看来每一位精子兄弟都希望自己成为那个独一无二的幸运儿。但是好景不长，没离开多远，他们就躺下来一动不动了。呃？这是怎么回事？看着我一脸疑惑，旁边一位帅气的精子先生告诉我，妈妈的阴道里是酸性的环境，我们骤然进入会很不适应，此刻这些黏黏糊糊的液体就是我们的保护液，等我们逐渐适应后才能开启下一段征途。我为自己小小地庆幸了一下，还好我的好奇心救了我。

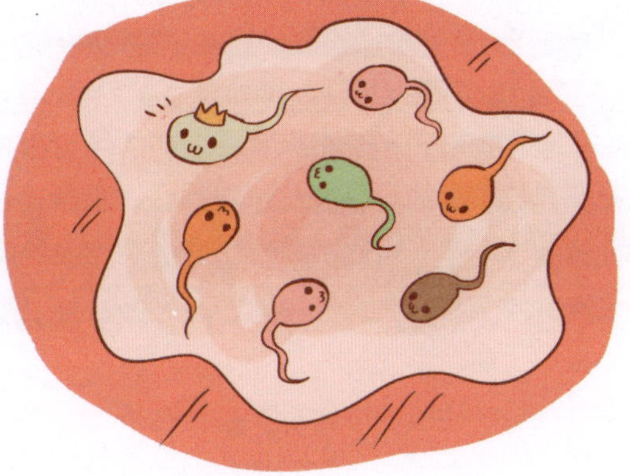

踏上另一段充满未知的征途

参观完成熟后的我要经过的产道，我摆脱了包裹我的液体，来到了子宫口。此时的子宫口有着无数的兄弟努力着想要通过，但大多数都被那子宫口分泌的黏液挡住了。

我慢慢地靠近子宫口，头顶不小心沾上了黏液，我发现我头顶的一层东西好像被黏液洗掉了，而且觉得浑身充满了力量。我主动去靠近黏液，不用怎么费力就进入了子宫。怎么回事？这个黏液不是挺好的吗？怎么有这么多兄弟通不过？我想可能宫颈黏液不一定会帮助所有的精子获得能量，它们可能只会帮助强者吧！

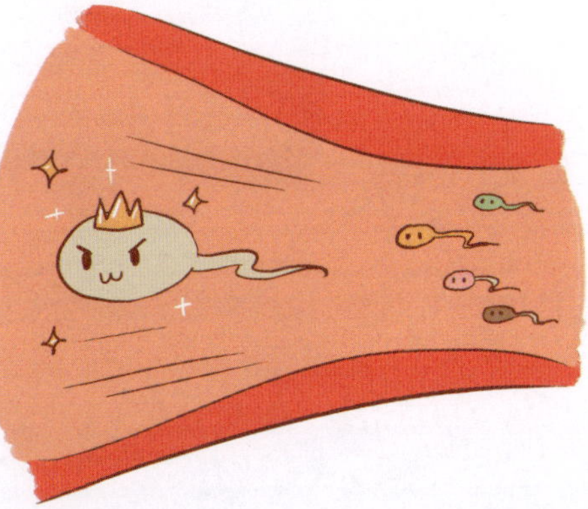

子宫像一个大大的房子，我的精子兄弟们现在散落在子宫内的各个角落，很是壮观。等等，那是什么？我们的精子大军中怎么会有那样的东西？我看到有一个东西靠近了我们的一个兄弟，然后，一口将精子兄弟吞噬了！不好！是白细胞！快走，我得离这些东西远远的！

好不容易避开了子宫内白细胞的吞噬，我来到了会与卵子小姐相遇的输卵管。为了早点遇到卵子小姐，我加速前行，不时地回头看看被我甩在后面的兄弟们。“嘭！”发生了什么？怎么会有东西挡在路上？我想这可能就是之前医生跟妈妈说的炎症导致的吧。我望着对我来说高高的山丘，正想着该怎么省力地通过时，就看见之前和我说话的那个帅气的精子先生从山丘右下角迅速地消失了。我脑袋里灵光一闪，右下角一定有出口！二话不说，我朝右下角游去，果然看见了一条通道，我铆足劲儿去追赶前面的那位帅气的精子先生，他现在可是我的头号劲敌啊！

与“她”相遇

哇！我看到卵子小姐了，现在的她更漂亮了！不行，她是我的，我一定要超越我前面的为数不多的竞争者！下定决心，我铆足劲儿进行着最后的冲刺，我眼里已经容不下其他的事物了，满心满眼都是她的身影，她的身影越来越大、越来越大、越来越大……“嗖”的一声，我好像和卵子小姐亲密接触了。我好高兴，高兴得准备笑出声来，陡然间看见了那位帅气的精子先生就在我的不远处。呃？怎么回事？不是说卵子小姐只能接受一位精子先生的吗？现在是什么情况？我的大脑飞速运转着，好像遗漏了一个关键信息。对了！卵子小姐从卵巢出来的时候有很多黏嗒嗒的小伙伴跟着，我还没找到卵子小姐！跟随脑袋里的记忆，我自己开辟了一条通往寻找卵子小姐的路，一步、两步、三步……终于找到了！我对着卵子小姐傻笑，她也微笑地看着我，突然，她对我喊道：“快进来！”说时迟那时快，我赶紧与卵子小姐来了一个亲密无间的接触。等我反应过来时，那位帅气的精子先生虽然跟我隔得很近很近，但是，好像有无形的一堵墙隔开了我们，对面的他脸上失望的神情一闪而过，然后笑着对我说：“加油！带着我们这一波兄弟的祝福，好好活下去。”说真的，不难过是假的，我们这一批以亿为单位的兄弟如今只剩下我一个了。但是，我会带着兄弟们的祝福去到爸爸妈妈身边，好好地活下去……

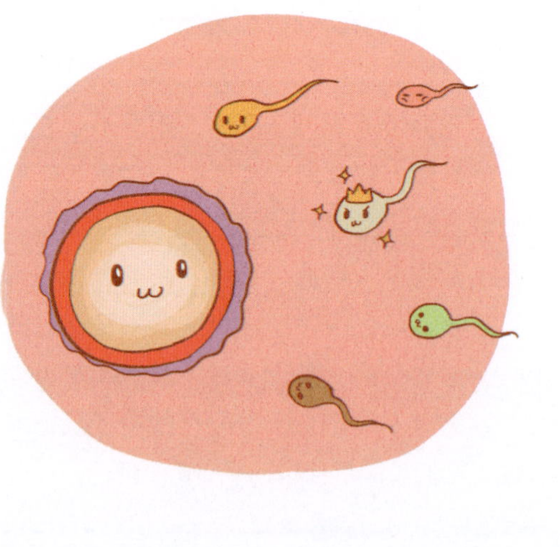

完美的结合

“哈喽，你还好吗？”卵子小姐关心地问道。

“没事儿！我就是觉得自己太幸运了，刚才，谢谢你！”我微笑着说道。

“好了，如果你平复了心情，我们就开始吧！”

“开始？”我疑惑地问道。

“是啊！我们需要结合，做到我中有你、你中有我，这样才能重获生命，以另一种身份继续生存下去。”

“那开始吧！”虽然不知前路如何，但我也有着隐隐的期待。

接着，那是一系列如梦似幻的过程，我只感觉到我的尾巴离我而去，然后我的头部发生了变化，看着卵子小姐始终微笑地看着我，我想我应该是变帅了。最后，我身上携带着的 23 条染色体的细胞核与卵子小姐的细胞核相遇了……

等我醒来，受精过程已经结束，我成了一颗小小的受精卵，变身成功啦！

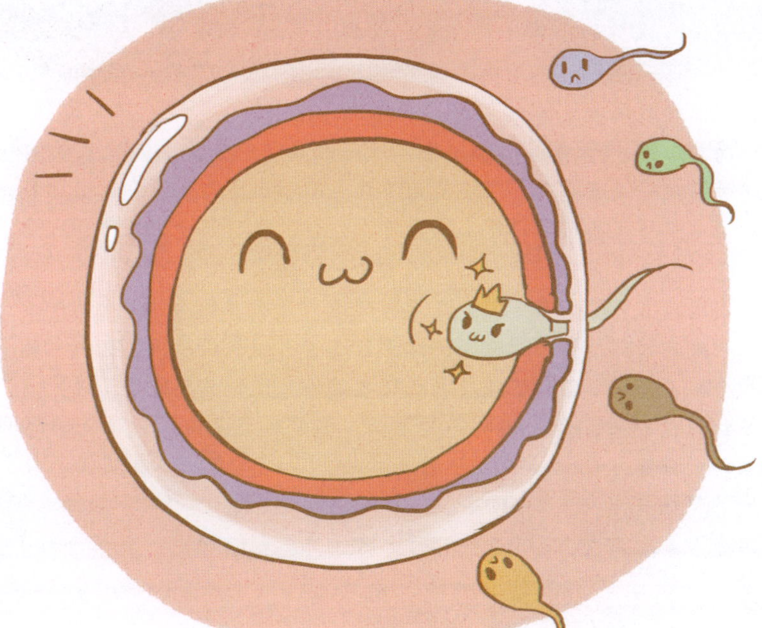

第3周（15～21天）

哈罗，妈妈

我好不容易变成了受精卵，现在的我形神合一，虽然能够感知外面的世界，但是行动却受到了限制，不能再像我当天使宝宝那样可以随便出入妈妈的身体了。

想要顺和长大，我得搬家

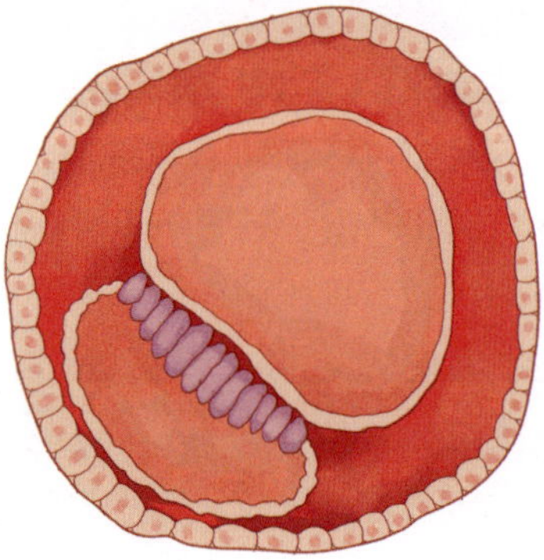

我在妈妈的输卵管大约停留了30小时，发现此处并没有我的容身之所，但我自己不能动怎么办？咦？输卵管在动！当我发现输卵管在有节律地收缩时，我便放松身体顺着它的方向往子宫那挤。最可爱的还是输卵管上皮纤毛，可能看着我挤得辛苦，就一个劲地甩动，帮着我从输卵管移向妈妈给我准备的小房子里，也就是妈妈常说的子宫。

在搬家的过程中，我也没闲着，不断地进行有丝分裂，形成多个子细胞，但是好像受一根透明的、长长的带子的约束，此时的我并没有变大，可能是为了让我能够在输卵管内移动吧。我以为之前在输卵管中阻碍我前行的那个小山丘可能也会是我搬家途中的阻碍，没想到，长大了的我不需要辛辛苦苦地绕路，只需要一个翻滚就顺利地通过了。好不容易游荡到妈妈给我准备的小房子里，还没有好好打量我准备入住40周的房子，就明显感觉到约束我的那根带子消失了，感觉自己身上越来越黏糊，也越来越胖了，都胖成一个球了，是不是我已经发育成您之前给我说的晚期胚囊了呀！

虽然从输卵管到子宫的路不是很长，但是我还是走了近4天的时间。真的很庆幸之前卵子小姐给我储存了营养物质，否则现在还不能从妈妈身上获取营养的我非得饿死不可。

我先来参观即将入住10个月的小房子吧。在它面前，我好小好小啊！

我不喜欢冷冰冰的子宫

妈妈，您能想象自己住在一间不见阳光的、阴暗潮湿的房子里的情景吗？您会高兴吗？我也不喜欢哦！所以，您能不能好好地呵护您的子宫，我的小房子——不要让它冷冰冰呢？

宫腔始终处于一个寒冷状态，就像缺乏阳光一样，缺少足够的温煦营养，因而我有可能发育到一定程度就不再继续生长发育了，也就是医生说的胎停育，这会让我离您远去。

若妈妈的子宫内温暖如春，我就能安心在子宫内落户且在宫内顺利生长啦！

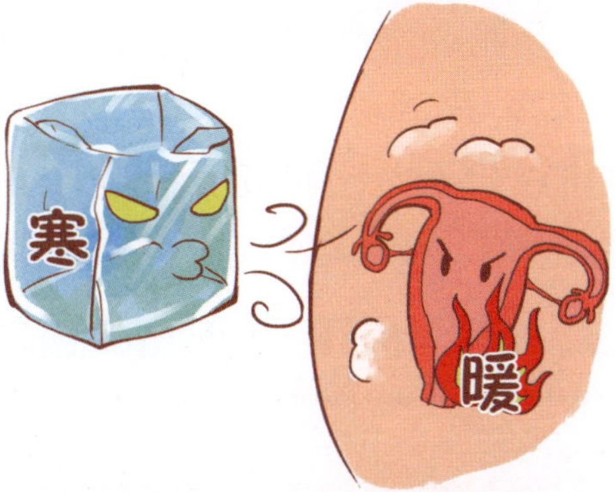

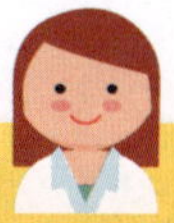

医生有话说：

◆注意保暖。孕妈妈要想保护好自己的子宫，就要防止寒气入体，应先让双脚保暖。脚的保暖关键在于锻炼和穿好鞋、袜，保持鞋、袜干燥。睡前可以通过泡脚，促进血液循环，温暖子宫。其次，要保证腹部不受寒，注意平时穿衣要遮盖腹部。

◆多运动。孕妈妈不要久坐不动，每天至少要活动半个小时以上。工作一两个小时之后，要站起来适当地活动一下。周末的时候，让准爸爸陪着您去户外散散步，感受一下大自然的馈赠。

◆饮食调理。孕妈妈的子宫需要阳气的滋润，可以通过食补养阳，温暖子宫。养阳的食物有很多，如胡萝卜、芹菜、菠菜等，准爸爸可以经常做给妈妈吃。

不要让烟酒来伤害我

我正在搬家途中，突然闻到一丝不寻常的气味。这是什么味道？

“饭后一根烟，快活似神仙啊！”外面飘来一句话，顿时我脸色大变，是烟？！妈妈，赶快离开这里！

在您准备怀孕的时候，医生就给您和爸爸普及了关于烟酒的危害。您当时还义正词严地让爸爸戒烟、戒酒，您还有印象吗？

我记得当时的情形是这样的，爸爸陪您来医院做备孕检查，医生知道了爸爸喜欢吸烟喝酒后，随即为你们进行了一番关于烟酒对怀孕危害的科普。

“烟酒中含有多种有害物质，会杀死精子，导致精子畸形。烟中的尼古丁及一氧化碳会使胎盘的供血减少，因而胎儿容易有子宫内生长迟滞的情形，甚至早产、流产的机会也会增加；而孕妇长期饮酒会引起胎儿畸形。女性还不能吸入二手烟，如果吸入过多，出生的小孩将来比较容易有学习障碍或是行为上的问题。受孕前酗酒，可使发育中的精子和卵子发生畸变，畸变的生殖细胞结合，就会把有病的遗传基因传给后代，引起‘胎儿酒精中毒综合征’。乙醇能自由通过胎盘，如果孕妇酗酒的话，那么其流产的概率将会大幅度增加，如果不会流产也有可能导致下一代智力低下。因此，夫妇双方在计划怀孕及怀孕期间均应禁烟戒酒。”

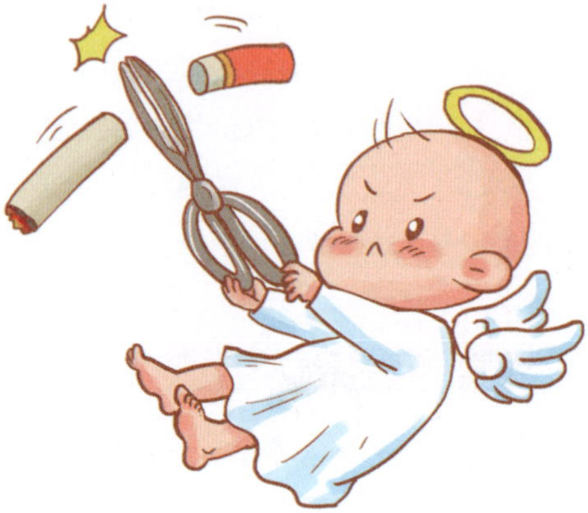

想起来了吧？为了我，爸爸还是离烟酒远一些吧！

记录我一点一滴的成长

妈妈，其实您可以每天记日记哦！将妊娠期间所发生的与孕期保健有关的事情记录下来。写妊娠日记可以帮助您掌握孕期的活动及变化，帮助医生了解您在妊娠期间的生理及病理状态，为及时处理异常情况提供依据。当然，里面还有我成长的点滴，这会成为您给我的第一份礼物哦！

妊娠日记内容要简明确切，下列重要内容切不可忘记：

◆末次月经日期。

◆早孕反应的起始与消失日期，有哪些明显的反应。

◆第一次胎动的日期与以后每日的胎动次数。

◆孕期出血情况，记录出血量和持续日期。

◆若孕期患病，则应记录疾病的起止日期、主要症状和用药品种、剂量、天数、副作用等内容。

◆有无接触有毒、有害物质及放射线。

◆重要化验及特殊检查结果，如血尿常规、血型、肝功能、B超（B型超声诊断）等。

◆什么时候情绪剧烈变化过等。

第4周（22～28天）

安营扎寨了

这周我会结束漂泊的生涯，在妈妈的子宫内安营扎寨。如果妈妈敏感一点的话，就会发现我的存在啦！

我要“生根”了

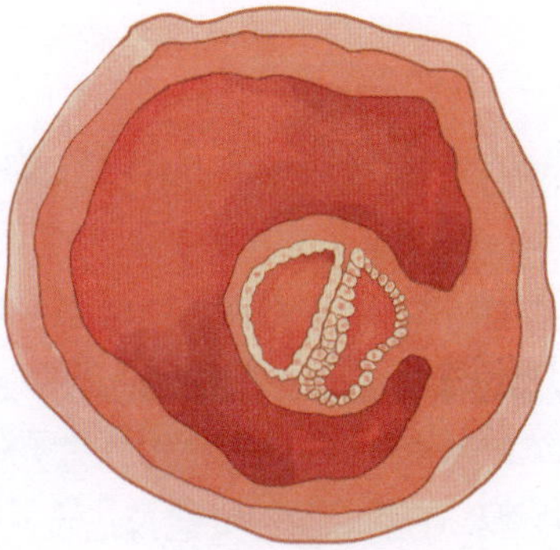

终于找到一块像海绵一样柔软、舒适的地界，好想就地躺一躺，但为了我的小命儿，我还是一刻不得闲地忙碌着。

我指使我的内细胞团端接触此处的子宫内膜，跟妈妈的子宫内膜好好配合，让我整个附着在它之上。然后让我的滋养细胞穿透侵入子宫内膜，大概需要到内层1/3处，让我能够完全埋入子宫内膜中且被内膜覆盖。滋养细胞长出绒毛状突起，形成许多绒毛，伸入子宫内膜，吸收母体营养。我可看重这些细胞了，因为今后它们会成为我吸取妈妈给我的营养物质的工具。

不要以为我现在已经很大了，其实，我就只有芝麻般大小。

我喜欢整洁、舒适的家

阳光从落地窗透过来，照在身上暖洋洋的，真舒服！每天6点就起床的妈妈最近很容易睡过头，神经大条的妈妈以为是春困引起的，半点也没往可能怀上我的方面想。哎，受伤呀！

“老婆，起床了！今天不是说要打扫卫生的嘛！你可是司令官啊！”爸爸的声音在妈妈耳边响起。

妈妈睡眼惺忪，慢腾腾地从床上起来了。吃了爸爸做的爱心早餐，就开始了布置家的忙碌。

“老婆，你看现在的窗帘需不需要换一个颜色？”

“这窗帘我看着挺喜欢的，把这个深蓝色的沙发垫给换了吧，我喜欢上面印着蔷薇花的那套粉色的。还有把地毯换一下，上次在超市买的那个牡丹的挺不错。”

爸爸在心里偷偷腹诽：“这么喜欢鲜艳的颜色，不会是个小棉袄吧？嘻嘻！”他边腹诽，边在储藏室找地毯。

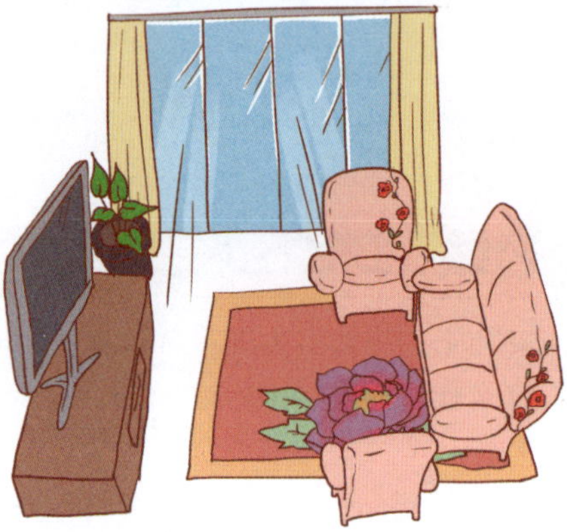

“老公，卧室里是不是挤了一点，他们说电脑有辐射，不宜放在卧室，要不我们把电脑桌搬出来吧。”

“没问题！我把电脑桌移到书房的窗台边吧。”爸爸是个行动派，立马开始收拾起电脑桌。

“叮咚”门铃响了，妈妈边去开门边说道：“老公，应该是我们昨天在花鸟市场订的植物到了。”

“您好！您订的东西到了，麻烦请签收。”快递员礼貌地说道。

清点了植物，送走了快递员，妈妈又开始“使唤”爸爸了：“老公！茉莉、玉兰、岩松、芦荟、发财树放在阳台，绿萝和水培吊兰放客厅，这两盆多肉帮我放卧室吧。”

“老婆，你忘了吗？岳母大人说了卧室不能放植物哦！到了晚上，它们会跟我们抢氧气的。”

“好吧，本来准备用多肉装点一下卧室的，那我们在卧室贴点赏心悦目的图片吧。”

……

爸爸妈妈不知不觉忙碌了一整天，我看着这个干净、明亮、整洁、温馨的家，真的好喜欢！

麻将风波

“杠”“胡了”，然后是一阵“噼里啪啦”的声音，将我从睡梦中吵醒。呃，该不会是妈妈又开始了她最爱的动脑节目——打麻将吧？！本来周末可以与妈妈做点有意义的事情，怎会想到一个电话就被她的牌友叫过来打麻将了呢？

当我正发愁怎么提醒妈妈不要打麻将的时候，一个长相甜美、气质颇佳的美女进了麻将室。看着她笔直地走向我们，我以为她可能是妈妈的牌友之一，谁承想，她只是微笑地看着妈妈，倒是妈妈略带歉意地对桌上的牌友说道：“家里来客人了，打完这局让别人接替我吧。”

客人？不会就是眼前这位吧？她怎么有这么大魅力让妈妈放弃她钟爱的节目呢？我对她充满了好奇！

在回家的路上，那位美女开始了喋喋不休地说教："不是在备孕吗？如果这次成功了，宝宝就已经在你肚子里了。麻将室里环境不好，不时有人吸烟、喝酒，空气如此污浊，你不为自己考虑，难道你忍心让宝宝吸那些二手烟？以你这在牌桌上容易激动的性子，你确定你不会带歪宝宝，可是有研究表明麻将桌上的患得患失可能会影响宝宝性格的。还有啊，你忘记你只要一打麻将就会废寝忘食了吗？难道想让宝宝跟着你受累……"

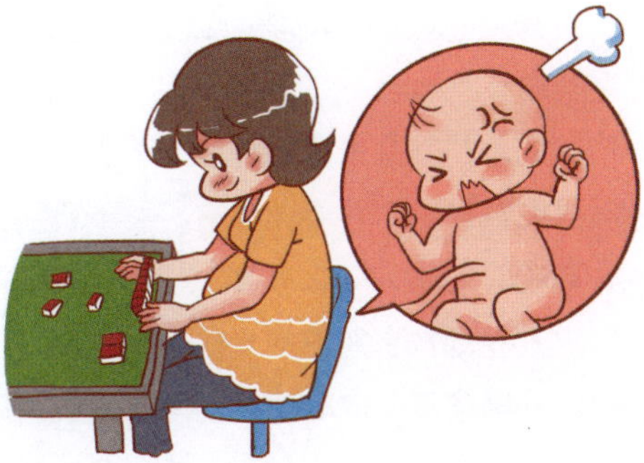

神奇的是，妈妈像个做错事的小孩子，虚心地听着，一点也不抗拒。直到进门前，才说："嗯嗯，我知道了，下次不会了！婉婉，你可以随时监督我！"原来，那个漂亮的阿姨叫婉婉，好好听的名字啊！

"监督是肯定的，省得你不自觉。"妈妈听完这句话，不好意思地笑了笑。

哇，好霸气的婉婉阿姨！我瞬间对妈妈的这位闺蜜好感倍增。

我讨厌药的味道

"啊……嚏！啊嚏！"

妈妈不会是感冒了吧？这个时候我又不能给妈妈任何暗示，如果妈妈服用感冒药了怎么办啊？

我记得之前医生有说过，孕期用药很危险的。

此时的我正在着床的关键期，这个时期药物对我而言，要么完全没有影响，要么会导致我离开妈妈，但一般不会导致畸形。因此，您这个时期如果用药，有一半的概率会失去我哦。不仅此时的我讨厌药的味道，其后的时间里我也会对它敬而远之。

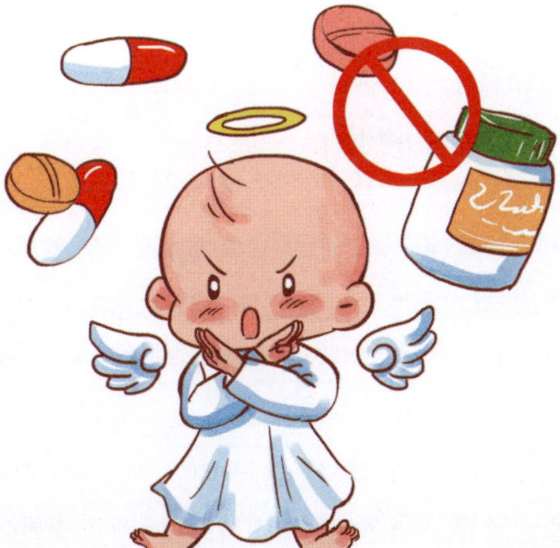

接下来我会进入致畸敏感期，也是我的各个器官加速分化形成时期，此时我极易受药物的影响，稍不留神就可能中招，更可恨的是中招后没有挽救的余地，想必妈妈也不希望我带有缺陷吧，最终的结局也只能是让我提前离开您。到了孕中晚期，虽然我的器官逐渐发育完善，药物对我的致畸性却大大降低，当然也不能排除一些“霸道”的药物通过胎盘来伤害我，毕竟我的大脑一直在发育，如果它们来干扰我，本来我应该有 170 分的智商，最后只能发育到 120 分了怎么办？虽然这个时候发生危险的可能性小，但万一呢？！

哎呀，妈妈，怎么办呢？！

就在我还在各种脑补的时候，我听到爸爸在旁边说话了：“说了书架上的灰很厚，你还不信，别拿鸡毛掸子掸灰，给我准备点清水，我来清理。”

原来是虚惊一场啊！

计算和妈妈见面的日子

“老婆，你说宝宝是不是已经在你肚子里了？”

“有这个可能哦！如果是这次怀上的，那我们的宝宝会在几月降生呢？”

“要不，我去网上搜一下怎么计算？”

我还在子宫中游荡的时候，就听见了爸爸妈妈的对话，难道这就是传说中的心有灵犀？先让我美美地笑一会儿……没过多久，爸爸那充满磁性的声音再次响起。

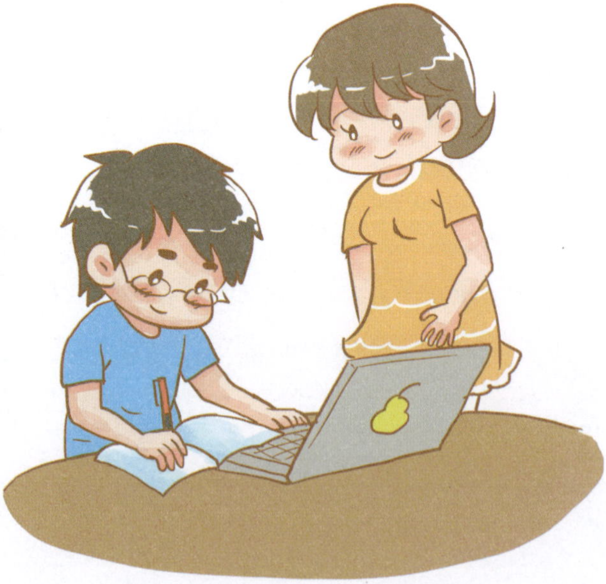

“如果月经以 28 天为周期，通常是从怀孕前最后一次月经开始的第一天算起，满 280 天的日期为预产期。老婆，帮忙把日历拿过来！”

“这要数到什么时候？还有没有简便算法？”

“等等，我找找……还真有，末次月经的月份加9或减3，日期加7，老婆，嘻嘻，笔墨伺候。”

我听着爸爸那得意的笑声，想他应该是找到了简便算法。我记得上次陪妈妈去复查的时候，看到医生桌上有一个纸质的转盘，听医生说那叫“孕期转盘”，上面写满了数字，既能够推算预产期，去产检的妈妈还能轻松推算出孕周，很是方便。爸爸可以为妈妈购置一个，这样能帮助妈妈今后推算孕周，提醒妈妈及时做产检。

“老婆，我们在 12 月初就能和宝宝见面了，搞不好还能让你和宝宝同一天生日！”

“不是说预产期只是大概，只要宝宝健康，不用刻意去制造宝宝出生的时间……”

爸爸、妈妈，我也很想你们，希望能和你们早早见面，但是，我知道只有发育成熟，才能更好地面对外面的世界，身体棒棒哒才能少生病，我争取不提前蹦跶出来，爸爸妈妈也要耐心等待哦！

妈妈，快点注意到我吧

我住进小房子里快有一周的时间了，我该怎么让您知道我来了呢？我该怎么通知您补充营养供我们两个消耗呢？如果你不补充，我会“偷”你的为我所用哦！

正在为此事儿发愁时，我看着前方渐渐成形的小胎盘，灵机一动，要不，分泌点激素到妈妈体内，提醒一下妈妈？说干就干，我指挥着胎盘分泌了绒毛膜促性腺激素，一点一点，慢慢累积，只要达到一定的量，一定能引起您的注意！

为了保险起见，我还挂上了“月经歇业”的招牌，就不信您发现不了我！

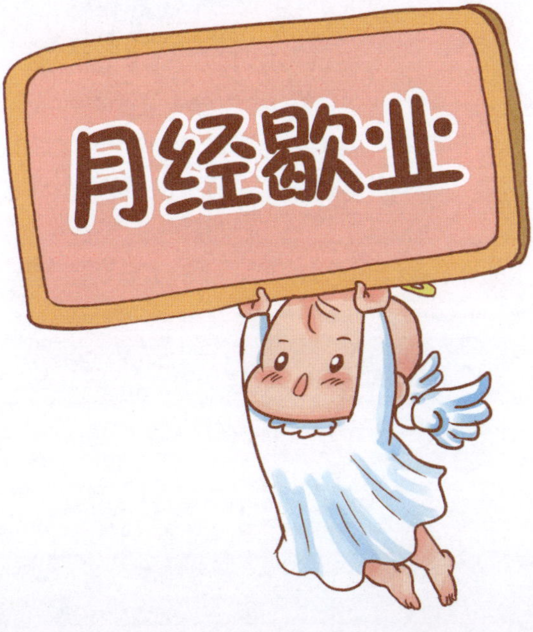

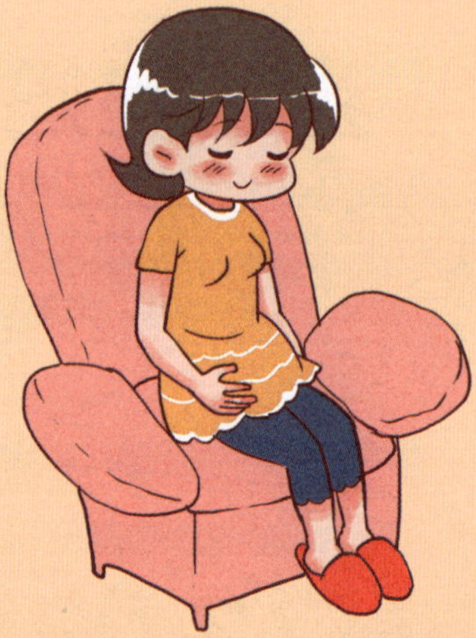

Part 2

孕2月 我让妈妈难受了

妈妈，这个月您的肚皮仍然看不出有什么变化，但是敏感的身体反应无时无刻不在提醒着您，您是一个孕妇了，可能会出现尿频、恶心、呕吐、乏力等一连串的妊娠反应。这都是因为我，是我让您难受了，您会怪我吗？

第5周（29～35天）

我是一颗神奇的"果实"

我已经悄悄地在妈妈的肚子里生活了2周多，这一周，我会继续长大，不知道粗心的妈妈是否会发现我的存在。

我是一颗苹果籽

"我才吃完中饭没多久，怎么又饿了，最近总是感觉饿得很频繁，是不是又要长胖了的节奏啊？"妈妈边摸肚子，边跟同事阿姨讲。

"亲爱的，你是不是怀孕了？"同事阿姨笑着说。

"哎呀，我的'大姨妈'这次都已经推迟3天了，不该真的是'中奖'了吧。"妈妈乐呵呵地说。

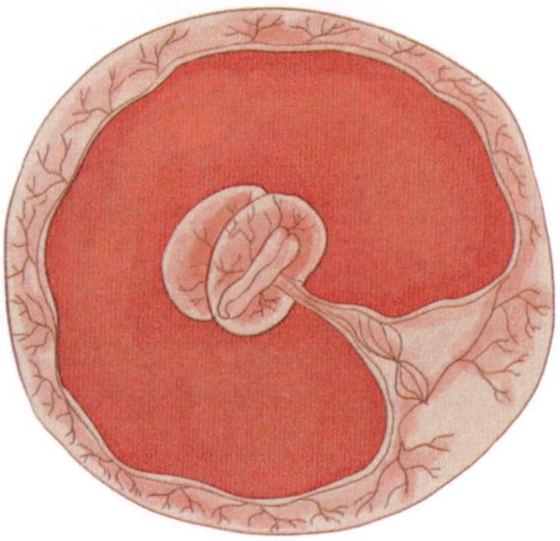

妈妈，您不知道，我已经在您的肚子里生活2周多了呢。妈妈，因为我的到来，您是不是慢慢开始感觉有些疲倦、食欲变好了呢？

经过一段时间的发育，我已经从一个肉眼看不到的受精卵发育成了一颗"苹果籽"那么大，妈妈将她的能量通过那根长长的带子源源不断地输送给我，我感觉身体里充满了能量！虽然我现在还是一个轮廓不太清楚的小人，但我的重量可是一天天地在增加哦。妈妈可要好好吃饭，保持营养的丰富与均衡，这样我才能更好地长大。还要告诉你们一件开心的事情，我的心脏马上就可以跳动啦！

我要马不停蹄造器官

这个月我要加把劲，因为我要造出这一辈子都必不可少的器官。您可能会出现早孕反应，可能会很难受，别担心我，不会影响我的。

在本周，小小的我现在就是由内胚层、中胚层还有外胚层这3个胚层组成，这3个胚层将来逐渐发育成我的器官和组织。妈妈，我所有的器官都来自这个 3 层细胞，那 3 个胚层套在一起就是我身体最初的模样。

在整个孕期，3 个胚层会逐步变化，其中内胚层会形成我的肺，外胚层会形成大脑，而中胚层会形成我的心脏。我的四肢由外胚层和内胚层共同形成，表面来自外胚层，而内部来自中胚层。我的五官可是由 3 个胚层共同形成的哦，五官的外表面由外胚层形成，口鼻腔内表面由内胚层组成，内、外表面之间由中胚层形成。真的是很神奇吧，突然觉得生命真伟大，妈妈您也很伟大。

妈妈终于发现我了

“老婆，我发现你最近食欲有变好哦，来，多吃点。”爸爸和往常一样跟妈妈说着话。

“我也发现了，而且我的‘大姨妈’已经推迟几天了，我该不是怀孕了吧？要不你帮我去买个验孕棒，咱们先测一下。”妈妈有点激动了。

“可能真的怀上了，你等着，我吃完饭就去。”爸爸好像也很激动呢。

“听你这样说，我突然变得好紧张，要是真的怀孕了，我……简直不知道说什么才好。你吃完饭了就去买。”

哈哈，爸爸妈妈真可爱，看到他们这么开心，我也感到很开心。看样子，爸爸妈妈很欢迎我的到来，真希望我能带给他们更多快乐。

“老婆，买回来了，咱们先看看这个是怎么用的。”爸爸气喘吁吁地说。

“我先看看说明书……那我去卫生间了。”

“老婆，怎么样，我好着急呢。”

“还得等上几分钟。你先耐心等等我。”

“老婆，我怎么觉得 5 分钟这么久呢，我也突然变得紧张起来了。”

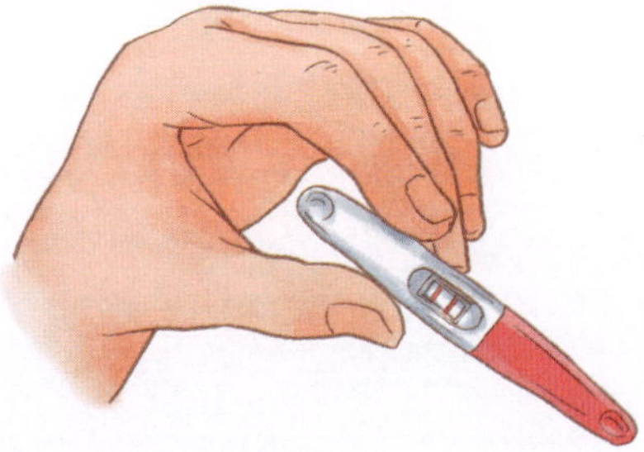

“别着急，你看，这条线在慢慢变化了，这次应该是真的了。”妈妈似乎有点淡定了。

“看看，真的是两条杠，老婆，我要当爸爸啦！”爸爸的话还没有说完，我就感觉自己被什么东西压着在转圈圈。

“老公，别激动，你这样会吓着宝宝的。我也被转晕了。你先别太激动了，第一次用这个验孕棒，我也不太懂，我要查一下这个是不是准确的。”

好一会儿，妈妈才郑重其事地跟爸爸说：“验孕棒的准确性还不到90%，这与验孕棒的测试时间、试纸质量有关。另外，有些肿瘤细胞如葡萄胎、绒毛膜癌、支气管肺癌和肾瘤等，也可分泌HCG（人绒毛膜促性腺激素），导致试纸出现假阳性结果。为了慎重起见，我们还是先不要把这个消息告诉家人和朋友，我们抽空去医院做完检查了，再高兴也不迟呢。”

“嗯嗯，老婆，我听你的吧。”爸爸依旧信心满满。

妈妈买了坚果类的小零食

我的脑和脊髓正在慢慢开始形成，妈妈现在可以多吃些有利于我大脑发育的食物，正当我这样想着的时候，妈妈买来了很多坚果类的零食。

“老公，我妈说怀孕吃点坚果，有利于宝宝的脑部发育。”妈妈边吃边对爸爸说。爸爸问道：“那你今天都买了些什么坚果？”“我特地查了下，听说核桃、开心果、花生、栗子还有腰果都对宝宝大脑发育有好处。”妈妈喝口水继续讲道，“我还查了下各种坚果的功效呢，听我慢慢跟你说。”

“核桃营养非常丰富，其中含有的DHA（二十二碳六烯酸）俗称脑黄金，正是宝宝大脑和视觉功能发育所需要的。但是核桃的脂肪含量很高，多吃会发胖，而且吃多了还会上火，所以每天吃2～3个就可以了。”妈妈拿着核桃跟爸爸分享着关于核桃的知识。

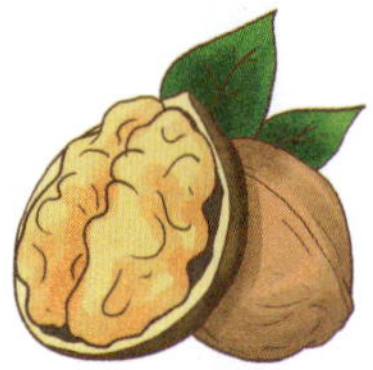

“开心果含有维生素及矿物质的同时还含有丰富的油脂，因此有润肠通便的作用，可以帮助机体排毒。但是食用过多反而容易对胃肠的消化造成负担，尤其是植物蛋白摄入过多，很容易腹胀、便秘，所以不能多吃。”妈妈拿起开心果对爸爸这样说道。

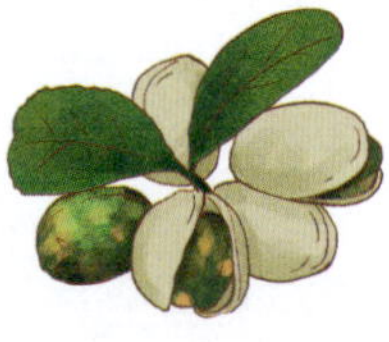

“吃一些花生，不仅可以强身健体，还能有效稳定血糖。不过也不能多吃，吃多了容易上火和腹泻。”妈妈放下手上的核桃和开心果，拿着一粒花生这样说道。

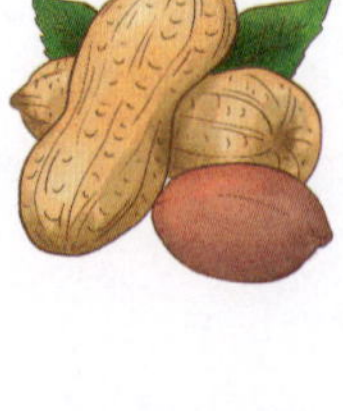

“栗子能促进宝宝的发育，还能帮助我消除水肿、缓和情绪。生吃栗子还有治腿脚麻木、舒筋活血的功效。可是栗子吃得太多会伤脾胃，每天最多吃10个；而且栗子含糖量高，要谨防引起糖尿病。”妈妈又拿起栗子这样说道。

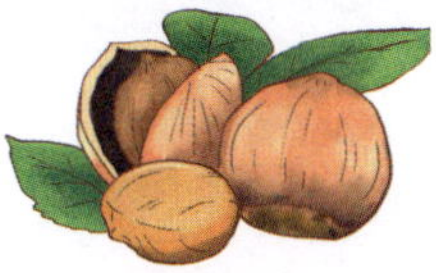

“好了，还有最后一样——腰果。腰果的蛋白质和含油率都较高，各种维生素也很丰富，可以补充我的体力，消除疲劳，还可使干燥的皮肤得到改善。腰果中的不饱和脂肪酸对改善脑部营养很有益处，特别适合我吃。但是吃多了会上火以及消化不良，所以要少吃。”妈妈说完也适时地停下了吃坚果的动作。

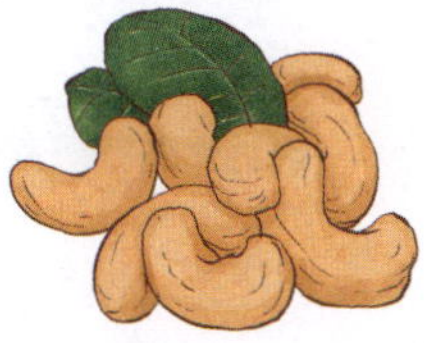

妈妈要好好吃饭

尽管妈妈并不是一个素食主义者，但吃饭基本上只吃蔬菜不吃肉。尽管爸爸为了我和妈妈的健康每天都会做好多好吃的，无奈妈妈还是只吃蔬菜，爸爸只好请妈妈的好朋友来劝劝妈妈。

“我知道你不太喜欢吃肉，但现在你不是一个人在吃，你还得考虑宝宝的生长发育。你知道吗？如果只吃蔬菜，宝宝也很难获取到大脑发育需要的优质蛋白质、脂肪等营养，要是宝宝发育不好，那后悔也来不及了。为了宝宝，也为了你自己，先从一些你不太讨厌的肉吃起吧。”婉婉阿姨继续对妈妈说道，“除此之外，从现在开始，一日三餐也要尽量规律点。”

“谢谢你的关心，我也正在努力。”妈妈一直在点头表示认同，“我也一定会做到。”挂了电话后，妈妈对爸爸说道：“老公，我们今天晚上吃鱼吧。”爸爸开心地连声说好，并马上起身去菜市场买菜。

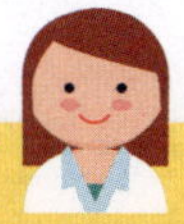

医生有话说：

孕妈妈从刚开始怀孕到分娩，在整个孕期中，要经历很多生理、心理的变化。在此期间，孕妈妈不仅要供给自身生理变化所需的营养，还要供给胎宝宝生长发育所需要的营养。因此，孕妈妈的营养不仅关系着自身的健康，同时也关系着胎儿的健康。所以，孕妈妈在孕期要注意营养均衡，尽量不要挑食。

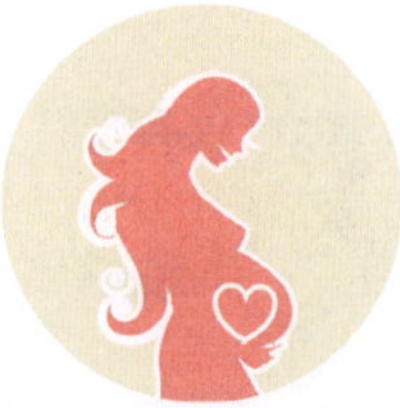

第6周（36～42天）
妈妈，遇到这些别慌张

本周妈妈的外表依然看不出什么变化，只要妈妈不说，别人很难看出妈妈怀孕了。本周，妈妈可能会有早孕现象出现，别担心，这是我在和妈妈打招呼呢！

我是小蝌蚪

在本周，我的下巴、双颊、上颚和耳朵开始出现原型，看起来就像一只小蝌蚪。

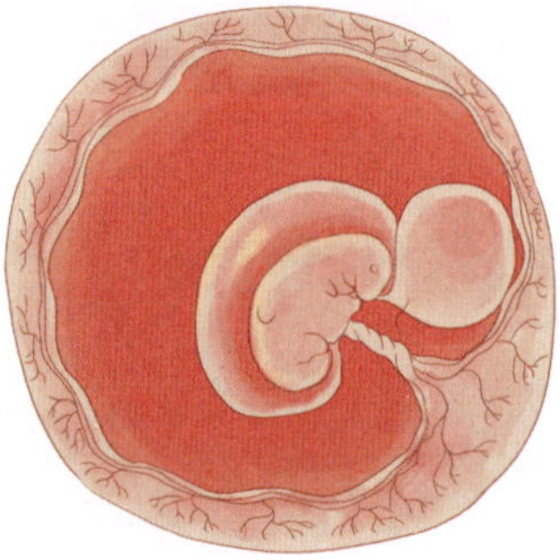

爸爸，你趴在妈妈的肚子上听听，是不是有扑通扑通的声音？那是我的心脏在跳动。我已经有了心跳，小心脏已经有了最初的模样，小心脏里有了4个小格子，这个时候的心脏看起来就像是个心形的巧克力盒子。

从这周开始，我的眼睛开始发育了呢，我很期待能够看到妈妈肚子里是什么样子的，我想知道包裹着我、给我温暖的到底是什么，我也想知道那个长长的一条是什么，周围的一切对我来说都是那么神秘和美好，感谢爸爸和妈妈让我来到这个世界！

让人难受的孕吐

哎哟，不知道为什么，妈妈突然冲到卫生间，吐了起来，我就这样毫无准备地在妈妈肚子里滚了一圈。

“老婆，你没事吧？我给你倒杯水，漱漱口吧。”不一会儿，爸爸也过来了。

这样看来，可能是妈妈不舒服了，啊，妈妈不会有事吧？好担心妈妈。

“你平时好好的，这次怎么突然吐了，是不是什么菜不合口味？或是你闻到了什么难闻的气味？以后我做饭注意点吧。”爸爸还在旁边着急着。

“没事的，孕吐很正常，不用太担心了。”尽管妈妈说得很轻松，但我还是感觉得到妈妈的不舒服。“你扶我到沙发上休息一会儿吧。”

“唉，原本以为自己会很幸运，孕吐这样的事情不会发生在自己身上，没想到还是出现了。感觉胃在翻滚，真的难受极了。不知道有没有什么办法可以缓解的。”妈妈在自言自语，又好像在跟我说话。

妈妈难受，我既担心，又有点自责，因为自己的到来让妈妈受了这么多苦，真希望有什么办法可以帮帮妈妈。

妈妈别乱吃止吐药

没有想到，经过上次的孕吐之后，每天起床后、吃饭时，妈妈都会吐，于是，妈妈不敢多吃，也不敢随便吃什么了。

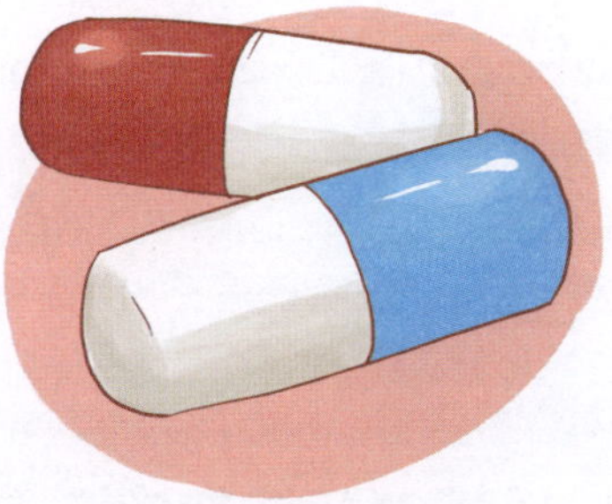

“呃……”妈妈又吐了。看着妈妈难受的样子，爸爸也只能干着急。我之前听爸爸和妈妈说过，不是特别严重的病，不能吃药的，否则对我的发育不好，所以，妈妈就只能默默地忍受这些痛苦了。

每天看着妈妈这么难受，爸爸实在忍不住了。“老婆，要不我们还是去医院看看吧，老是这样也不是个办法。”爸爸对妈妈说道。感觉妈妈站起了身，我顺势活动了下。过了一会儿，我感觉一双陌生的手摸了摸我。

“医生，我吃什么都会吐，有没有什么办法可以止吐的？像我这种情况可以吃点药吗？”妈妈焦急地问道。

医生反问道：“你之前吃过止吐药了吗？”

“没有。我们担心吃药对宝宝不好，不敢乱吃。”爸爸惶恐地回答。

“你现在是怀孕的第6周，这个时期是胎儿器官形成的准备期，是药三分毒，多少都会影响宝宝的健康，建议你们不要用药。一般情况下，怀孕3个月后孕吐会慢慢停止。妈妈平时可以多吃新鲜蔬果，以缓解孕吐。另外，即使担心会呕吐，也要尽量多吃一点东西。”医生说完，爸爸妈妈如释重负。

尿频别紧张

最近妈妈去厕所去得很频繁。这不，妈妈又从床上爬起来上厕所了。

“老婆，你这是怎么了，睡觉前是不是水喝多了？”爸爸在厕所门外问妈妈。妈妈回答：“没有啊，最近还是跟以前一样，也没有特地多喝水，但就是总想上厕所。我是不是生病了？”“现在太晚了，也不好去医院。不如打个电话问问婉婉，看看你这种情况她以前怀孕的时候是否遇到过，你先别紧张，我们先问问她。”爸爸一边安抚妈妈紧张的心情，一边拨通了婉婉阿姨的电话。

“嘟……嘟……”一阵铃声过后，婉婉阿姨接了电话。爸爸说明了一些情况后，明白尿频是怀孕的正常反应。婉婉阿姨说，妊娠前 3 个月，由于增大的子宫压迫膀胱，妈妈会常常感到尿频，这是正常情况。不过要是实在难受或者不太放心自己的情况，还是建议去医院检查一下。谨慎起见的爸爸和妈妈在第二天赶紧去医院确认了下，原来妈妈的尿频是正常现象，医生让爸爸妈妈别太紧张。

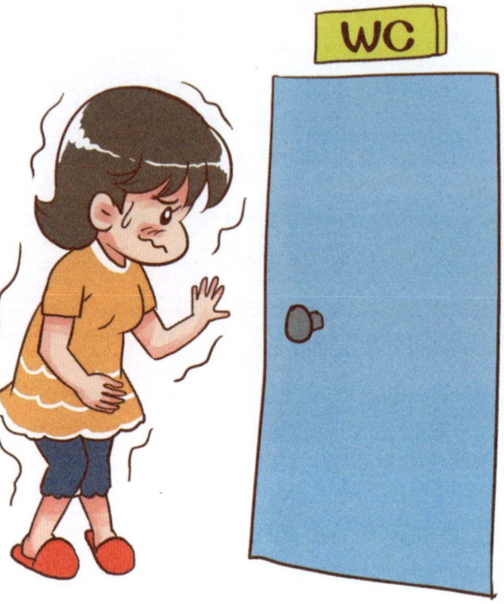

犯困有可能是缺铁

爸爸陪妈妈去听讲座。“好多人呀，位子都坐满了。”妈妈边说边和爸爸寻找着座位。

“这里正好还有两个呢，我们运气真好。”爸爸乐呵呵地对妈妈说着。爸爸妈妈坐定之后，看向台上正在给大家讲解孕期知识的教授。

这个时候教授正讲到，在怀孕早期，妈妈们经常感到倦怠、困顿、想睡觉这些都是正常情况，不用太过担心，一般在怀孕 3 个月后妈妈们的精神就会开始恢复，倦怠的感觉也会慢慢消失。但是，有一种犯困是缺铁引起的，大家要重视起来。

“你们可以对照以下这些情况来看看自己是否缺铁了。”教授这个时候提醒大家，“缺铁的话，一般会有脸色苍白、头晕眼花、经常性的犯困、全身无力，注意力不集中、嗜睡、失眠等情况发生，严重的话会出现气急或呼吸困难、食欲减退、恶心、便秘的现象。如果你们有出现以上情况，那很有可能就是缺铁了，情况严重的话，请及时去医院就诊。”教授接着说道：“缺铁的时候可以吃点动物血块、动物肝脏、藕粉、紫菜、黑芝麻等食物。另外，为促进铁的吸收，需要增加维生素 C 的摄入，多吃水果，如苹果、橙子、猕猴桃、樱桃等富含维生素 C 的水果。”

听完教授的讲解，妈妈仔细对照了自己的情况，发现自己没有出现教授所说的缺铁的症状，心中不免松了一口气。

拉不出㞎㞎的妈妈

妈妈今天心情不太好，来来回回去了很多次厕所了，妈妈这是怎么了？

“老公，我很想上厕所，但是就是排不出来，这是为什么呢？我的肚子胀胀的，好难受，怎么办呢？”妈妈对爸爸说。

“你最近是不是挑食了？还是喝水喝得少了？”爸爸问。

“我最近没有挑食，水果和蔬菜我也吃了很多，喝的水量也跟平时一样，为什么蹲了好多次厕所都排不出来呢？”妈妈回答道。

妈妈着急地在家里来回走动。妈妈，你慢点，我晕了，要不您去问问医生，别折腾自己。

爸爸妈妈来到了医院，妈妈问医生：“医生，最近我的便秘很严重，是不是肠胃出现了问题？”

医生对爸爸妈妈说：“你现在怀孕 6 周，便秘是怀孕早期的一种正常现象，不是因为你的肠胃出现了问题，便秘了可以这样做……”爸爸听着重点并用纸笔记了下来。

“适当吃点粗粮，新鲜蔬果也要常吃。早上起来最好空腹喝杯温开水，这样可以帮助排出体内的废弃物质。”

“要养成定时上厕所的习惯，有便意的时候要及时去上厕所，不要等。”

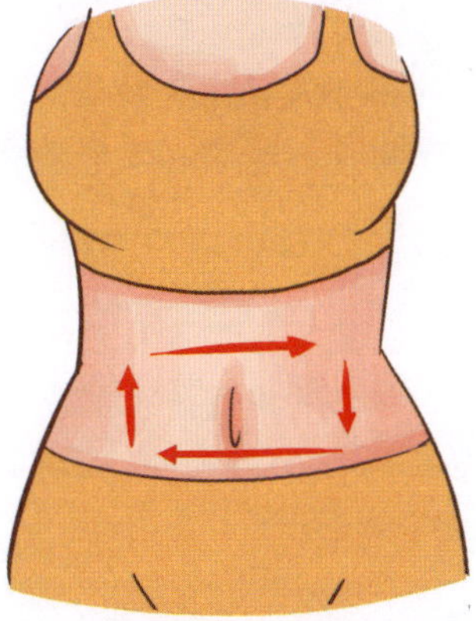

“每天都要适量地活动活动身体，这样能促进肠胃蠕动，但是不能剧烈地运动。”

“每天可以做适量的腹部按摩，我教你们一个按摩的方法。”医生边说边示范给爸爸妈妈看，“双手轻轻按压腹部，按照顺时针的方向慢慢地按摩，每天2～3次，一次10～20圈，这样可以促进排便。”

“另外要注意的是，保持心情愉悦，同时作息也要有规律，这样也有利于排便。”医生最后这样说。听医生说完后，爸爸妈妈就回家了。

“老婆，你可要按照医生的嘱咐做哦，我会监督你的。”爸爸轻轻捏了捏妈妈的脸，笑着说道。

又过了几天，妈妈一脸轻松地从厕所出来，看来是医生给的建议有作用哦，当然其中少不了爸爸的功劳，爸爸可是一直监督妈妈严格执行医生给的建议呢！

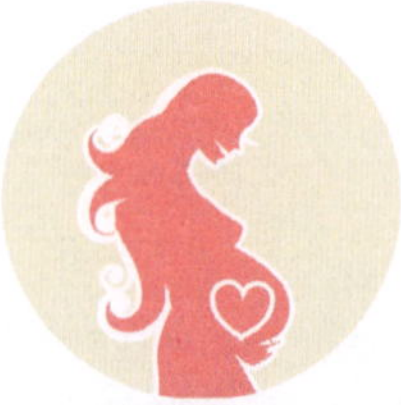

第 7 周（43 ~ 49 天）
妈妈，你要调整生活方式啦

本周，我的外表还是没有什么变化，我虽然不太开心，但这也是没有办法的事情。最近，妈妈的情绪可能会变得有点烦躁，这都是由于激素分泌过多引起的。

我是一颗小小的蚕豆

“你的宝宝的淋巴系统正在继续发育中呢！”

“你懂得真多。”

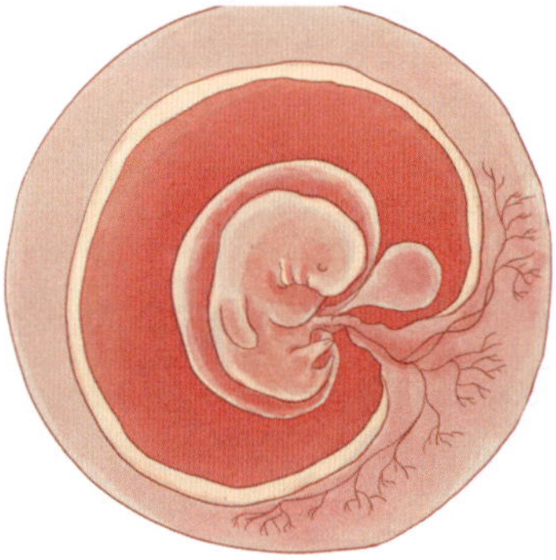

“我也是经历过怀胎十月的，还是懂点的。不仅这样，你宝宝的胳膊也开始发育了，像什么呢？对了！鱼鳍！就像长了两个鱼鳍，哈哈哈……可不是我吹牛，我怀孕的时候可是把医生的嘱咐和他对我宝宝的描述记得清清楚楚的呢！还有啊，现在宝宝的面部五官逐渐形成，大脑也处在一个迅速发育的时期，这个时候宝宝的头可是要比身子大很多！宝宝现在就像一颗蚕豆。”

妈妈和婉婉阿姨的对话还在继续，过了一会儿，妈妈终于挂断了电话，坐在沙发上，用手抚摸着自己的肚子，我慢慢靠近妈妈温暖的手掌，想象自己被妈妈抱在怀里的画面。无形中好像有那么一根线，紧紧连接着我和妈妈，这根线传递着妈妈的温暖，也反馈着我对她的感激与依赖。

早孕不能大补

“咚咚咚……”

“看我给你带什么好吃的来啦！”婉婉阿姨正在敲门，妈妈赶紧去给她开门。

妈妈接过婉婉阿姨带来的礼物，开心地说着：“买了这么多好吃的呀！”

“你刚刚在吃什么呢？嘴边还有菜汁呢！”婉婉阿姨边和妈妈说笑，边帮妈妈擦去嘴边的菜汁。

“我在吃四喜丸子，还有糖醋里脊呢，你要不要尝尝，很好吃的，我都吃了3碗饭了，还想吃点，还有还多呢，我想把它们全部吃掉。”妈妈乐呵呵地说着，带婉婉阿姨去了餐厅。

“不行，你都吃3碗饭了，别吃太多，你刚怀上，千万不能这么吃。怀孕早期宝宝很小，还不需要很多营养和能量，吃太多就会导致你自己体重往上升，还会增加患妊娠糖尿病、妊娠期高血压疾病的风险。我怀孕的时候医生嘱咐过我，让我在怀孕期间不要吃太多、补太过，正确的做法是调整好自己的饮食结构，养成一个良好的饮食习惯。所以啊，你现在不要继续吃了，以后也控制一下，别吃太多补过了头。还有啊，像是人参之类的补品也要少吃。”这是妈妈和婉婉阿姨的对话，我很是认同呢！接下来婉婉阿姨跟妈妈说了一些好的饮食习惯，希望给妈妈做一个参考。一共有以下几点：

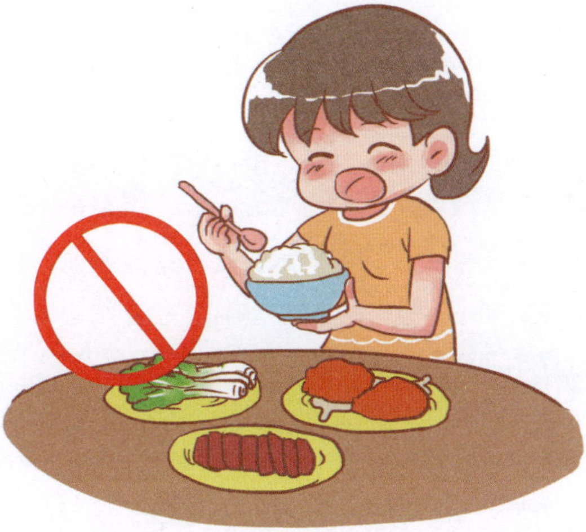

◆多吃蔬菜水果。

◆多吃粗粮。

◆多喝水。

◆改掉不好的饮食习惯，养成规律的健康饮食习惯。

妈妈需要好好休息

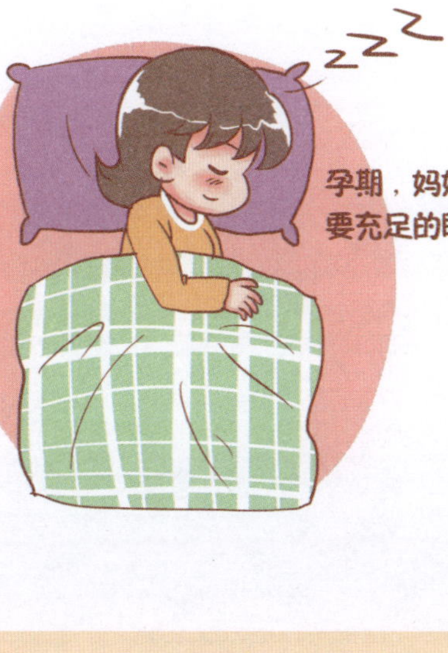

最近妈妈在工作上遇到了一点问题，妈妈为此忧心不已，已经好几个晚上没有好好睡一觉了。可是，妈妈现在肚子里还有一个我呢，一直睡不着的话，无论是对我还是对妈妈都会有很大的影响。睡不着带来的直接后果就是妈妈的身体会感觉越来越疲倦，做什么都提不起劲来。就在这个时候，爸爸抱着妈妈轻声劝道：“工作的事情我知道你很着急，可是你现在肚子里还有我们的宝宝呢，晚上好好睡一觉，明早才有足够的精力去解决工作上的难题。现在什么也别想了，我们早点睡吧，好不好？”爸爸的声音肯定有催眠的效果，别问我怎么知道的，因为啊，妈妈靠着爸爸的手慢慢睡了过去。

孕期的妈妈可要多多休息哦，千万不能因为各种情况压缩自己的睡眠时间，只有保证充足的睡眠，妈妈和我才能轻松度过这段奇妙的旅程。

送走宠物是为了我

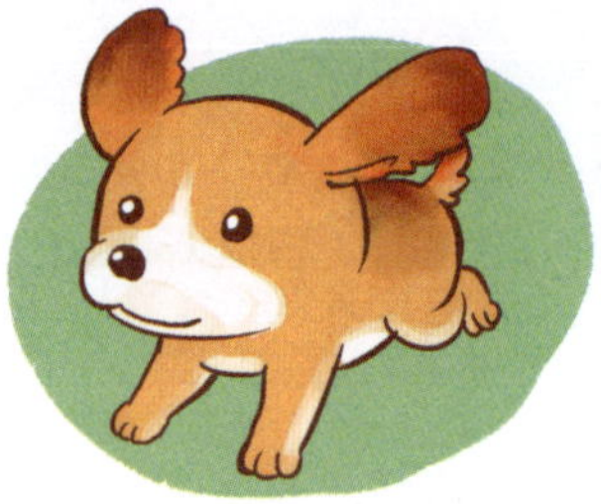

妈妈问同事们怀孕了能不能养猫、狗等宠物，针对这个问题，她们展开了对话。

“孕期家里不能养猫。猫身上带有可能影响胎儿的弓形虫，弓形虫是一种人畜共患的寄生虫，它可以通过动物传染给人。曾经就有人在孕期养猫，孩子7个月的时候查出了先天性精神障碍，检查结果显示就是养猫导致的。所以，为了自己的宝宝，不要在孕期养猫。”同事这样对妈妈说道。

接下来这位同事又说：“除了猫，狗也是不能养的。狗身上也有可能寄生弓形虫，在怀孕期间感染弓形虫，可能会引起流产或造成宝宝缺陷。”

另一位同事听到后，有点不太赞同：“其实，只要做好狗狗和猫猫们的防疫与除虫的工作，这些就不会发生。”

“不过为了宝宝，最好还是别在怀孕期间养宠物。”最后他们的意见达成一致，觉得不养宠物是最好的解决办法。妈妈也很赞同这种意见，下班后马上联系了外婆，将家里的狗狗带去了外婆家。虽然妈妈也很是舍不得，可是为了我还是决定这样做。

我需要新鲜的空气

周末总是个放松的好日子，喜欢看书的妈妈在室内拿着书已经看了很久。妈妈沉迷在书中，就连窗户都忘记打开了呢。房间里的空气一点也不清新，我感觉很难受。妈妈，您可以打开窗户让房间通通风吗？我需要新鲜的空气呢！可惜妈妈没办法听到我的心声。

这个时候，我好想念妈妈带我去过的长满青草和开满花儿的地方，那里有清新的空气。我也很喜欢妈妈站在阳台，这样我就可以静静感受微风拂过，真的是十分惬意啊！

就在这个时候，爸爸打开了房间里的窗户，说：“老婆，我把窗户打开了，给房间里通通风。”

“好的，我刚看书去了，忘记开窗户了。”妈妈抱歉地回复爸爸。“为了我们的宝宝，可要多多呼吸新鲜空气呀！”爸爸抱着妈妈轻声说道。

真的好舒服呀！柔柔的风拂过，一阵清凉，我舒服地打了个滚。妈妈，您知道吗？我正需要新鲜的空气呢！

感冒我们不用怕

“你可千万别感冒了，感冒了不仅很难受，而且还不能乱吃药。我之前感冒，前前后后折腾了两个多星期。”邻居阿姨这样对妈妈说。妈妈听后，特别害怕自己感冒。

其实，医生说过，我们有很多办法可以预防感冒的。首先就是注意保暖，根据天气的变化及时增减衣物，这样可以有效预防季节性感冒；然后就是妈妈要勤洗手，尤其是碰触了钱、门把手、水龙头后，都要记得洗手，这样才能有效防止病从口入；妈妈要尽量少去或者不去人群密集的公共场所，这样才能防止细菌传染；可以经常性地用醋熏蒸房间，这样可以抑制和杀灭病毒微生物。

医生还说过，如果真的感冒了，可以根据病情轻重来对症治疗。如果只有鼻塞和轻微的头痛，属于轻度感冒，不需要吃药，可以多喝点开水，多多休息就行了。但是如果有高热的情况，就要马上看医生。

妈妈，不用担心，我们有办法可以预防感冒。就算感冒了，我们也可以对症下药，没有什么好怕的，您说呢？

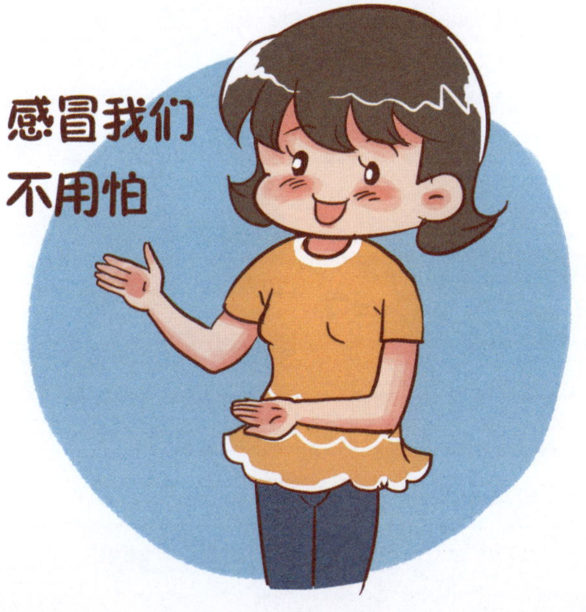

第 8 周（50 ~ 56 天）

活跃的我，勤奋的妈

本周，我会变得跟葡萄一样的大小呢！恶心、呕吐这些妊娠反应还在继续，妈妈现在可能没有什么胃口，但是为了我，妈妈还是要尽量吃些有营养的食物。

会跳舞的我

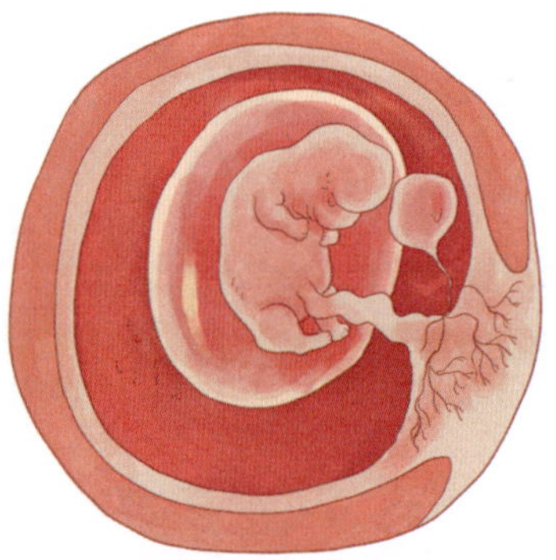

最近有很多值得高兴的事情，比如天气很好，青草正绿，花儿正香。当然最高兴的应该是到这周的最后两天我可以长到大约 2.5 厘米，体重差不多有 3 克。躺在妈妈的子宫里，我静静体会身上发生的变化。咦，我的小尾巴还没有完全消失呢，哇，鼻子渐渐挺起来了，牙齿也开始形成。我高兴地在妈妈子宫里面游来游去。我想告诉妈妈发生在我身上的变化，于是我缓慢地朝妈妈肚皮移动，希望能同妈妈分享这份喜悦。现在应该是晚上吧，我已经停留在一个地方很久了，不行不行，这么高兴的时候妈妈怎么可以睡呢？我还想跳舞呢，于是我在妈妈肚子里到处移动，想象着自己在跳舞。一个踢腿，再来一个伸腿，抬抬我的双手，慢慢挥舞我的双臂，“跳”着“跳”着，我就睡了过去……

妈妈去医院建档了

“这个医院不错，听说那里的医生工作很负责任。”

“听说这个医院的护士们照顾孕妇很细心。”

“这里也不差，医疗设备先进。”

这样的对话还有很多。爸爸妈妈在商量去哪里分娩，好的医院很多很多，都让他们挑花了眼。医生说妈妈这周要给自己建档了，本来爸爸妈妈觉得现在还太早，没必要着急，可是听了医生的建议后，还是决定去建档。

“为孕妇建档，主要是为了能更全面了解自己的身体状况和宝宝的发育情况，这样才能更好地应对怀孕期间可能发生的状况，同时也为未来的分娩做准备。最好能够提前确定自己的分娩医院，并且固定在同一家医院进行产检。”对于医生的话爸爸妈妈牢记于心，很快便确定了医院和医生，接下来就是要做建档前的全部检查。

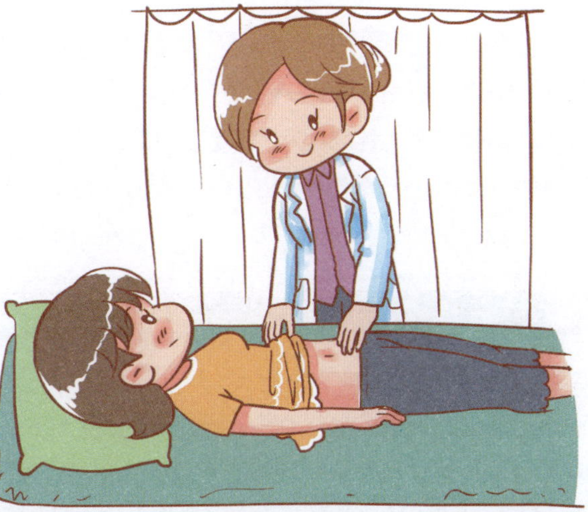

建档前的检查很多，妈妈现在在护士的带领下喝下了第二杯水，等会儿要去做B超，所以要求妈妈憋尿，护士姐姐说这样能使膀胱非常充盈，以便更好地看清子宫内的情况。妈妈现在着急地走来走去，我悠闲地在妈妈子宫里随着妈妈的走动来回移动，想着等会儿就要与妈妈见面，心里很激动。妈妈看到我会是什么反应呢？她会喜欢我吗？

我感觉一只陌生的手，一个硬硬的东西，还有好多滑溜溜的不知道是什么的东西在妈妈的肚子上。后来，我感觉那只陌生的手已经离开了妈妈的肚子，现在还剩下那个硬硬的东西一直在妈妈肚子上。它一会儿摸摸我的左边，再摸摸右边，我感觉好好玩，于是干脆指挥着它，让它往左就往左，让它往右就往右，好听话。过了会儿它好像变重了，有点压到我了，我不喜欢，就说：“喂，快拿开拿开，再这样本宝宝要生气了！”许是听到了我的心声，它果然离开了我。

“这就是我的宝宝啊！”妈妈言语中的喜悦让我很满意。我在心里对妈妈说：“妈妈，请多多指教哟！”建档前的检查很多，但是只要妈妈的档案建立起来，以后就能记录下妈妈和我不同时期的各种情况，对我们都是只有好处没有坏处的。

孕吐得上医院

又到了妈妈和其他妈妈们交流经验的时候，她们这次讨论的重点是孕吐。有的妈妈说自己现在孕吐很严重，根本吃不下饭，干脆就把水果当饭吃。有位怀着宝宝的妈妈说自己生第一个宝宝的时候也是孕吐得难受，刚开始也是选择不吃饭只吃水果，后来产检测量血糖有点偏高，医生建议以后水果可以吃，不过每天不要超过500克。

“怎么应对孕吐？”有的妈妈问道。

有经验的妈妈回答道：“当感觉要孕吐的时候，快到空气流通的地方去，这样会得到一定的缓解。另外买些小红枣放在家里，当感觉要吐的时候，嘴里含一颗。”另外又有妈妈补充说：“多休息也能帮助缓解孕吐。还有，远离自己觉得恶心的事物，同时适当摄入维生素 B_6 或者锌，这对缓解孕吐都有很好的帮助。”

这个时候有位妈妈说了下自己的亲身经历，她说自己怀第一个宝宝的时候妊娠反应很严重，时常会陷入剧烈的呕吐中，当时也采用了一些缓解呕吐的办法，刚开始还有效果，时间长了之后效果就不太明显。于是，在家人的陪同下就去了医院检查，医生为她提出了解决办法并且嘱咐她如果再有剧烈呕吐现象的发生，一定要上医院。这位妈妈的亲身经历让妈妈明白了，剧烈呕吐一定要上医院看医生。

维生素不能多吃，更不能乱吃

妈妈肚子以外的世界好大，这不，爸爸妈妈逛街时走进了一个很大的房间，房间里有很多盒子和瓶瓶罐罐。这是什么地方？爸爸妈妈来做什么？我有好多好多疑问。妈妈停在一个罐子前很久了，那是个透明的罐子，里面有很多一粒一粒的东西，要是送给我，我可以拿它当球踢。像是听到了我的心声似的，爸爸把妈妈看中的罐子放在了篮子里，篮子里还有跟这个罐子很像的几个罐子。

“一共……”结完账的爸爸妈妈拿着这些瓶瓶罐罐来到了医院，可是医生今天好像不在，于是爸爸妈妈就和之前熟悉的护士姐姐聊了起来。

妈妈说：“我们刚去药店买了很多维生素，听说维生素对孕妇特别好，本来想问问医生有关维生素的使用方面的问题，没想到今天他没在。”护士姐姐打开袋子看了看爸爸妈妈买的维生素，说道：“你知道自己的身体状况适合吃哪种维生素吗？我建议你详细做个检查，然后询问医生的意见再去选择。维生素不仅不能乱吃，还要定时定量吃，过多会有危害。像你买的这个维生素 A，服用过量会导致新生儿畸形。”

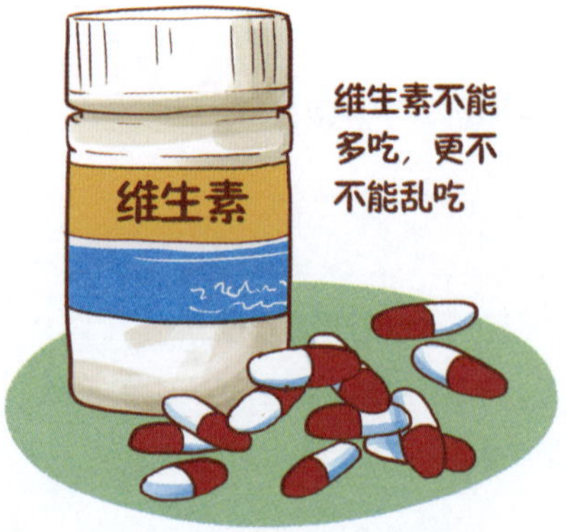

妈妈被吓到了，我也是，我可不要变成畸形儿。爸爸妈妈最后决定等医生上班了让她给妈妈详细做个检查，再按照医生意见补充维生素。

我和妈妈用意念沟通

妈妈最近迷上了胎教，对胎教的作用予以高度的肯定，并且下定决心一定要努力学习并且学以致用，学这些当然是用在我的身上啦！而妈妈之所以迷上胎教是因为网上有篇文章触动了妈妈的心，讲的是作者的爱人通过意念指挥宝宝转身，从而顺利生产，由此确认了意念胎教的神奇效力。文章认为妈妈和胎儿是可以通过意念沟通的，妈妈用她的意念传达给胎儿一切美和积极的影响，让胎儿能够更好地成长。

“宝宝，从今天开始，我们就来试试用意念沟通吧。”妈妈在心里这样想道。我仿佛接收到了从很远地方传来的妈妈的话语，亲切温暖，就像妈妈的子宫一样温暖。

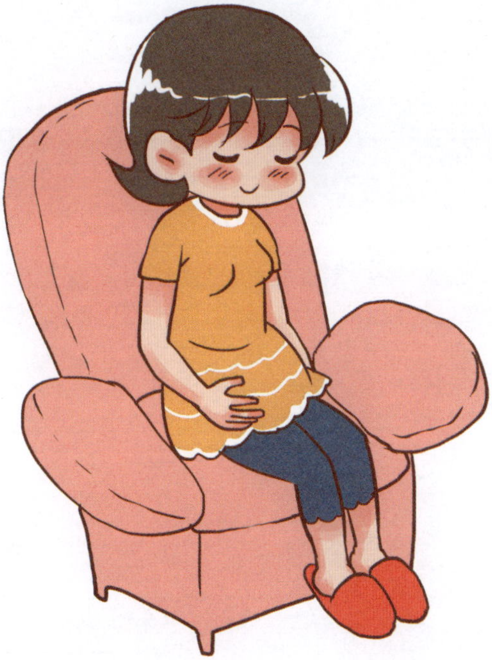

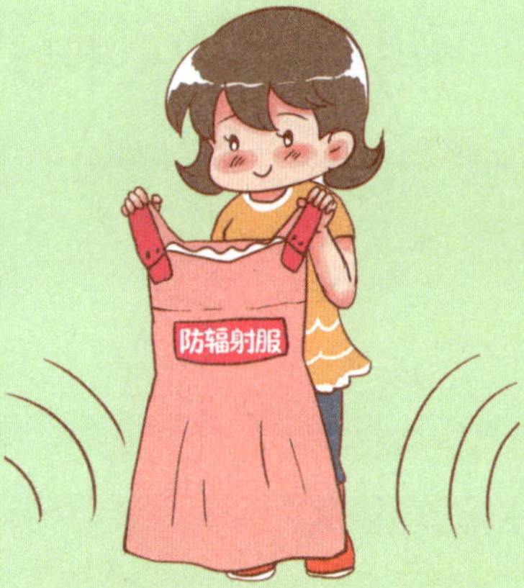
防辐射服

Part 3

孕3月 有模有样的小人儿

本宝宝现在是一个有模有样的小人儿啦！妈妈，您去做检查的时候，医生会告诉您我的发育情况，您要多注意身体，多吃一点儿有营养的东西，保护好我，这样我才能源源不断地吸收营养，继续发育长大哦！

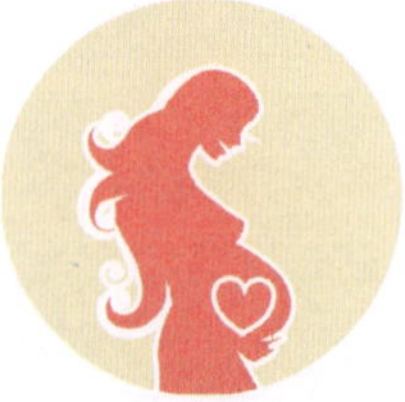

第9周（57～63天）
请叫我“胎宝宝”

本周我可以伸展身体了，妈妈还会把我介绍给她的同事们认识呢！妈妈的腰围也在渐渐变大，以前的衣服可能穿不上了，不过没关系，这是我“长大”了的证明呢！

我是一只小小的“船”

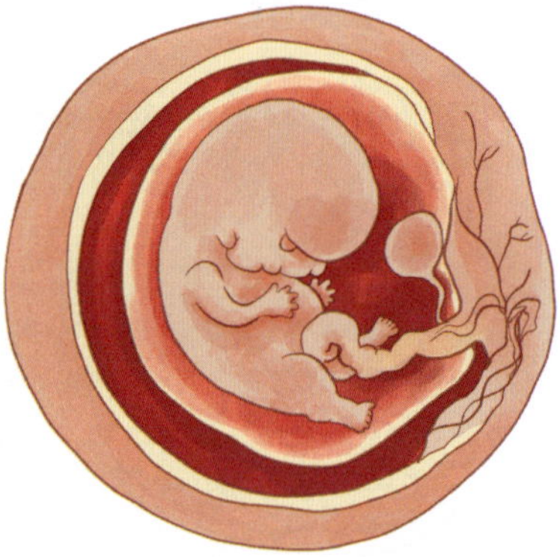

现在的我看起来就像一只小小的船，腿就是船桨。我尝试着伸展了一下颈部和躯干，感觉自己长大了不少。医生说我在这周肾脏已经发育得很好，并且开始产生尿液。我用手指摸摸自己的脸，大致的轮廓已经有了，就连眼睑也已经形成，有点可惜的是还不能用眼睛来看看这个美好的世界。今天的我依旧在妈妈的肚子里悠闲地游来游去，静静体会妈妈的生活和妈妈的喜怒哀乐，忧愁同担，欢乐共享。幸福是什么？是爸爸妈妈透过做B超的屏幕看着我露出惊讶的笑容，是妈妈摸着肚子对我说着属于我俩的悄悄话，是外婆做的香香的、让妈妈流口水的饭菜，是爸爸贴在妈妈的肚子上静静感受我的存在的时候那个傻样子。如果这些就是幸福，那么我想我很幸福！

怕辐射的我

每当妈妈接电话的时候我就觉得很难受，可是我没办法告诉妈妈我的感受。

“啦啦啦……”你看又来电话了，幸好不是妈妈的。

“帮我接一下！”妈妈的同事在远处说道。

“好！”妈妈接了电话，“你好，她不在，有什么事吗？”原以为不是妈妈的电话，我就没那么紧张，没想到妈妈最后还是接了电话。要是有人告诉妈妈这些让我不舒服的东西就好了，我在心里这样想着。

下班后，婉婉阿姨约妈妈一起去买东西。一路上妈妈接了两个电话，都没有顾上和婉婉阿姨聊天呢！妈妈挂了电话后抱歉地挽起婉婉阿姨的胳膊说："真是不好意思，同事找我有点事儿，你可不要生我的气呀！"

"没事，你也在忙嘛，不过以后接电话离自己远点。手机有辐射，对宝宝会有影响的。"婉婉阿姨温柔地对妈妈说。原来让我不舒服是因为有辐射呀，妈妈，我不喜欢被辐射到，以后你可以少用那些东西吗？当然不用就更好了！

"上班的时候整天都会对着电脑，避免不了，可以给自己选择一款防辐射效果好的防辐射服。"婉婉阿姨接着告诉妈妈，"还有像 CT（计算机层析成像仪）扫描、X 射线检查都是放射线检查，这些检查没必要也别乱做，放射线对宝宝会有很多危害。"婉婉阿姨说完，妈妈一一记下这些需要注意的事情。

"我会记住这些的，谢谢你啦！"妈妈说完便拉着婉婉阿姨开心地去买东西了。

妈妈，有了我，你可要离辐射源远远的哦！

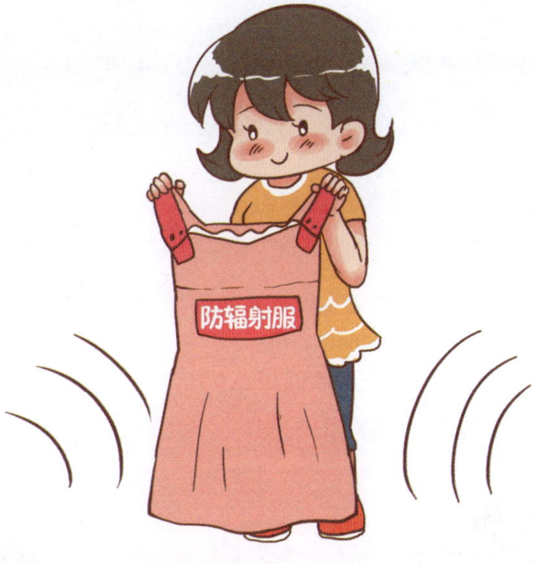

医生有话说：

对于孕妈妈来说，孕期远离辐射源是非常重要的。像是 X 射线、电热毯、电吹风、微波炉、电脑、电视机、手机，这些东西都有辐射，在日常生活中都要尽量远离。不过也不要过分紧张，辐射只有超过一定的强度才会对人体产生影响。

远离含铅物质的妈妈

妈妈和婉婉阿姨边走边逛，一会儿看看那家店，一会儿瞧瞧另一家店，逛得不亦乐乎。不到一会儿，妈妈和婉婉阿姨都选到了自己喜欢的东西，就在这个时候，一股难闻的气味充斥着妈妈和婉婉阿姨的鼻子。原来她们面前有一幢正在装修的房子，工人正在给房子上油漆呢！

妈妈和婉婉阿姨只好捂着鼻子，快速走过了那幢正在装修的房子。

“那间正在装修的房子的油漆味好重，难闻死了！”

“是的啊，好呛鼻子。”

妈妈和婉婉阿姨对刚刚经过的那栋正在上油漆的房子表达着各自的不满。

“味道这么重，以后我们不要往这边走了，我怕影响宝宝。”妈妈对婉婉阿姨说。

昨晚妈妈在书上了解到，油漆里面含有甲醛，而甲醛对我的危害很大，会影响我的发育。今天她和婉婉阿姨逛街途中正巧就遇到了在上油漆的房子，而附近没有别的路可以通过，她们只好硬着头皮快速走过它。

“还有哪些也是含铅的物质呢？”婉婉阿姨问妈妈。

妈妈回答道：“像膨化食品、油炸食品、烧烤类食品、皮蛋、油漆、电池、含铅汽油、颜料、染发剂，还有许许多多颜色鲜艳的东西，包括某些化妆品都含有铅。”

“那这些东西你以后可要尽量远离了。”

“是的，以前没怀孕，对这方面的东西了解不多。但是现在不比以前了，为了宝宝的健康，以后还是要多多注意，像是含铅的东西还是要尽量远离的。”

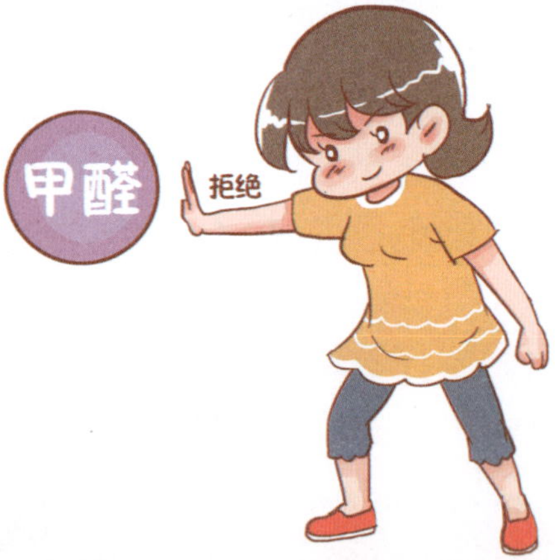

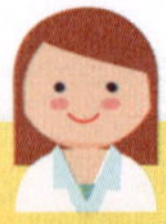

医生有话说：

铅是一种具有神经毒性的重金属元素，孕妈妈如果在孕期受到铅污染，就会使快速发育的胎儿宝宝的神经系统受到影响，更为严重的是，出生后孩子的生长发育也可能会受到一定影响。孩子铅中毒会严重影响智商，孩子长大以后的智商可能会比正常孩子低 20% 左右。此外，还会危害孩子的神经系统、心脏和呼吸系统。因此，孕妈妈在日常生活中，应该尽量避免接触含铅物质。

让爸爸送您上班吧

每天早上上班和下午下班都是让我觉得不舒服的时候，密密麻麻的人群和紧紧凑凑的车辆就是妈妈上下班要面对的问题。

今天早上公交车上人有点多，妈妈找了找，没有空位子。但是有个特殊人群座椅上坐着一个跟妈妈同龄的阿姨，于是妈妈走了过去，红着脸好像想说点什么，最后还是什么话也没有说。其实，就算妈妈什么也没有说，我也能猜出来，妈妈想跟别人说自己怀孕了，能不能给她让个座，可是出于种种担心，最后什么也没有说。我也能理解妈妈，一方面，那个阿姨坐这个专座，可能也怀孕了，只是跟妈妈一样看不出来。要是这种情况，妈妈就不适合跟别人提出这种要求。另一方面，别人也看不出来妈妈怀孕了，妈妈以前也没有坐过这种专座，要是突然让别人给自己让位子，总有点尴尬。公交车上没有座位还没有让妈妈太着急，比较让妈妈着急的是路上有点堵，庆幸的是，没有堵太久。在公交车上摇摇晃晃的妈妈，还有在妈妈肚子里摇摇晃晃的我，伴随着一直被压缩的空间，最后终于下了车。

其实，妈妈如果能早点出门，那个时候上班的人还没有那么多，公交车上不仅有座位而且路上也比较畅通，妈妈就能舒舒服服地到达目的地。当然，公交车怎么能比得上爸爸的专车呢？最好的还是让爸爸送您上班，不过就算爸爸送您上班，也要早点出门。我希望爸爸送妈妈上班的愿望什么时候能实现呢？

这个心愿的达成没有让我等太久。有天爸爸下班的时候，看到公司同事急急忙忙地，就问："去干吗呢？这么着急。"

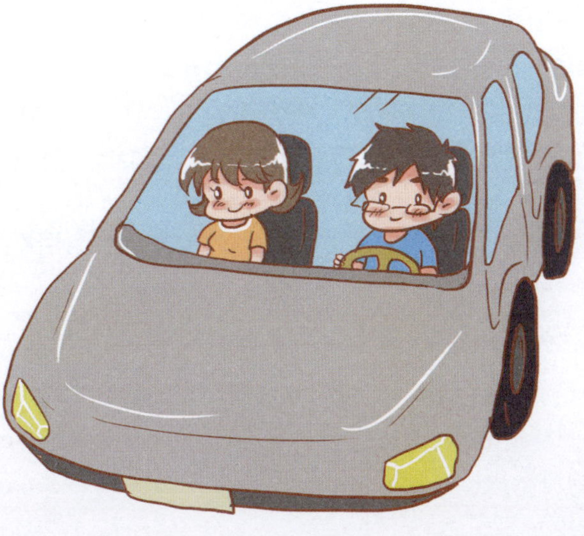

同事回答："我去接老婆，她怀孕了，我舍不得她去挤公交，公车上摇摇晃晃的，对她和肚子里的孩子都不好。不跟你说了啊，我先走了。"

爸爸听完若有所思。

又是上班的一天，妈妈临出门的时候，爸爸叫住了妈妈。

"有什么事吗？要是不着急下班回来再说吧，我得上班去了。"妈妈有点着急地对爸爸说道。

"老婆，我听我们同事说，怀孕了不要坐公交，公交车上摇摇晃晃地对你和宝宝都不好，所以，从今天开始我每天接你上下班吧！"爸爸边说着边牵起妈妈的手一起去取车。

"可是，你们公司离我上班的地方太远了，送我上班的话，你自己会不会迟到？"妈妈担忧地说道。

"没关系的，我们可以早点出门，而且早点出门路上的人和车都不会太多，我们在路上花的时间也会相对较少，你就放心吧！"爸爸笑着，边帮妈妈系安全带边说道。

"那好，以后我就有专职司机了，宝宝，妈妈和你都好幸福呢！"妈妈摸着自己的肚子对我这样说道。

哇！太棒了！爸爸以后都要接送妈妈上下班了呢！

你们好，我是妈妈的乖宝宝

当我还睡得迷迷糊糊的时候，突然感觉到妈妈心情变得很奇怪；一会儿好像很开心，一会儿却又很伤感；一会儿让我觉得轻飘飘，一会儿却又让我感觉沉甸甸。

"又在看以前的照片呢。"爸爸过来抱住妈妈。"对啊，毕业之后就没聚过，想起以前在一起的日子，真的好怀念。"妈妈的语气有点低落。"那不如你组织一个聚会，正好把你怀宝宝的事情告诉她们。"爸爸的建议获得了妈妈的一个香吻。妈妈马上着手联系老同学、老朋友，确定好时间、地点之后，剩下的就是等待了，等待着见面的那一天，等待着重逢时刻的到来。

到了约定的日子，从早上起床开始，我就感觉到妈妈今天异常的积极。比如洗漱特别迅速，比如不停催促爸爸，要知道往常都是爸爸催促妈妈呢！

聚会很热闹，妈妈和她的朋友们聊得很开心，说到激动处，大有一副指点江山的英雄气概样。

"咳咳……""你是不是不舒服？"一个人问妈妈。

"来来来，我要跟你们说个好消息！"妈妈说。

她们异口同声地说："什么好消息？"

妈妈说："我怀孕啦！"

"啥？"

"真的假的！"

"我没听错吧！"

"让我摸摸你的肚子！"

"我也要！我也要！"妈妈的朋友们一窝蜂地跑到妈妈跟前，强烈要求摸肚子。

妈妈无奈地说："这才第九周，我的肚子都还不明显，你们刚看到我的时候不是也没发现么？摸不出来的。"

"你就给我们摸摸嘛！"她们异口同声地说道。她们真的好可爱，不过我才是最可爱的！我在心里对你们说一声："你们好，我就是妈妈的乖宝宝！"

"你跟你们单位说了吗？"妈妈的一个朋友问她。

"没有啊，再说为什么要跟单位说呢？"妈妈问朋友。朋友回答道："我也是听我们单位的同事说的，她说跟单位说了怀孕的事之后，他们会适当给你调整工作任务和工作量。同时你也要告诉你的同事们这件事情，这样他们就不会因为上司给你减轻工作任务而有情绪，必要的时候还会帮你分担。这么做不仅可以让你更好地工作，更好地安胎，更能帮你平衡人际关系，总之好处多多。"

"好的！等上班我马上去说！"妈妈点点头，认同地回答道。

离别总是伤感的，妈妈与她的朋友们相聚过后，还是到了分别的这一刻。妈妈与她的朋友们相互拥抱，约定下次再见。

到了第二天，妈妈上班的时候，决定听从好友的意见，将自己怀孕的事情告诉了自己的同事与上司。听说了妈妈怀孕的事情后，同事们一一恭喜妈妈，妈妈开心地合不拢嘴啦！我也在妈妈肚子里和他们打了招呼："你们好！"

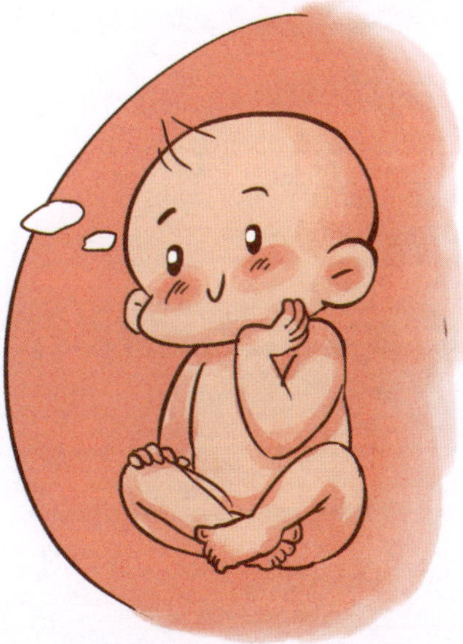

第10周（64～70天）
怀上我只成功了一半

妈妈变得圆润起来，而我这周也会褪去尾巴。怀上我只是成功了一半，生活中还有许多小事也必须谨慎对待，这样我才能健健康康地长大！

我有一个圆圆的脑袋

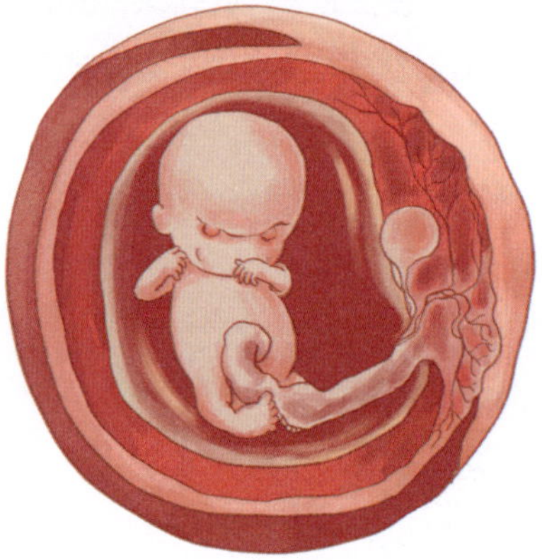

我的脑袋跟妈妈的一样，都是圆圆的，上面还有深深的沟回。咦，我有上嘴唇了，好棒！我高兴地伸伸自己的手庆祝起来。最近胳膊也长长了一点，虽然还没长长到一伸手就能摸到妈妈的肚子，可我还是觉得很开心。外面的世界是什么样子的呢？妈妈的肚子里又是什么样子的呢？我已经好奇很久了。这周我的视网膜已经完全着色，离我看到这个世界又近了一步。我也有舌头了呢！这周我的舌头已经完全成形，真的跟爸爸妈妈的舌头一模一样了呢。一想到和你们的样子越来越像，我就控制不住自己想要“跳舞”的冲动。我的尾巴也消失了，虽然再也没有机会拥有一条尾巴，可是我一点也不伤心，因为没有尾巴的我才越来越像一个“人”。

那些会让我离开您的事情

“买了这么多水果啊，怎么自己提回来了，你老公呢？”邻居张阿姨边说边从妈妈手上接下了两袋水果。

“他有点事要处理，还没回家，才两袋水果，我提得动，你给我吧，我提得了的，张阿姨！”妈妈说着就要从张阿姨手上提回来。

“这傻孩子，你现在不比之前，肚子里还有一个孩子呢！以后像提这些比较重的东西的事情就交给你老公，别以为自己提得起就不在乎。提重物是会导致流产的。”张阿姨歇了口气继续往下说，“还有，你要避免爬高，也不要弯腰拿东西，这些生活中的小事虽然看起来不算什么大事，但是也是有可能导致流产的，你自己多注意注意。”

“你刚刚是在哪儿买的水果？”张阿姨问妈妈。

“就是那个水果市场，那里的水果很新鲜呢，就是人有点多。”妈妈乐呵呵地说。

“人多的地方你也要尽量少去，最好不去，人一多起来，就容易挤到你，摔倒了就很容易出问题的。”张阿姨这样告诉妈妈。

“谢谢张阿姨，您说的我都记下了！”妈妈认真地点点头并对张阿姨道谢。我也很谢谢张阿姨，是她让妈妈知道了那些会让我离开您的事情。

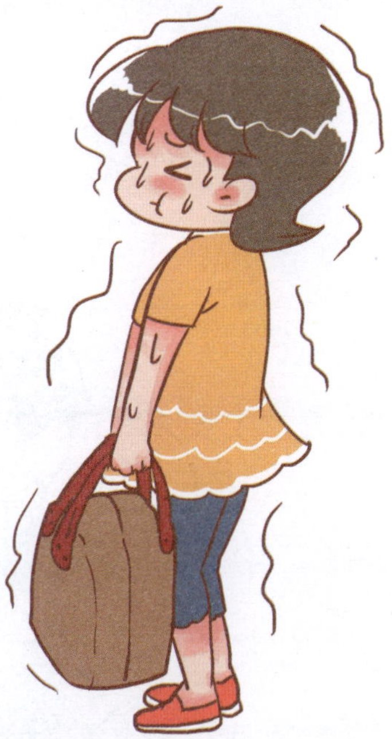

阴道流血要谨慎对待

“宝宝，你真乖，在妈妈肚子里已经第十周了。这10周来你都乖乖的，在妈妈肚子里安安静静地一天天长大。”妈妈摸着肚子，就像摸着我一样温柔地说，“虽然现在我的身体没有出现什么异常情况，但是听医生说，要是有阴道流血的情况，就要马上去医院。宝宝，你可要健健康康的呀，妈妈真的不想去医院。”

这个时候爸爸过来了：“说什么呢，也让我听听。”

“之前医生给我说了一些情况，让我好好注意下，我发现我都没有，正在夸我们的宝宝乖呢！”妈妈笑着说道。

“是嘛，这个小家伙也知道你怀他不容易，知道维护你呢！也跟我说说医生跟你说的那些情况吧，看看我是不是听过，要是没听过我可得记下来。”爸爸认真地问妈妈。

“医生说我要是有阴道流血的情况，必须马上来医院。阴道流血，很有可能是胎盘发生了一部分剥离，当剥离面积达到一半，宝宝就没得救了。另外，宫外孕和葡萄胎也可能会导致阴道流血。医生提醒我，让我一定要谨慎对待这件事。”

妈妈说完，爸爸认真地点点头道：“幸好你告诉我了，这个我在之前陪你去看医生的时候还真的没有听说过，想必是我不在的时候说的吧。老婆你记住，以后无论医生叮嘱了你什么，都要记得告诉我，让我也了解下，出了什么事我也不至于一无所知。”爸爸一向对妈妈和我的事情格外重视，这点让我和妈妈很是满意呢！妈妈看着爸爸，眼底一片温柔。

阴道流血要谨慎对待

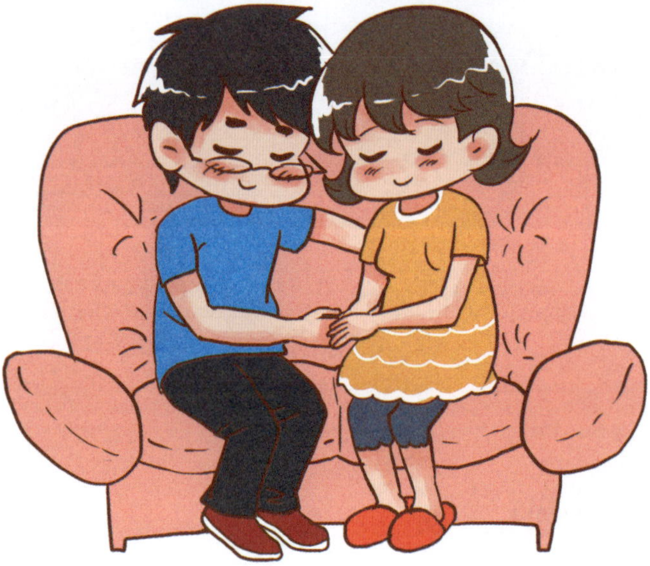

腹痛也要谨慎对待

自从爸爸知道了自己还有很多孕期知识不清楚后，便做起了虚心向妈妈求教的好学生。这不，爸爸又在向妈妈讨教呢。

“老婆，医生还说了哪些情况需要谨慎对待？”

“让我想想，我用本子记下来了，等我找出来看看再告诉你。”妈妈说着去找自己的笔记本了。

“要是有突发的腹痛也要引起重视，腹痛有可能是先兆流产、宫外孕、恶性葡萄胎、早产和胎盘早剥等。”妈妈拿着笔记本说道。

“腹痛也要谨慎对待。”爸爸边说边认真地点点头。

自然流产是优胜劣汰的结果

爸爸陪妈妈去听孕期讲座，向来细心的爸爸自然不会忘了带本子，出门前爸爸对妈妈说：“我们不仅要听，还要记下来，回家了你也可以看看，要是我有遗漏的地方，老婆你要是记得就帮我补充下。”妈妈开心地答应着，摸着自己的肚子：“宝宝，爸爸好认真，以后宝宝也要成为一个认真的人呀。”

“对于刚怀孕的准妈妈来说，最应该注意的就是流产。但是大多数的早期流产其实与胎儿的先天性异常有关。通俗点讲，怀孕就是一个优胜劣汰的过程。健康的宝宝会在妈妈肚子里慢慢长大，不太健康的宝宝就会在优胜劣汰的法则下被淘汰掉。”医生这样说道。爸爸在本子上一字一字记下来。“如果出现了流产的征兆，要尽快与医院联系，绝对不能盲目保胎，有些流产就是因为胚胎发育异常。这个时候保与不保就一定要遵从医生的意见，不能按照自己的心愿来，这样对你、对宝宝都是最好的选择。”医生补充道。

爸爸认真记下医生的叮嘱并对妈妈说：“看来我们需要学习的东西还有很多很多，为了你和宝宝，以后只要有讲座，我们都要来听。”

妈妈赞同地说：“好！”

拒绝爸爸“重复造人”

洗完澡的妈妈在床上看书，正看到精彩的地方，爸爸凑上来亲了亲妈妈，抽走了妈妈手中的书。妈妈当然知道爸爸想做什么，不过妈妈听护士姐姐交代过，在怀孕前 3 个月应减少或避免性生活，因为怀孕早期胎盘还没发育好，这个时候的我不能受到刺激。妈妈知道后决定在怀孕前 3 个月拒绝爸爸的一切“特殊”要求，我当然和妈妈站在同一战线上，我都已经在妈妈肚子里了，爸爸可不能再“造”一次“我”。

妈妈看着爸爸，眨了眨眼睛，爸爸“认命”地抱了抱妈妈，然后就打算睡觉了。

“你还没关灯呢！”妈妈调皮地对爸爸说。

“好的！我这就去关。”爸爸只好起床去关灯。

远离嘈杂环境的妈妈

“好久没去唱歌了，下班后我们一起去 KTV（唱歌场所），你们觉得怎么样？”妈妈的同事询问大家的意见。

“好啊，我好久没唱歌了，我赞成！”

“好啊，我要给你们展现我天籁般的嗓音！”

“去，当然去。”

妈妈的同事们都笑着一一同意，就只有妈妈没有表达自己的意见。

“你去不？”一同事问妈妈。

“不好意思啊，我现在怀着宝宝，不太适合去 KTV，你们开心点玩。”妈妈抱歉地对大家说。

“没事，没事。”大家纷纷理解地说道。

妈妈从书上了解到，在一个安静舒适的地方对我的成长更有益处，像声音比较大、比较嘈杂的地方容易引起情绪紧张，应尽量避免或不去。妈妈牢牢记住这点并且付诸执行，所以就只能拒绝同事们的邀请了。

下班后，妈妈在回家的路上遇到了几位好久不见的大学同学。

妈妈问：“你们今天怎么都在一起？”

“我们约好去逛街吃饭，你也跟我们一起吧！”

“对啊！来吧，本来就想约你的，今天正好遇上了，干脆就一起，我们打算先去街上逛会儿，听说今天街上非常热闹，我们想去凑凑热闹，然后再去吃饭，吃饭的地方都订好了呢，听说那里味道很好，吃饭的人很多的！”

“对啊对啊，一起来吧！”

妈妈的同学们接连邀请着妈妈，他们一人说一句，妈妈头都快晕了。妈妈的同学们真的是很热情呢！可是妈妈牢牢记着这么一点，不去嘈杂的地方。等一下逛街，街上的人很多，吃饭的地方人也很多，这样的环境不适合自己去。于是，妈妈还是笑着拒绝了，一切都是为了我啊！

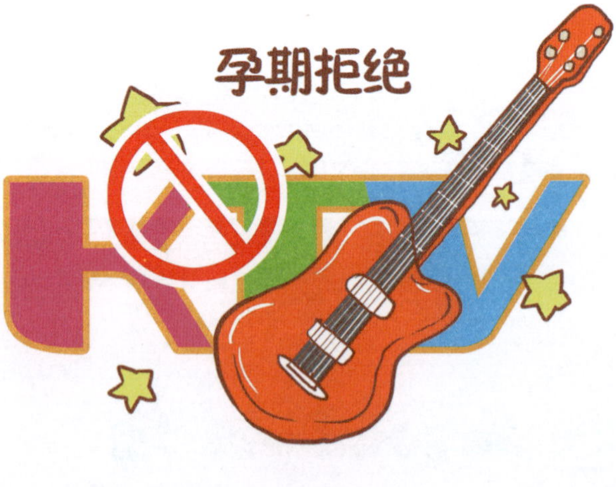

虽然妈妈的同学们觉得妈妈不去挺可惜的，但是他们都知道妈妈怀孕了，所以最后就没有太过强求妈妈。

第11周（71 ~ 77天）

头重脚轻的大头娃娃

我这个小人儿已经完全成形了哦，只是我的头显得很大，几乎占据了身体的大部分，但妈妈不要担心，大头娃娃的现象只是暂时的。

我是一颗大草莓

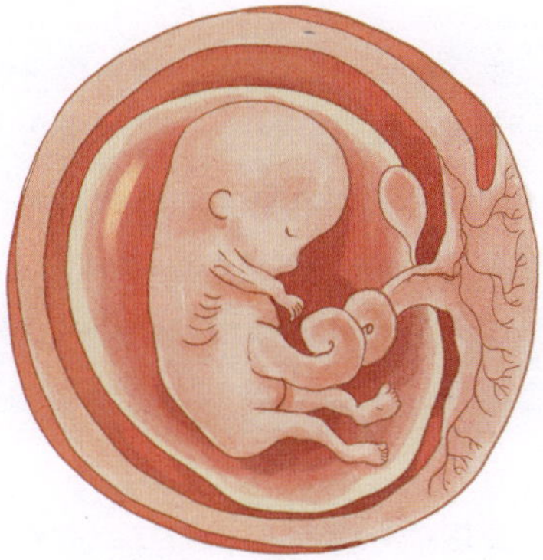

这周，我的身体大小可以跟草莓相媲美了哦！我会好奇地张开嘴巴，通过嘴巴的张合，我还学会了吞咽、吐出羊水以获得氧气。妈妈，我的面颊、下颌、眼睑及耳郭已经发育成形了，面部更像人脸了哦！是不是迫不及待地想看看我长得像谁呢？呵呵，别着急哦，下周产检医生会让你看到的哦！

妈妈，我的皮肤现在还是透明的，所以我稍稍低一下头就能清楚看到我正在形成的肝、肋骨、皮下血管、输尿管，心脏、肠胃、肾脏也变得更加发达，维持我生命的器官都已经开始投入工作了哦！

本周末，我的生殖器官也会慢慢地成形了哦，下周就能发育完善了！

妈妈爱吃鱼，我也会聪明

鱼类含有丰富的氨基酸、卵磷脂、钾、钙、锌等，这些是现在的我发育所需的必要物质，尤其是神经系统。

其实在我还是受精卵、开始分裂细胞时，DHA对我就开始施加影响了，后来我的胎盘形成后，我又通过胎盘从妈妈体内获得DHA。如果妈妈你体内缺少DHA，则形成我的脑细胞膜的磷脂质也会不足，这会对我大脑的形成和发育带来不良影响，甚至造成流产或生下的我会成为脑细胞数较少的先天性弱智婴儿。因此，营养学家认为，要生一个健康聪明的宝宝，孕妈妈在怀孕期间，应多吃鱼以吸收足够的 DHA，一周至少吃两次鱼，来满足胎儿生长发育的需要。

所以，亲爱的妈妈，赶紧吃鱼吧！

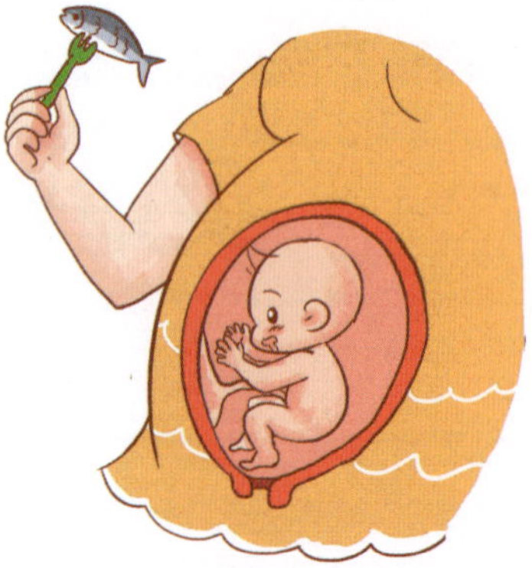

我不喜欢发怒的妈妈

“你的臭袜子怎么又扔在脏衣服上了，跟你说过多少次了，不要放一起！不要放一起！说过多少次了？”阳台传来妈妈高分贝的责骂声。

“老婆别生气，是我不小心掉进去的，真的，你看我只掉进去一只，真的不是故意的，我保证下次一定查看一下 。”爸爸立刻伏低做小道。

“哼，下次被我抓到，你自己洗衣服吧！”妈妈怒气未消地说道。

“不会了，不会了！老婆别生气，生气对宝宝不好。医生不是说了吗，你的情绪变化必然引起内分泌和血液成分的变化，从而影响咱们宝宝的生长发育。在不良情绪状态下，肾上腺皮质激素分泌增加，这种激素随着血液通过胎盘进入宝宝体内，对宝宝的发育有明显的破坏作用，尤其是现在的你，还在孕早期，正处于宝宝某些组织发育的敏感阶段，会出现诸如阻碍胎儿上颌骨发育，引起唇裂、腭裂等畸形。你若发怒，体内会分泌大量的肾上腺素，会引起血管收缩、血压上升，使子宫、胎盘血液循环发生暂时性障碍，造成宝宝缺氧的！经常发怒，宝宝就可能会发育迟缓或者离我们而去的。”爸爸试着用医生的告诫帮助妈妈平复情绪。

“呸呸呸，少诅咒宝宝！为了宝宝，我会克制自己的脾气，但你最好也别惹我！”妈妈边告诫爸爸，边抚摸胸口以平复自己的情绪。

“嗯嗯，好的老婆，下次不敢了！别生气了，小心宝宝知道了，以为你不喜欢他的哦！许多专家认为，宝宝是可以感知你的情绪的哦！”爸爸笑嘻嘻地讨好着妈妈。

“宝宝，刚刚妈妈不是故意的哦！宝宝，妈妈很爱你，很爱很爱哦！”说着，妈妈用手抚摸了一下还未显怀的肚子。

爸爸，此时的你可要当安抚妈妈情绪的小能手哦，可千万别当那个导火索。此外，这是妈妈第一次怀孕，你还要打消妈妈的生育顾虑，让妈妈在平静和幸福的心态中孕育一个属于你们的可爱宝宝——我！要时刻谨记，妈妈的情绪可是会影响我的生长发育哦，在正面积极的情绪影响下，我更能成为一个健康的好宝宝。

顾及一下我，随时随地保持一个良好的姿势

哎呀，怎么这么挤啊？妈妈，你在干什么？

“小花，干吗呢？”坐在客厅的婉婉阿姨慢慢踱步到了厨房。

“你等一下啊，我把厨房的垃圾倒一倒。”妈妈头也不抬地清理着垃圾桶里的垃圾。

“小花，你怎么弯着腰啊？站直了，先过来，我看有必要和你好好聊一聊了！”婉婉阿姨看着妈妈弯着腰清理垃圾桶，拉着妈妈的胳膊走出了厨房。

呃……妈妈，刚刚你居然弯着腰，你知不知道，我刚刚很难受啊！还好有婉婉阿姨，哼！妈妈，你就等着婉婉阿姨的说教吧！

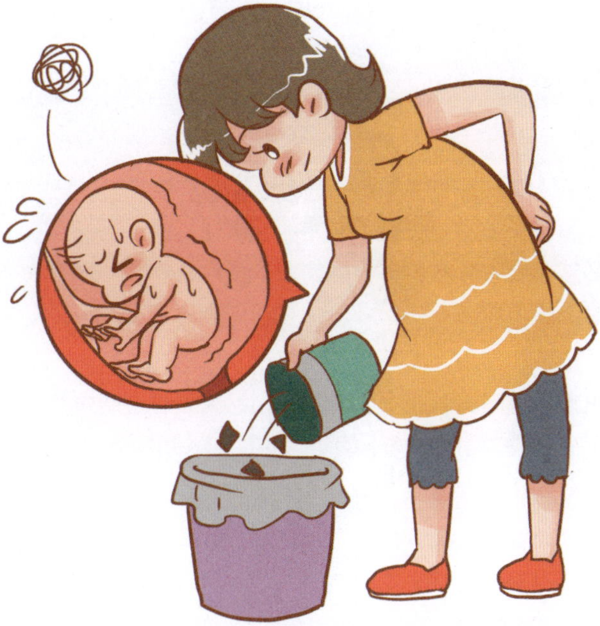

“小花，你知不知道，你刚刚那样的姿势会伤到宝宝。”婉婉阿姨郑重其事地说道。

“怎么会？宝宝才只有一丁点大。”妈妈以为婉婉阿姨在说笑，轻松地反驳道。

“我送给你的那本关于孕产知识的书你看了吗？”婉婉阿姨没有理会妈妈的态度，换了一个话题。

“看了一点点。”妈妈心虚地说道。

“一点点，我看是一点点也没看过吧！算了，让你看书，可能等到宝宝出生了还停留在第 1 页，还是我先跟你说说吧！”婉婉阿姨边摇头边说道。

妈妈吐了吐舌头，不好意思地笑了笑。

“整个孕期，你都要保护肚子，任何压迫肚子的行为都要禁止。就像你刚刚弯腰去拿垃圾袋，正确的做法是屈膝，完全下蹲，单腿跪下，把要拿的东西紧紧地靠住身体，伸直双膝拿起。拾取东西时先屈膝，蹲好后再拾，不能直接弯腰拾取。在将东西放在地上时，不能采取不弯膝盖，只倾斜上身的姿势，注意不要压迫肚子。现在的你可能没有什么感觉，但是，久而久之会养成坏的习惯，伤害到宝宝。”婉婉阿姨喝了一口水，继续说道：“除了避免弯腰，还有其他的姿势也要正确，才能避免宝宝受到伤害。正确的站姿是两腿平行，

两脚稍微分开，重心放在足心附近，这样做你不容易疲劳。若准妈妈需要长时间站立，那么隔几分钟就要把两腿的前后位置倒换一下，把重心放在伸出的前腿上，这样可以降低疲劳度。正确的行走姿势是抬头，伸直脖子，挺直后背，绷紧臀部，好像把肚子抬起来似的保持全身平衡地行走。要一步一步踩实了再走，以防摔倒。起床时先将身体翻向一侧，然后用肘支撑上半身的重量，再靠双手支撑坐起，伸直背部，最后将双腿放在地上站起来。到了怀孕后期，身体笨重的你要尽量选择有靠背的椅子，后背稳稳地靠在椅背上，椅背能给腰背部以支撑，为减轻脊柱的压力，可加一个靠垫。准妈妈坐着时，双腿要平放，交叉双腿会妨碍血液循环。上下楼梯的正确姿势是不要弯腰或过于挺胸，只要伸直背就行，要看清楼梯，一步一步地慢慢上下，踩稳后再移动身体，如有扶手，一定要扶着走。”

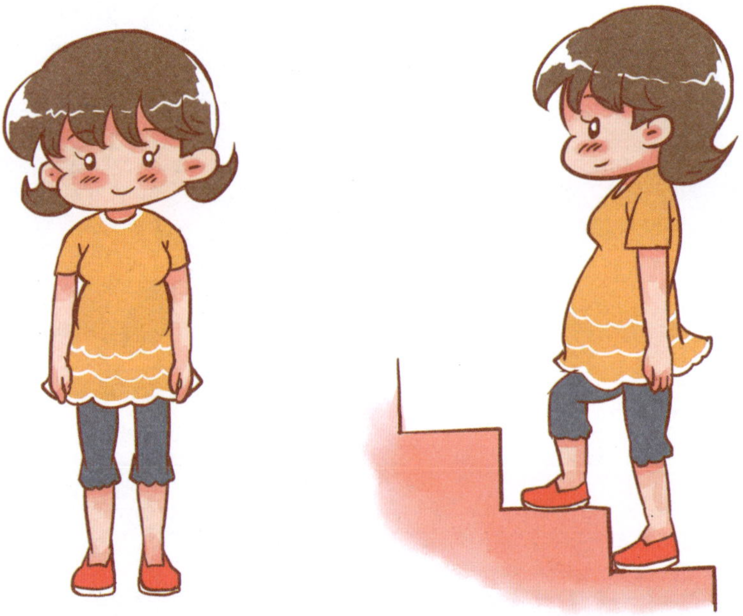

“婉婉，你怎么懂这么多啊！”妈妈崇拜地看着婉婉阿姨，说道。

“谁像你啊，怀孕了心还这么大！我送给你的那本书里都有，没事的时候好好看看。”婉婉阿姨摇了摇头，带着无奈的眼神看着妈妈。

婉婉阿姨，太爱你了！还好有你能将这些事情说给妈妈听，让她能在日常生活中注意姿势，多顾及顾及我，妈妈有你当朋友太幸福了！等我出生了再好好报答你哦！

第12周（78～84天）
爱美也需要顾忌我

妈妈，这周你会发现你的腰身变得丰满了，越来越有孕相了！如果用手轻轻触摸耻骨上缘，你会感觉到子宫的存在哦！

我爱小盘子

妈妈，这一周我可以长长到9厘米哦，体重可以达到14克。我的脑容量也越来越大，几乎占了整个身体的一半。我小手小脚上的蹼状物会消失，手指和脚趾能完全分开了。妈妈，是不是很为我高兴啊？我发觉我身体一部分骨头在开始慢慢变得坚硬起来，出现了关节的雏形。这周末，我的膝盖和脚后跟会清晰可见哦！为了适应出生后的生活，最近我忙着锻炼身体，动动脑袋，抬抬小手，真舒服啊！因为我运动的幅度太小，妈妈不会有所察觉。

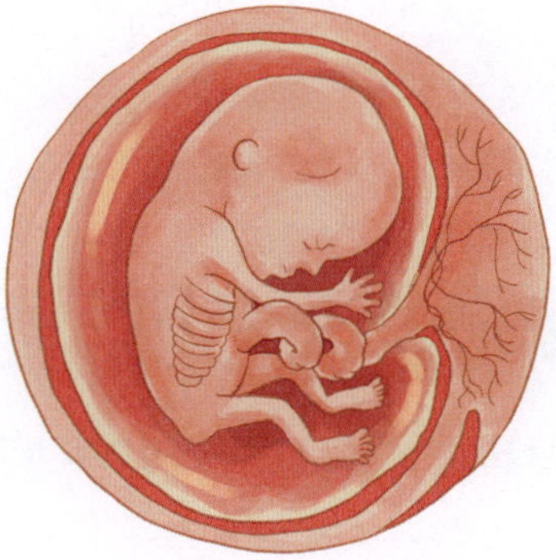

妈妈，还记得我埋在你身体内的小盘子吗？就是胎盘，它已经长得差不多了哦，能够帮助我跟您建立起紧密的联系了哦！它不仅已经在不断地给我输送从您身体里获得的营养物质，还能牢牢地通过脐带将我与您联系在一起了，再过几天，我就不会那么轻易地离开您了。

爸爸，别忘了提醒妈妈去医院

“老婆，知道今天是什么日子吗？”爸爸神秘地对妈妈说道。

“是哪个我不知道的纪念日？”妈妈疑惑地回答道。

“不是，今天是我们和医生约好做产检的日子。”爸爸说道。

妈妈拍了一下自己的脑袋，说道：“哎呀，你不说我真忘了。需要现在打电话给医生提前告知一下吗？”

“不需要，昨天我已经和医生联系了，今天直接去医院就好。”爸爸微笑地看着妈妈，用眼神催促着妈妈收拾好出门。

“有老公真好！”妈妈讨好地说道，转身收拾去了。

今天出门妈妈没有忘记东西，爸爸开车一路畅通无阻，到了医院，顺利地找到了停车位，挂号也没有排多久的队，一切显示着今天会是个幸运的日子。但是，妈妈还是有点小小的紧张，因为今天是“小排畸”的日子。

“平躺，将衣服弄上去。”随着医生的声音，紧接着便是冰冰凉凉、黏黏糊糊的触觉，本宝宝不大喜欢。但为了不让妈妈担心，我尽量地配合着医生的节奏，将后脖颈充分暴露，让他看个仔细。

“颈项透明层厚 1.3 毫米，很正常。”依然是例行公事的声音。

“谢谢医生。”妈妈温柔的话语响起，接着温润的手掌覆盖在肚子上，对我说道：“宝宝真乖。”

妈妈放心，我会为自己的健康努力的，如果有什么不对，我会第一时间通知你。

贴身的衣物不能马虎

风和日丽的早上，奶奶过来看看妈妈和我了。来的时候，还带了一大包东西，说是送给妈妈的礼物。打开一看，哎呀，好羞羞啊！里面都是女式的内衣内裤。

奶奶一边将衣服拿出来，一边对妈妈说：“孕期，你要远离化纤类或羊毛类的胸罩，这类衣物上的细小纤维会诱发乳腺炎，影响产后哺乳。文胸也不要佩戴太久，以免影响淋巴液的流通，不利于乳腺发育。带钢圈的文胸更不能用了。”奶奶像一个移动的百科全书，滔滔不绝道：“至于内裤，也是需要透气，孕期分泌物会增多，如果不透气，会滋生病菌。”

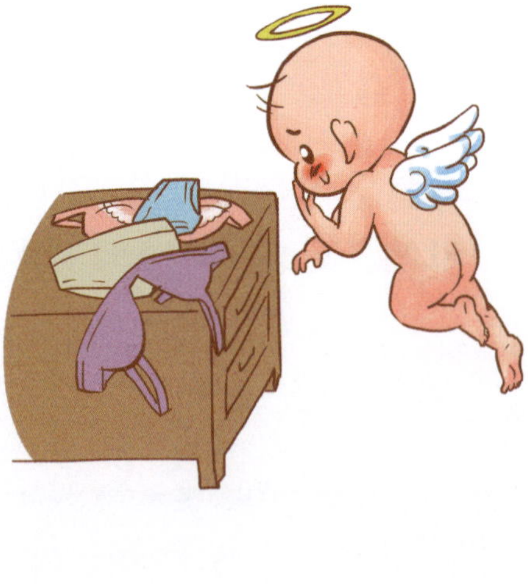

“那哪种材质才符合我的需求呢？”妈妈虚心地求教道。

奶奶自豪地扬了扬手中的内裤，说道：“这种纯棉材质的才是首选。我买的尺寸是你现在能用的，但没有买很多，因为整个孕期你的尺码会不断变化，买多了也是浪费。”

“谢谢妈！您想得真周到！”妈妈乖顺地说道。

妈妈，你要告别化妆品

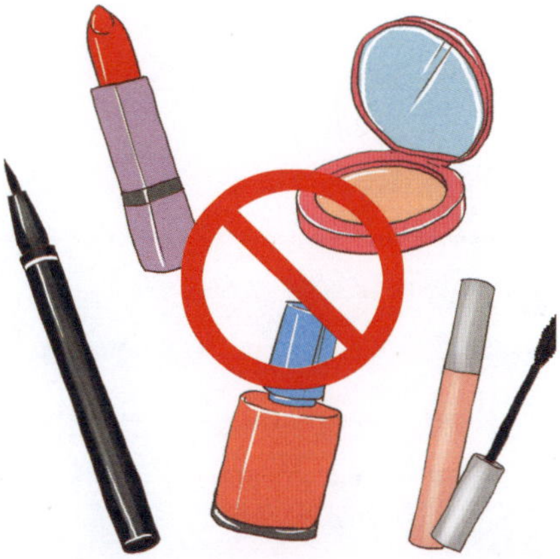

“我是一只小小、小小鸟，想要飞，却怎么样也飞不高……”

我还在妈妈肚子里安睡，就被妈妈的手机铃声吵醒了。

“喂，妈，你怎么打电话来了？有事儿？”妈妈一边描眉一边接着电话。

“没事儿，就是打个电话问候你和我的亲亲外孙！闺女，今天周六，在干啥呢？”原来是我的亲亲外婆。

“待会儿要出门见客户，现在正在化妆呢。”

“化妆？化什么妆？怀孕了还化妆？闺女，你心真大！”外婆的声音顿时高了八度。“化妆品中的很多成分是不利于孕妈妈和胎儿健康的。如口红，它含有羊毛脂，会吸附空气中各种对人体有害的重金属，还能吸附大肠杆菌，会随着唾液的吞咽进入人体，会使胎宝宝受害。指甲油、洗甲水即使不是孕期也要让孕妈妈少用，因为其中含有酞酸酯，不仅影响人体健康，还会引起孕妈妈流产或使胎儿致畸。眼影、睫毛膏、腮红、眼线液等这些都属于彩妆，都不要用了。”

“那护肤品呢？对护肤品有什么要求？我现在用的这些还能用吗？”妈妈急切地问道。

“有厂家专门生产了供孕妇使用的护肤品，很适合孕期女性的体质。当然，如果此前你一直用的都是天然无刺激的护肤品，怀孕后使用没有不良反应，可以继续使用，没必要换新的。”接着外婆如数家珍地说出了一连串护肤品的品牌名称，听得我啧啧称奇，原来外婆懂得这么多东西啊！

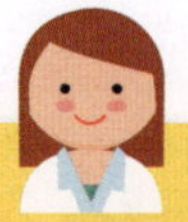

医生有话说：

怀孕后，不少孕妈妈由于内分泌的变化，肌肤发黄，没有光泽，脸上甚至会长出黄褐斑、雀斑，这让爱美的孕妈妈会想用化妆品遮一遮。此时，准爸爸要使出浑身解数来让妻子相信，孕期的她即使是素颜也是最美的，离那些化妆品能有多远就多远。

怀孕了也可以美美哒

“谁说只有化妆品才能让女性展现美，其实，一头乌黑的秀发，一口好牙，都能成为你身上的闪光点。”电视中的广告声响起，我赞同地点了点头。是啊，妈妈，只要好好保养，你也可以在孕期做一位美丽动人的妈妈。

头发养护

爸爸在逛微博的时候看到，女性的秀发在孕期需要格外打理，应该选择适合自身并且功效温和的洗发水，若孕前用的洗发水无特殊功效，仍然可以延用之前的。因为突然的更换可能会引起不适，产生过敏现象。

洗头后还是要沿用之前爸爸给你制定的方针：要用质地柔软、吸水性好的干发毛巾代替吹风机，这样既安全又快速，但要注意抑制毛巾的细菌滋生。可以在头发上擦上含有牛油果或植物精华的滋润焗油膏，让孕妈妈的秀发得到更多的滋养。

口腔护理

孕期很容易出现牙龈肿胀、牙出血、牙周炎等牙科疾病，所以爸爸早就将妈妈在孕期要做的口腔护理记在了妈妈孕期专属的小本本上。妈妈要好好落实哦！

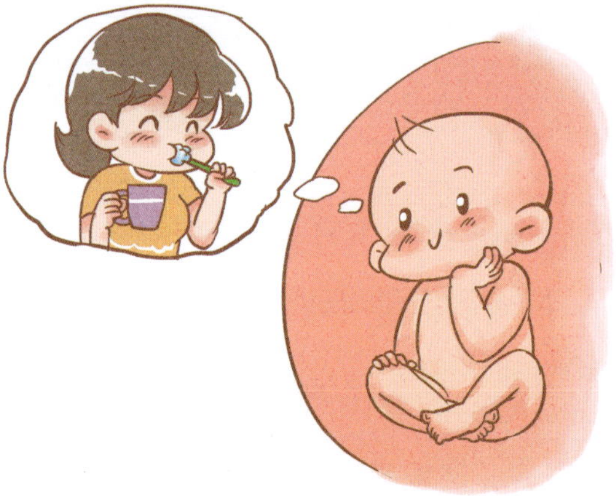

- 每天三餐后认真刷牙，牙刷的质地要尽量柔软。
- 刷牙后顺便清洁一下舌苔，并彻底清除残留在舌头上的食物，有助于消除异味。
- 多喝温开水，时常漱口，保持口腔的清洁与卫生。
- 避免食用辛辣、生冷等刺激性强的食物，以免过度刺激牙龈。
- 基于孕妇的舒适和牙科治疗的安全考虑，应尽量避免在孕早、晚期做牙齿治疗。

高跟鞋不好，快脱掉

妈妈看到一柜子的漂亮高跟鞋，忍不住往自己的脚上套。婉婉阿姨看着妈妈的行为，笑了笑，随即泼了妈妈一瓢冷水。

婉婉阿姨说道：“常言道‘树老从根始，人老从脚起。’，强调了脚的重要性。现代医学认为，脚的活动，可以有节拍地带动全身骨骼肌运动，从而辅助心脏加快血液循环，因此，脚有‘第二心脏’之称。而脚的健康，经常离不开鞋。对孕妇来讲，脚与鞋就显得加倍重要了。从整体环境上讲，妇女怀孕后，体形有了改变，肚子一天天增大，体重也在不断地增加，身体的重心开始前移，在平常生活中站立或行走时，需要改变身体姿势，才能保持身体的均衡。所以，孕妇穿鞋，关键点在于安全。”

“啊，还有这些说法？我只听说过‘寒从脚下起’，脚部需要保暖。”妈妈惊奇道。

“还有啊，专家在研究中发现，许多孕妇怀孕 3 个月后，大脚趾下部就开始水肿，至 6 个月整个脚就会肿得像‘平足’，怀孕后期脚和腿的水肿更加突出，所以对孕妇的鞋子要求很高！”婉婉阿姨边帮妈妈将高跟鞋收进柜子，边说道：“从孕妇保健的角度讲，怀孕了最好穿软底布鞋、旅游鞋，这些鞋柔韧性良好，易曲折，还有弹性，可随脚的外形进行改变，所以穿着舒适，行走轻巧，可减轻孕妇的身体负担，并可避免摔倒等不安全因素产生。”

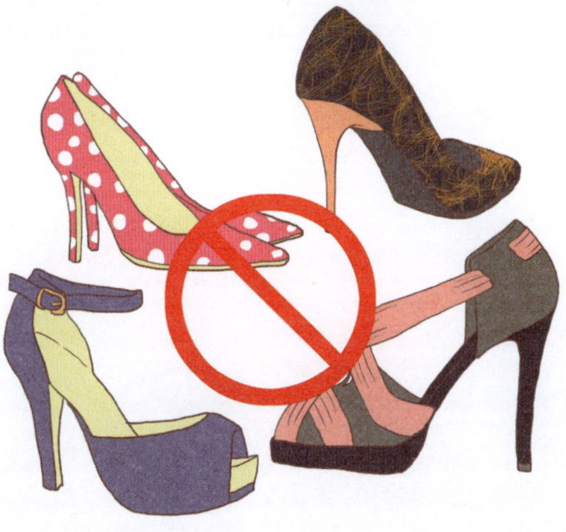

“这么多的讲究？那岂不是整个孕期都不能碰我心爱的高跟鞋了？”妈妈沮丧地说道。

“为了宝宝的安全，肯定是不能穿高跟鞋的。就算是过过瘾，在家里穿也是不行的。”婉婉阿姨严肃地说道。

“好吧，我听你的！我会让孩子他爸监督我的。”妈妈认命地说道，还怕婉婉阿姨不信，将爸爸抬出来了。

妈妈，为了我的安全和您的健康，就先委屈一下，暂时告别您的高跟鞋吧！

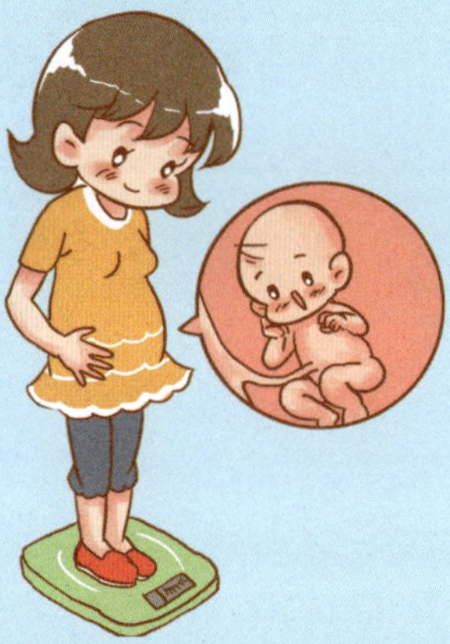

Part 4

孕4月 现在的我很稳定

妈妈的手掌好温暖，虽然不大，却足以给我心灵的慰藉。妈妈，您是不是也通过我积极的回应感受到了我的兴奋？我喜欢您的抚摸，这让我由衷地感到踏实和安全。没事儿的时候，您和爸爸就多多爱抚我一下吧，大家不是都说，“爱我你就摸摸我”吗？

第13周（85～91天）
继承了爸爸的运动基因

在妈妈的细心呵护下，我已经健康成长到第13周，身体变得更灵活。可能是继承了爸爸的运动基因，我可是一个爱运动的小人儿。

谁在跟我打招呼

这一周小小的我又长大了一点，身长差不多已经有10厘米了，眼睛正在向正常的位置移动，但还是紧紧闭着的。我小小的乳牙以及牙槽也已经形成，还要告诉妈妈一个小秘密，现在的我已经可以辨别是男孩还是女孩了。

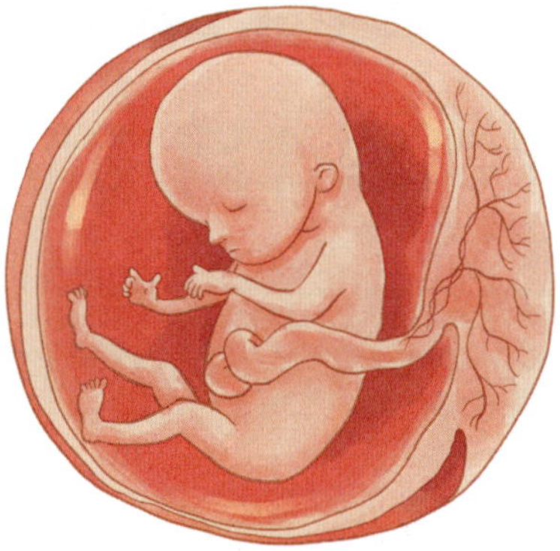

我自己的反应力也已经形成了。如果妈妈在肚子上抚摸，我也会跟随着动，如果刚好碰到我的小手，我也会攥紧手指，就像我在跟您打招呼；碰到小脚，我就会弯曲起脚趾，只是现在的我力气太小，妈妈还感觉不到。

跟上爸爸，我们去散步

“老公，你看今天阳光明媚，而且你也有时间，我们出去走走吧！”

妈妈体内吸入新鲜的空气，这告诉我已经到了公园。等下，爸爸在跟妈妈说什么？好像是散步时的注意事项。

◆散步地点尽量选择在空气质量好、人流较少的地方。闹市区、交通要道等不安全且空气较污浊的地方不要去。

◆散步宜在早上起床后或晚饭后进行，散步时间不宜过长，当身体感到疲劳或出现不适时，应立即停止。

◆散步时步行要缓，步伐不要太大，以自己舒适为宜，双臂自然摆动。听一些舒缓的音乐或者深呼吸也是不错的选择。

咱们一起来做操

“欢迎来到孕妈妈课堂，我是今天的孕妇操老师，很高兴和大家认识。在我们开始孕妇操练习之前，我们先来了解一些孕妇操的好处。”

◆孕妇操通过伸展练习，可以增加肌肉的韧性、灵活度和力量，改善血液循环，帮助孕妈妈缓解孕期不适，健康地度过孕期。

◆循序渐进的孕妇操练习，能使孕妈妈的腹部、腰背以及骨盆等部位得到锻炼，减少生产中的不适和痛苦，缩短产程，提高自然分娩的概率。

◆孕妈妈的健康与胎儿的健康息息相关，孕妇操可以给予胎儿适当而柔和的刺激，增加胎儿对外界的反应，使胎儿更加灵活，健康成长。

◆很多在孕期进行孕妇操锻炼的孕妈妈在分娩后身体更容易恢复，能保证分娩后的身体健康，产后身材也更容易恢复。

“说了这么多孕妇操的好处，看着有几位孕妈妈已经跃跃欲试了，下面我们就正式开始。先来进行热身运动。活动你的手臂和手腕，动作保持轻柔，不要着急。双脚分开，与肩同宽，手叉腰扭转腰部，注意呼吸。最后，活动脚踝。好，我们开始第一个动作，背部运动。”

背部运动

1. 跪膝而坐，举起右臂并弯曲肘部，从身后抓住左手。

2. 呼气的同时拉伸双臂，并保持 15 ~ 20 秒。

3. 松开双手，交换手臂位置，并用同样的方法拉伸手臂，跟随呼吸活动肩部，放松身体。

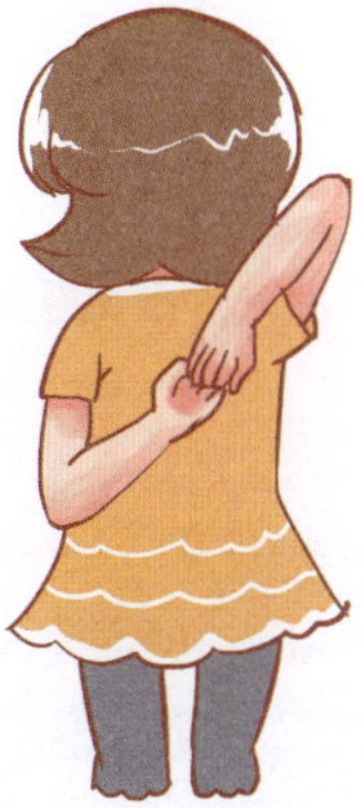

“如果感觉吃力的孕妈妈，可以借助旁边的毛巾，做到自己舒适的位置就好，不要勉强自己，注意调整呼吸，做得非常好，身体恢复。在进行下一个动作前，我们需要借助椅子的帮忙，请各位孕妈妈站在椅子后，进行腰部运动。”

腰部运动

1. 双手扶椅背，在吸气的同时将身体重心集中在双手上。

2.抬起脚后跟，脚尖用力抓地，抬高身体，腰部挺直，使下腹部靠住椅背。

3. 慢慢呼气，手臂放松，脚部还原。

“这个动作可以缓解孕妈妈的腰部酸痛，还可以增加腹肌力量和会阴处肌肉弹力，有助于分娩，所以各位可以回家之后常练习，每日练习5～6次，每次坚持1～2分钟就好。那我们继续进行下一个动作。”

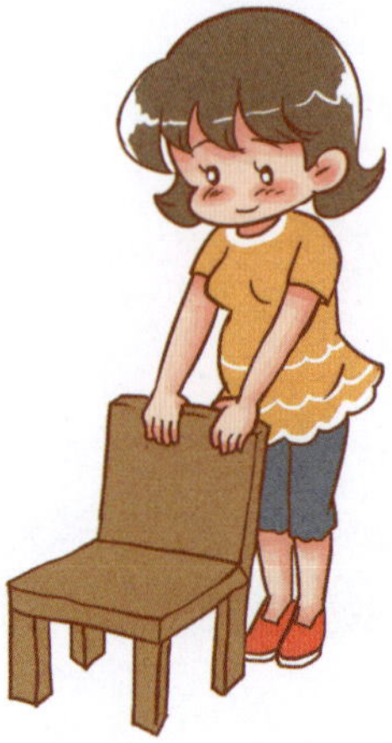

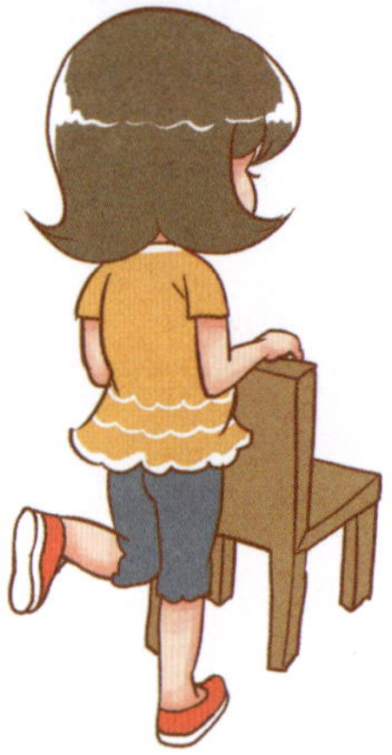

腿部运动

1. 双脚与肩同宽，保持站立姿势，双手轻扶椅背。

2. 抬起左脚，小腿与大腿大约呈 90°，以膝盖为轴，360° 旋转左小腿。

3. 以同样的方法旋转右小腿。

“这是一个可以从现在坚持锻炼到孕晚期的动作，前提是你没有身体不适。同时还可以增强骨盆肌肉的力量，每日早晚各做5～6次即可。我们稍微调整一些呼吸，准备进行最后一个动作的练习。”

脚部运动

1. 选择坐姿，双手抓住椅子两侧，左腿自然弯曲，右腿伸出并抬起右脚。

2. 右脚拇趾与其他四指分开，中间夹住小玩具或左右摆动双脚。

3. 双腿交替，进行左脚练习，以达到运动脚部肌肉的目的。

“随着孕期体重的增加，各位孕妈妈的腿部和双脚承受的压力会增大，也很容易发生水肿，这个运动可以有效增加肌肉力量，维持身体平衡，而且可以随时练习，是孕期很不错的运动推荐。好了，今天的课程就结束了，我们下次再见！”

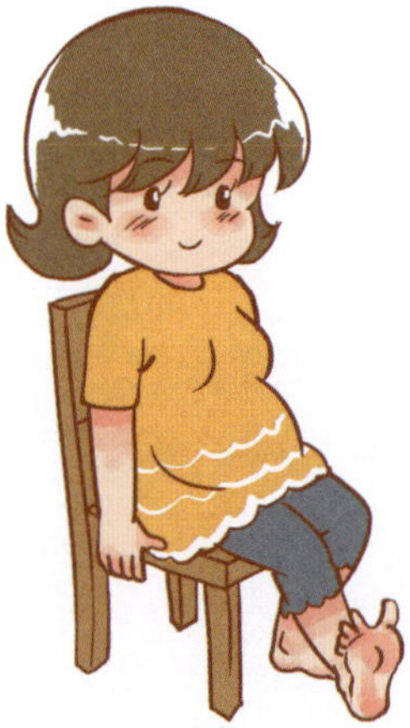

妈妈，你今天表现很棒，我在肚子里都感觉到你在运动了，其实我也在运动哦。扭一扭，动一动，虽然妈妈还感觉不到，但是现在的我确实是在跟妈妈一起做操！

妈妈，我听见了您的心跳

之前一直听妈妈跟爸爸说“什么时候才可以听见宝宝的心跳？应该比我的快才对。”我才知道妈妈很想听到我的心跳。现在我要告诉妈妈，我可以听见您的心跳声了，多亏了我越来越灵敏的耳朵。

虽然我的耳朵还没发育完全，但我现在已经具备了听觉功能，当我的水房子震动时，妈妈的心跳声就会传到我的耳边，扑通——扑通——第一次听到时还有点好奇是什么声音，后来听到妈妈问爸爸的时候，我才知道，原来这就是妈妈的心跳声。

别总听一首歌呀

妈妈，我有意见！虽然听音乐是好事，因为我发现妈妈在听音乐的时候心情很放松，有时候还会跟着一起哼，或者还有一些类似树、水的画面传递给我，让我也能体会到妈妈所想象的画面。但是，可不可以不要总是这几首歌，虽然我不知道歌名，但是调子都差不多，我表示已经听烦了。而且之前医生不是也建议了如何听音乐吗？

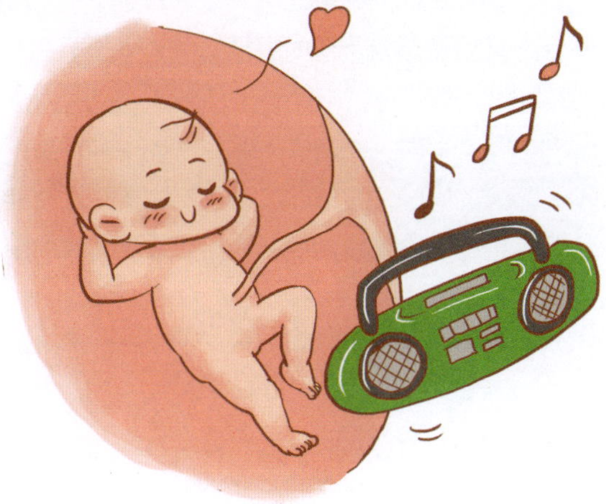

◆孕期音乐的选择应以舒缓、轻柔、欢快的曲子为主，悲壮、激烈的音乐可能会影响胎儿的正常发育。

◆耳机等音乐传声器应和肚皮保持一定距离，音频、音量不能过高，否则会对胎儿还在发育中的听觉系统造成伤害，甚至导致丧失听力。

◆不要擅自决定胎儿喜欢什么音乐，名曲、儿歌等都可以在孕期听。听音乐时最好配合画面的想象，对胎儿产生形象化的刺激。

◆不要过度迷恋听音乐，不要夸大音乐对胎儿的感染和教化作用。还可以读故事、适当运动等，平衡孕期生活。

这些不都是妈妈之前去咨询医生时接受的建议吗？是不是都不记得了，要不然听听儿歌也不错呀，反正就是换点别的音乐，好吗？

妈妈的抚摸，让我感觉好舒服

“全身放松，尤其是腹部要保持松弛。”这是爸爸的声音，他在指挥妈妈做什么？

“双手捧住胎儿，轻轻抚摸，用一个手指轻压再放松。老婆，快按我说的做。”

“我就是按照你说的做，好像没什么反应，你看的书对吗？”

“对的，是不是位置不对？再试一次吧。”

我感觉到妈妈的手掌了，好柔软，动作也很轻，我是不是要回应一下呢？我也要轻轻地动一下，让妈妈也感应到我。

“怎么还是不行呀？”

“别急，我看看书，哦，书上说了，如果没有反应，并不代表胎儿感觉不到，是胎儿比较小，做出的回应不能让孕妈妈察觉。要坚持，不能轻易放弃。”

妈妈，您别急，我能感觉到您的抚摸，轻轻地，让我觉得很安全，也好舒服。我做出了回应，可能是像爸爸说的那样，我还太小，所以您感觉不到我吧。等我再长大一些，更有力量一点，您就可以感受到我了。

“这样呀，那我要坚持，那书上有没有说每天要做几次？几分钟呢？”

“抚摸的时间一般可以选择在傍晚胎动比较频繁的时候，每天 1 ~ 2 次，每次 5 ~ 10 分钟。在母腹中进行锻炼的胎儿，肌肉活力增加，出生后翻身、抓握等动作发展会比没有锻炼的宝宝早一些。”

听见爸爸这样说，原来在妈妈肚子里锻炼还有这么多好处，我更得好好配合妈妈了，等我跟妈妈见面以后，就是一个灵活的宝宝了，妈妈肯定会很高兴的。

“但是，如果胎儿出现用力挣扎或者蹬腿的反应时，这表示胎儿不喜欢抚摸刺激，妈妈应立即停止。”

“呃，这一条现在好像还没办法确定，因为宝宝太小，那我先记着吧，如果以后有这种现象发生，我就知道，宝宝不喜欢。”

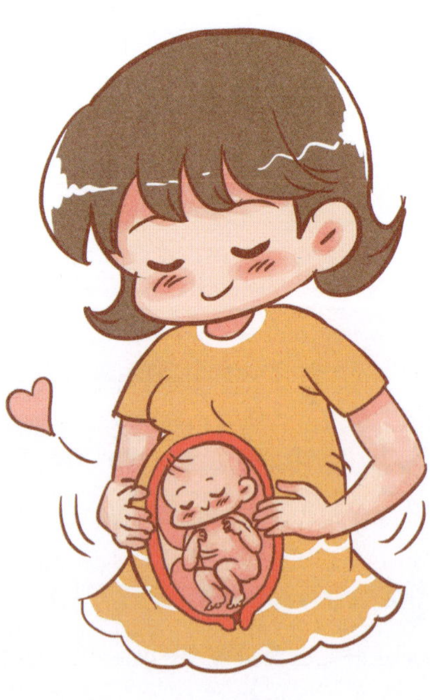

第 14 周（92 ~ 98 天）
胃口大开的妈妈

之前一段时间，妈妈总是会吐，也不怎么爱吃东西，妈妈那么难受，我也很心疼。好在最近这段时间，情况有所好转，妈妈的胃口大开。

我的手指可以弹钢琴了

在妈妈温暖的水房子里不断成长的我，现在头上长出了头发，我的脖子也比之前伸长了，所以我的下巴也终于可以抬起来了，不用只靠在胸前，这个变化让我感觉更舒服。鼻梁也慢慢出现，耳朵的位置也向两侧移动。

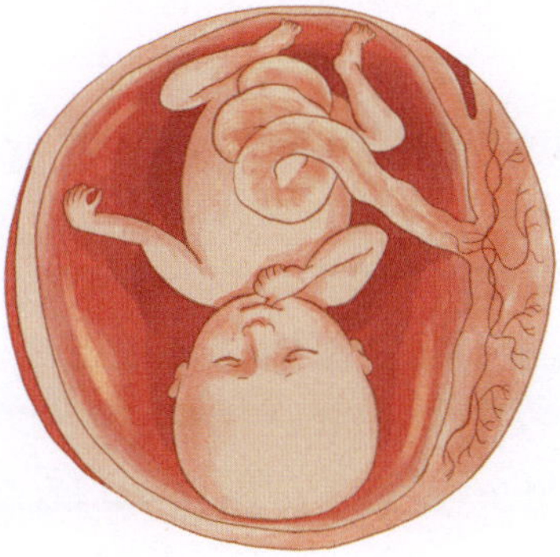

我还开始练习呼吸，虽然还是很小，但我可以在妈妈鹅蛋大的水房子里自由活动，手指也很灵活，如果有玩具的话，我一定可以玩得很开心。还有还有，我的嘴巴两侧开始长肉了，不再是干巴巴的，总之就是越来越像大宝宝了。

喝了这碗海带汤

“宝宝，你知道吗？你妈妈虽然偏爱素食，却不喜欢吃海带，可是海带含碘丰富，是你生长所必需的元素，你有办法让妈妈多吃一点吗？”

啊哦，爸爸这是在向我求助吗？碘是什么东西？怎么就对我有好处了？

“好吧，你还太小，可能都不明白爸爸在说什么，看来这次我只能孤军奋战，等我们见面了，再来帮我的忙吧，我就再跟你妈妈说说碘为什么重要，开启‘苦口婆心’模式，争取今晚就让你妈妈来一碗海带炖排骨！”

“碘是维持人体正常发育所必需的微量营养素之一，尤其是有益于胎儿的脑部发育。所以妈妈在孕期有补充碘的任务，如果缺乏，就容易导致胎儿早产、流产等严重后果，损伤胎儿大脑发育，出生后出现个子矮小、智力低下等情况。尤其是现在这个阶段，是补碘的好时机！怀孕 5 个月后再补碘，已经不能预防胎儿发生智力缺陷了。”

听到这里，我有点怕怕的，妈妈，您还是乖乖听爸爸的话，今晚就吃海带炖排骨吧，不然我可能就不是一个健康的宝宝了。

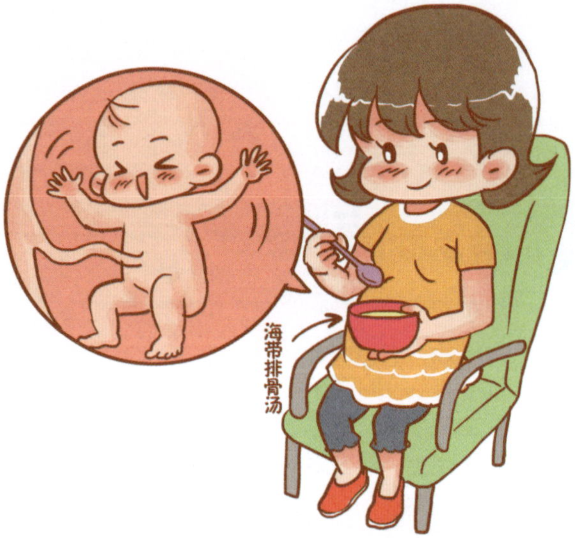

“可见碘的补充对宝宝来说至关重要，但凡事都不能过犹不及，过多摄入碘，会导致妈妈体内 FT4（血清游离甲状腺）下降，增加患甲状腺功能低下的风险，导致胎儿的神经系统、脑部发育受限甚至流产。碘还会通过胎盘进入胎体，产生碘诱发性甲状腺功能低下或甲状腺肿。”

“老婆，我说了这么多，你是不是觉得为了宝宝的健康，想吃海带炖排骨了？”

“你厉害，除了海带就没有别的补碘食物了吗？应该吃多少才不算过量呀？”

“紫菜、海虾、海鱼都含有碘，加碘盐也是。至于吃多少不过量？咱们改天一起去问问医生吧，我现在就去给你做海带炖排骨，吃这一顿，不会过量的。”

不要小看主食的“力量”

随着我慢慢长大，所需要的热量也越来越多，所以妈妈要多吃些食物，才能满足我和您的身体需要哦。

“我不想吃，热量这么高，吃多了肯定会长胖的！”

妈妈的执拗劲儿又上来了，我刚刚还在想着要妈妈多吃点，结果就被一句怕胖结束了。

“不吃高热量的食物，那多吃点主食总可以吧，米饭、馒头、稀粥、小包子随你选，既清淡又容易消化，还没有那么多油脂。既不长胖，又能满足身体需要，一举两得。不要总觉得怕胖，怀孕本来就是散发女性魅力的时候呀，曲线圆润、身材丰满一点才正常呀！再说，怀着宝宝，你本来身体所需要的热量就从一个人的量变成两个人的，多一点才能满足呀，而且你自身的身体代谢、营养物质储存也需要热量呀，不吃可不行。”

好吧，我爸又开始走柔情路线了，为了我和妈妈的健康，也算使出浑身解数了，心疼我爸 1 分钟。

不要做贪嘴妈妈

“老婆，看见你最近食欲变好，又像以前那样爱吃东西了，我瞬间觉得不那么担心了。但是，你可能不太知道，怀孕期间有些东西是不能吃的，例如之前你爱吃的山楂。为了你和宝宝的健康，我特意准备了一张饮食表，这样就不怕你再吃错东西了。”

禁忌食物	过量食用的危害	食物举例
性寒滑胎的食物	属性寒凉、有活血功效的食物，过量食用容易引起子宫收缩甚至流产	山楂、马齿苋、螃蟹、甲鱼等
含咖啡因的食物	过多摄入咖啡因，容易刺激子宫导致流产，还会影响胎儿骨骼成长，增加胎儿患有先天性痴呆的概率	咖啡、浓茶等
含添加剂过多的食物	食品添加剂中多含有硝酸钠、亚硝酸钠等防腐物质，容易导致胚胎畸形，对孕妇健康也有影响	午餐肉、香肠、罐头以及烟熏食品等
油炸食物	油炸食品含有较多油脂，经高温烹制，食物营养流失较多，且含有致癌物的概率也增加	炸鸡、薯条、膨化食品等
辛辣刺激性食物	性热味辛，多具有刺激性，多吃容易上火、燥热，还容易造成大便阻塞，加重孕期便秘	辣椒、花椒、卤制品等
高糖多盐的食物	多糖的食物易发胖，易引起孕期糖尿病；过多进食氯化钠，会导致孕期水肿、血压升高，也应少食用多盐食物	奶油、糖果等高糖食物以及咸菜、腌制品等含盐较多的食物

水果好吃但不能太多

叮咚——叮咚，门铃响了。

“是我，开门吧。”这个……是妈妈好朋友的声音，难怪有点耳熟。

“看我给你带了什么，新鲜的水果，有橘子、猕猴桃、香蕉，你想吃哪种？先来一个吧。”这个阿姨跟妈妈真有默契，前两天，我妈妈还跟爸爸说想吃水果，今天就买了这么多。

“呃，我是想吃水果，但肚子里的宝宝好像偏爱荔枝和芒果，这几天我好想吃。”不可以这样说我，现在的我还这么小，还没有口味偏好，明明就是妈妈自己想吃嘛，哼！

◆新鲜的水果含有丰富的维生素，适当食用可以平衡膳食，补充身体所需营养。

◆过量食用荔枝、芒果等高糖、易上火的水果，容易引发妊娠期糖尿病，应控制食量。

◆寒凉性的食物吃多了会伤及脾胃，例如梨、柿子等，孕妈妈要有选择的食用。

集齐爸妈优点的小可爱

“宝宝，你知道吗？今天我在路上遇见了妈妈好久不见的同学，这个阿姨已经生了宝宝，而且还拿出了一家人的照片给我看，他们家的宝宝和这个阿姨长得好像，一看就是她家宝宝。那你呢，会集齐爸爸妈妈的哪些优点呢？”

“老婆，你别问宝宝了，我今天特意上网查询了一些关于遗传的信息呢，看看咱家宝宝会继承咱俩的哪些优点？”

◆**肤色：**遵循的是父母肤色的“中和”自然法则，给孩子打着父母“综合色”的印记。也就是说父母双方肤色较黑，则宝宝是白嫩肌肤的概率会较小；如果一方白，一方黑，宝宝大部分是不白不黑的“中性”肤色，但也有偏向一方的情况发生。

◆**身高：**有相关研究表明，人的身高有70%来自遗传，30%来自后天因素。父母双方都较高，则宝宝不会长得太矮，如果父母双方个头一般，要想宝宝长高个，就要靠后天努力了。

◆**体重：**宝宝的体形也会受到遗传的影响。如果父母双方都是体形健硕、较肥胖者，他们的宝宝有53%左右的概率也会较胖；一方肥胖者，宝宝受影响的概率为40%左右，所以父母在喂养宝宝时，要注意饮食均衡。

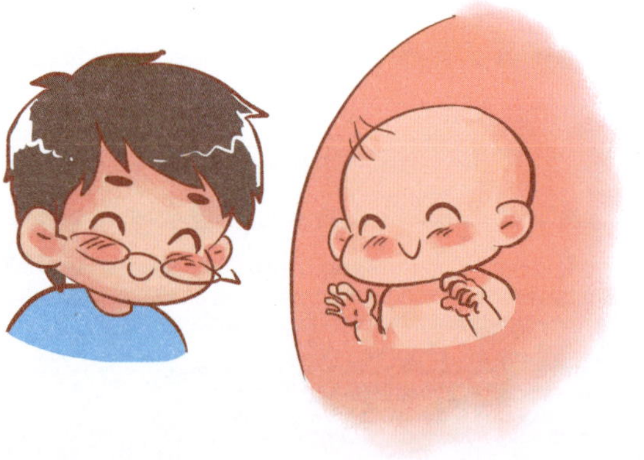

◆**眼睛：**眼睛的形状、单双眼皮、眼球的颜色以及长睫毛等，这些对于宝宝来说是显性遗传。父母一方是大眼睛，生出大眼睛宝宝的可能性也会大一些。还有一些宝宝出生时是单眼皮，长大后又“补”上了像爸爸一样的双眼皮。

◆**下颚：**是“绝对”的显性遗传，如果爸爸是明显的大下巴，那生出的宝宝十有八九也是相像的大下巴。如果父母双方都不是明显的大下巴，那么生出的宝宝是大下巴的概率也就会小很多。

妈妈，您该想象我的样子

“宝宝，你知道吗？在妈妈的心里面，希望你可以分别继承爸爸妈妈的优点。有爸爸浓密乌黑的头发，薄嘴唇和大长腿，然后结合妈妈的双眼皮、高鼻梁和白皙的皮肤。这样不管你是男宝宝还是女宝宝，肯定都是一个十分漂亮的宝宝。”

“老婆，你在跟宝宝说什么？怎么还笑眯眯的。”

“我在构想宝宝的样子，之前看书中说这叫作联想胎教。”

“感觉好专业的样子，快仔细跟我说说，让我和你一起构想宝宝的样子。”

◆一般，妈妈可以把自己的想象通过语言、动作等方式传达给腹中的宝宝，要持之以恒；也可以和丈夫一起描绘自己所希望的宝宝的模样。

◆妈妈在宁静的环境下，保持心情舒畅，采取轻松的姿势，一边想象宝宝的样子、性格，一边感受宝宝的存在，给予爱的联想。

◆可以多看一些漂亮、可爱的宝宝照片，将美好的画面具体化、详细化并得以强化，传递给宝宝，使宝宝受到良好的刺激。

◆联想胎教对宝宝有“干预”作用，所以妈妈联想的内容很重要，美好内容的联想会对宝宝产生美的熏陶，反之则会起到不良作用。

“原来这就是联想胎教呀，用美好的画面去感染、熏陶宝宝，那我们多想一想宝宝未来的样子，是不是宝宝出生后就会像我们想象的那样？”

“也许是吧，我希望我们的宝宝能继承我们的优点，是个漂亮、可爱的小人儿。”

听着爸爸妈妈之间的对话，我已经感受到他们对我满满的爱意了，妈妈所联想的画面都传递给我了，原来在妈妈的想象中，我是这么可爱呀，那我就努力继承爸爸妈妈的优点吧。

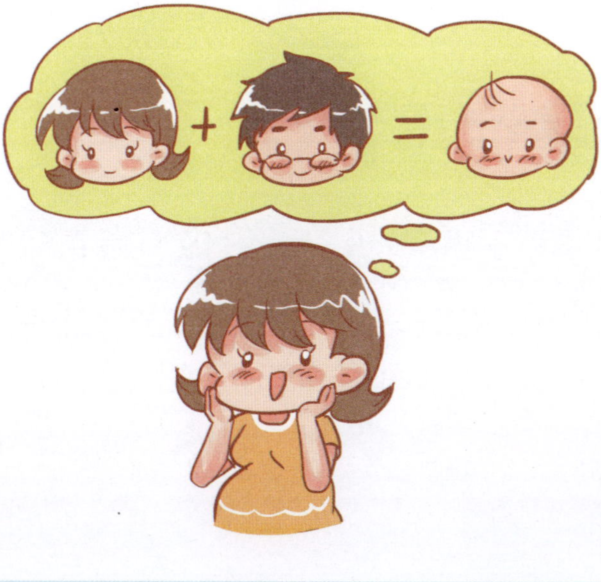

第15周（99 ~ 105天）
需要妈妈留心的细节

在妈妈的水房子里已经住了100多天，我越来越适应，妈妈的情况也越来越稳定。但不能因此就疏忽大意，还是要仔细照顾好咱俩哦。

我是个"小毛孩"

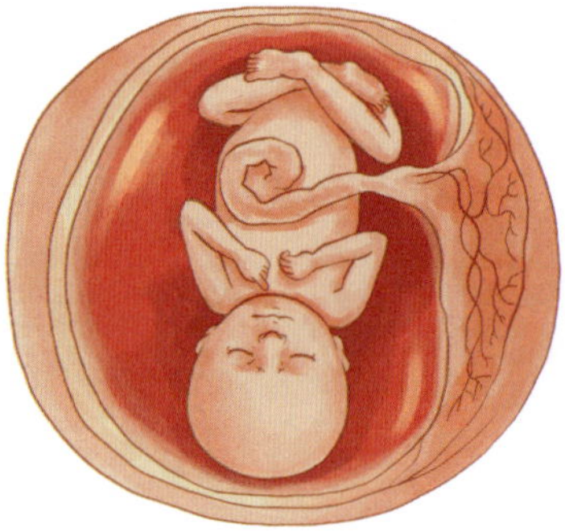

上周我的头上已经长出了头发，这周眉毛也零星地长出来了。耳朵也还在继续生长，虽然还不太成熟，但当水房子震动时，我可以听到妈妈的心跳声哦，这让我感觉跟妈妈更亲密了。我的小手也已经会握拳，而且我还会踢腿了，是不是越来越灵活了。

呼吸也被我练习得很熟练，吞咽、吮吸的动作也在开始慢慢练习了，妈妈一定会觉得我是个很"用功"的宝宝。现在的我还是一个"小毛孩"，柔软纤细的毛毛遍布我的全身，妈妈不要觉得不好看，因为就是有这样一层绒毛，才会让我感觉到舒适的体温。

我的牙齿和骨骼需要钙

这个味道是什么？有点刺鼻，怎么跟家里的不一样，妈妈，这是在哪儿？

"医生您好，最近我在吃东西的时候会有牙齿酸软的感觉，是什么原因呢？是孕期口腔疾病吗？之前做产检的时候，医生有说要补钙，但又没有腿抽筋的现象，所以想咨询一下。"

"我看了一下你之前的产检记录，又结合你现在的症状判定，牙齿松软不是口腔疾病，而是说明要补钙了。现在孕中期，胎儿的骨骼和牙齿生长较快，是迅速钙化时期，对钙的需求增加，所以要补钙，我这里有一张补钙食补表，你可以用做参考。同时还要适当补充维生素D，促进食物中钙的吸收，海产鱼类、蛋类所含有的维生素D较多，你再适当增加日光照射时间，预防维生素 D 缺乏症的出现。”

适宜食物	含钙量	食用原则
奶制品	500 毫升的牛奶中含钙量约为 300 毫克	牛奶中所含有的钙质易于被人体吸收，是补钙常用食品。酸奶、奶酪等奶制品也是补钙佳品，孕妈妈可以适当多食用
豆制品	150 克豆腐中约含有 500 毫克的钙；500 毫升的豆浆里，含钙量约为 120 毫克	豆腐、豆浆等豆制品，含有丰富钙质，但不能与菠菜同食，菠菜中含有的草酸与其结合形成的草酸钙，会降低人体对钙的吸收
海产品	每 25 克海带的含钙量可达 300 毫克；每 25 克虾皮的含钙量约为 500 毫克	海带、虾皮等海产品。海带煮熟凉拌、炖汤，炒菜时加一些虾皮等，食用后都可以增加体内钙元素
动物骨头	动物骨头 80% 是钙	猪大骨等动物骨头的含钙量较多，但是大多不溶于水。在烹饪前先敲碎再以小火慢煮，更利于吸收

原来妈妈是在咨询医生，为了满足我成长的需要，妈妈要听医生的话，多吃一些含钙丰富的食物，这样既有利于我的生长，自己也不会因为缺钙而出现身体不舒服。要是腿抽筋或者有别的疼痛，宝宝也是很心疼的，妈妈这么辛苦，以后我一定要好好爱妈妈。

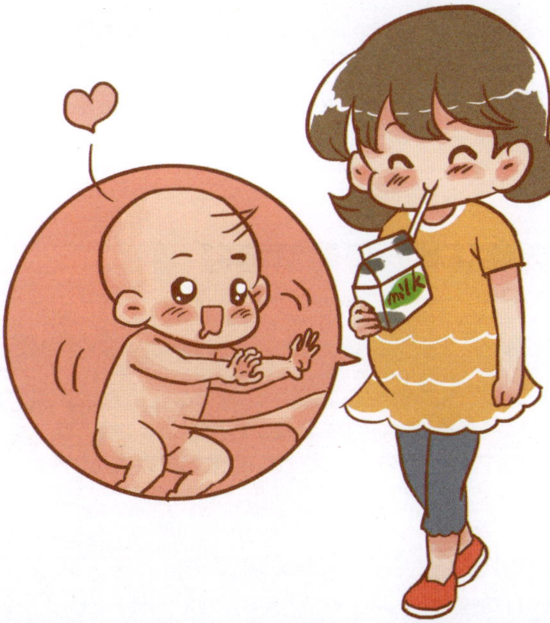

一个关于嘘嘘的小秘密

妈妈，快去卫生间！不对，我在妈妈的肚子里，就算去卫生间也帮不了我想尿尿的忙呀！怎么办？我要尿尿，好吧，我已经自行解决了，我把尿撒到水房子里了。就这样我具备了排尿的功能，是不是说明我长大了一点？现在估计妈妈还想不到，而且以后我的尿会成为水房子里水的主要来源。忽然，有点不好意思跟您讲这个小秘密，但是还要住在妈妈肚子里一段时间，我也只能这么解决了。

这一次妈妈再去做产检的时候，医生就会告诉妈妈我已经具备了排尿功能，到时候我在水房子里撒尿的秘密也会被公布。到时候妈妈会觉得吃惊吗？吃惊于我又长大了一些，又具备了新的功能，我想她是不会在意我在水房子里撒尿的，因为这正是我进步的地方，没准儿，回家以后还会跟爸爸分享这个好消息呢！嘿嘿。

洗澡不要忽略了安全

随着我的长大，妈妈的肚子也一天天变大，最近暖男爸爸的贴心指数逐渐上升，现在连妈妈洗澡都“不放过”，常常在妈妈耳边说各种洗澡注意事项，我这个宝宝都快听腻了。没准儿，妈妈就是喜欢爸爸细心呢，哈哈。

◆**选择淋浴。**孕期妈妈内分泌发生变化，阴道内具有杀菌功效的分泌物减少，坐浴更容易让细菌、病毒进入阴道和子宫，引发炎症。

◆**控制水温。**水温过低容易引发宫缩造成流产，而水温过高会影响羊水的温度，对胎儿造成伤害，所以应控制水温，以体感舒适为宜。

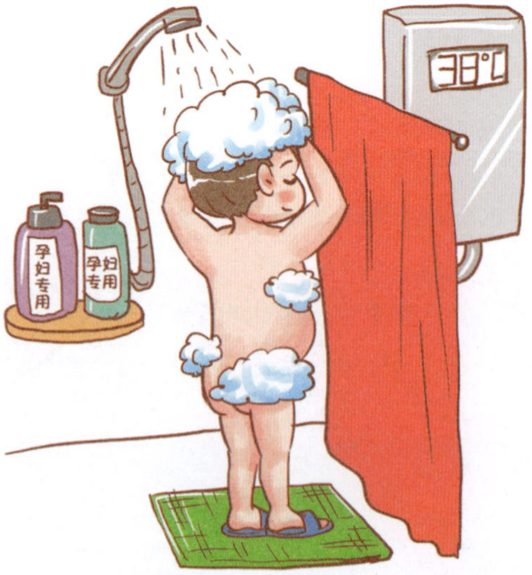

◆**选用适合的洗浴产品。**建议妈妈选择温和、没有过多添加剂的洗浴用品，孕妇专用或者婴儿专用的产品都可以。

◆**做好安全工作。**浴室铺上防滑垫，孕妈妈穿上防滑拖鞋，以防地面湿滑发生摔跤、跌倒等危险情况。

◆**时间不宜过长。**洗澡是为了保持身体清爽，时间不宜过长，避免因长时间站立导致头晕、气闷以及乏力等症状。

凉凉的东西，妈妈要离远一点

“痒死我了，为什么怀孕之后，经常会有蚊子咬我？明明还没到夏天呀。”

“知道你很痒，但不可以使用风油精或清凉油！它们都是属于芳香疗法，樟脑、薄荷脑、冰片等是其主要成分。以樟脑为例，可进入人体和体内的某种物质结合成无毒物质，随着尿液排出体外。但在孕期你体内含有的这种物质降低，过多使用风油精、清凉油等物质，不能顺利将樟脑排出体外，一旦通过胎盘作用于宝宝，严重时会导致宝宝流产。”

听到爸爸耐心细致地跟妈妈解释，我忽然觉得爸爸像是“移动百科”，妈妈的各种小问题，爸爸都能应对。为了照顾好我和妈妈，他自己肯定看了很多书，所以才什么都知道。谢谢爸爸，爸爸我爱你。

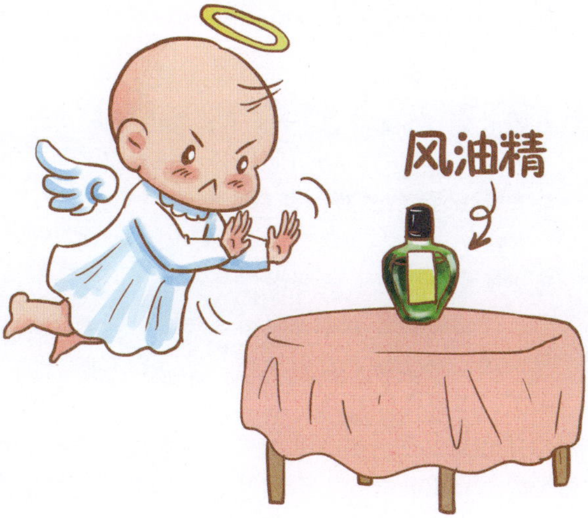

“那怎么办呀？真的很痒！”

“我都准备好了，帮你买了蚊帐，把你保护起来，就不会被咬了。而且下次出去的时候穿上长衣、长裤，也能好点，为了宝宝辛苦老婆了。”

舍弃腰带，挺起孕肚

系腰带，这对于普通人来说，是再平常不过的事情。可是对于孕妈妈来说，这很不利。腰带系得过紧，会使增大的子宫不能上升而前凸，造成悬垂腹，导致胎位不正、难产。此外，穿紧身裤把腰部及腿部束缚得过紧，会造成下肢血液循环不畅，也会影响胎儿的正常发育。

建议孕妈妈舍弃腰带和紧身裤，选择腰部有松紧带或是系带的裤子，只有舒适宽松的衣服，才能让日益变大的腹部有足够空间，才有利于胎儿的发育，展现出孕妈妈的独特魅力。欢迎明天继续收听孕期百科讲堂。

原来是妈妈系了腰带，才让我这么不舒服的。听了这个讲座，妈妈应该会换上宽松的裤子，让自己感觉舒服，同时也能给我足够的空间让我成长，一举两得，妈妈以后要多听听这样的讲座哦。

第16周（106～112天）
妈妈吃得好，宝宝长得壮

最近几天我明显感觉到妈妈的胃口变得很好，也变得不那么挑食了，可能是怕供给我的营养不够，但也不能一口吃个胖子，还是得慢慢来。

努力成长的小人儿

妈妈，您知道吗？这周的我感觉到了前所未有的生长速度，一下子长大了好多。身长和体重都是前两周的2倍，所以妈妈要多吃一些哦，这样才能满足咱俩的需求。而且小小的我也开始形成多块骨头，让我的颈项变得挺直、更强壮了一些。

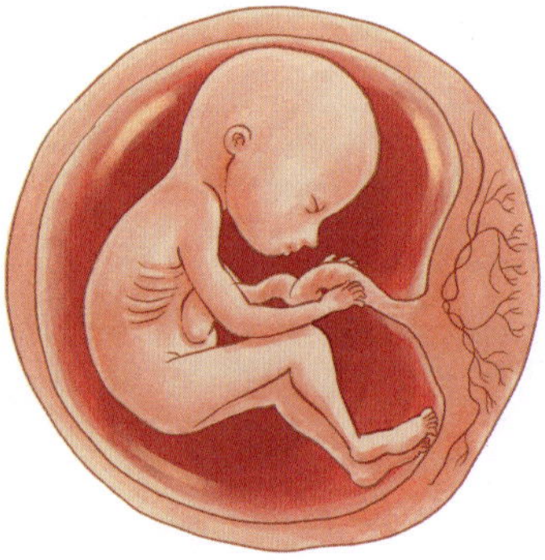

妈妈的水房子也变得越来越宽敞，我伸胳膊、踢腿的“日常运动”也可以做起来了，心脏咚咚咚地跳动着，感觉一切都变得更有力量。那就让我们一起努力吧，我努力地茁壮成长，而妈妈要放宽心，保持愉悦的心情。

妈妈带我做检查

“老婆，我们上一次去做产检的时候，约了明天去做唐氏综合征的筛查，要抽血化验，所以今晚10点以后就不可以喝水了，明天早上也不能吃早饭，这样检查结果才准确。”

唐氏综合征又称“先天愚型”或“21-三体综合征”，是指21号染色体由正常的2条变成3条，是先天性染色体异常的多基因畸变造成的疾病，患病儿大多为严重智能障碍，还伴有先天性心脏病、消化道畸形、生活不能自理等问题。

夫妻年龄较大、一方染色体异常、妊娠前后的准妈妈有病毒感染史或服用过致畸药物等，都可能造成唐氏综合征。依据甲胎蛋白、绒毛膜促性腺激素等数据，由电脑算出标准值，再用来判断患上唐氏综合征的概率。检查结果的标准是1/270，低于标准表示胎儿基本正常，高于此标准要再次检查，做进一步诊断。

“情况了解了，老婆不用担心，宝宝一定是健康的！早点休息，养好精神，明天去检查。”

不能随随便便地长胖

“宝宝，前两天你小姑姑送来一个体重秤，说即使怀孕了也不能长胖得太多，会存在很多风险，今天咱们就称一称体重吧。还没有你的时候妈妈的体重是 50 千克，现在妈妈的体重是 55 千克，这样的体重增长是正常的吗？还得看看你小姑姑附送的这张孕期体重管理表。”

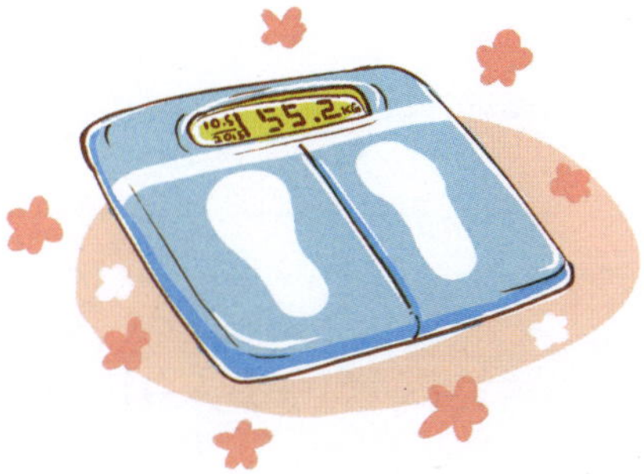

孕期体重增长多少比较适合，要以孕前体重指数（BMI）为参考。

体重指数（BMI）= 体重（千克）÷ 身高（米）^{2}

BMI 与体重关系表

孕前 BMI 指数	< 18.5	18.5 ～ 22.9	> 23
胖瘦类型	偏瘦	标准	偏胖
孕期体重增长目标	12 ～ 15 千克	10 ～ 14 千克	7 ～ 10 千克
每周适宜增重标准	妊娠 12 周前体重增加 1.0 ～ 1.5 千克（孕吐严重者，体重无明显变化）	妊娠 13 周起体重增加 0.25 ～ 0.35 千克 / 周	妊娠 28 周后体重增加约 0.5 千克 / 周

我不要“白骨精”妈妈

“老公，我称了体重，也参照了孕期体重增长表，好像还应该需要多吃点，你这个营养保障师要发挥功效了，不然宝宝的营养跟不上。”

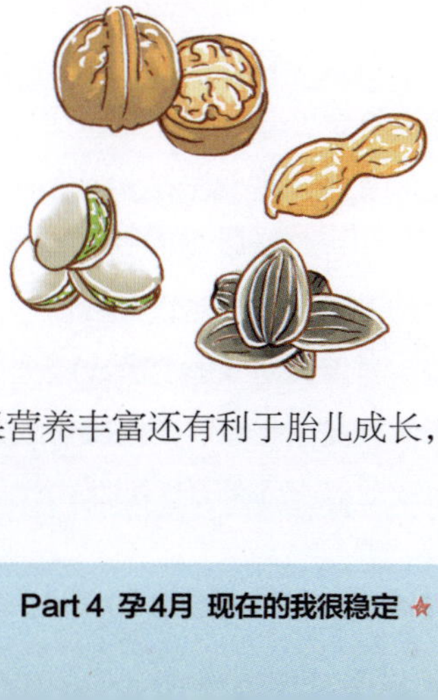

“我就说吧，之前你总怕胖，都不肯多吃点。放心交给老公吧，保证加的餐有营养，又不会让你长很胖。”

◆加餐时间尽量控制在两餐之间，遵循少吃多餐的原则，上午 10 点、下午三四点比较适宜。

◆水果含有丰富的维生素，面包相比饼干更健康，干果营养丰富还有利于胎儿成长，这些都可以作为加餐的优质选择。

◆不要刻意吃很多，过度补充营养会增加宝宝成为巨大儿的风险，也不能过度节食，造成营养不良。

“这可是老公翻阅很多书总结的孕期加餐原则，营养和不长胖兼得，老婆，你就放心大胆地照着做就好了。”

妈妈长肉的原因还有我

“叮咚……”妈妈，我听到门铃响了，快去开门看看是谁？

“亲爱的，是我，我来看你和小家伙来了，开门。”是婉婉阿姨，我也很想你哦！

“小花同学，你什么时候买的体重秤呀，都怀孕了，别再想着减肥什么事情的，一切要以你和宝宝的健康为准，你要是再说减肥，我可要说你是个不负责任的妈妈了。”

“没有，这是上周我宝宝的小姑姑拿来送我的，说孕期体重不能长太多，但也不能长太少，所以买来，让我方便知道自己的体重变化，做好体重管理用的。”

“嗯嗯，这次做得不错，宝宝的小姑姑说得不错，作为过来人，我现在就来跟你科普一下，孕期你的体重到底长在哪儿了，有哪些重要性。”

◆孕妈妈体重的增长，一方面是胎儿、胎盘和羊水的重量；一方面是母体、子宫、乳房以及血容量和水分额外潴留及皮下脂肪沉积的重量。

◆一般在孕早期的 3 个月，孕妈妈的体重不会有太大的变化；孕中期，胎儿稳定，早孕反应消失，体重适宜每周增加 0.5 千克左右；到了孕晚期，体重还会进一步增加。

◆如果孕期体重增加过快，孕妈妈自身患妊娠期高血压疾病、妊娠糖尿病的概率会增加，还会增加生产的难度以及导致产后肥胖。宝宝患癫痫、低血糖、胎粪吸入综合征的概率也会增加。

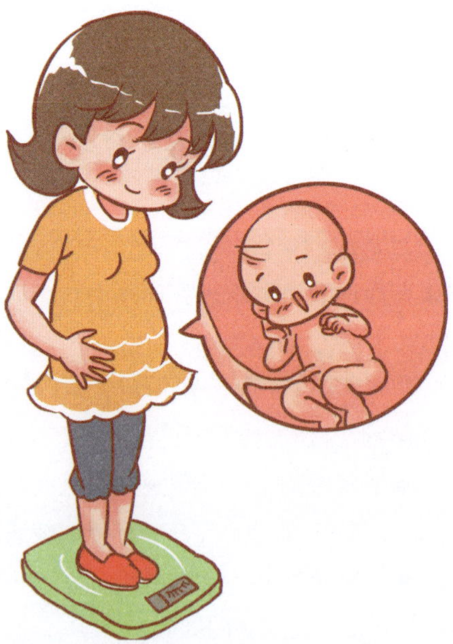

◆如果孕妈妈缺乏健康的饮食，营养摄入不能满足需求，体重增长过慢也有不小的危害。例如：自身贫血、宝宝宫内发育迟缓以及新生儿免疫力低下等。

“经我这么一说，是不是瞬间豁然开朗了？所以我们的小花准妈妈，还是要科学合理地安排孕期饮食，只有你营养充足了，自己的身体才有足够的能量，你肚子里的小家伙才能健康成长。”

妈妈感觉不到我的臭臭

妈妈，我之前不是跟你说过我尿尿的小秘密嘛，但是最近尿尿变得跟之前不一样，像是拉臭臭，呃……我拉在了水房子里，至于理由嘛，跟之前一样，就算您去卫生间也帮不了我。同样，证明我已经有了基本的胃肠功能，也算是一个进步了。

您不用担心水房子里的尿尿和臭臭太多或者太脏会伤害到我。首先，我也没吃什么东西，所以臭臭不会太脏，您也闻不到便味。其次，水房子里的水有净化功能，就像之前我尿的尿，就已经被净化了，所以住在水房子里我还是很安全的。

性别是早就决定了的

“老公，根据我的孕期表现在网上测试的结果是男孩子，你是不是很开心？”

“别弄这些有的没的，我只要健康的宝宝，男孩、女孩都一样。而且我爸妈也没有‘重男轻女’的老观念，所以你别担心。”

“好吧，其实之前我还想着可不可以问医生呢！”

“你这样让宝宝听到了，他会不开心的。要是女孩子，就是你的贴心小棉袄；男孩子嘛，就跟我一样帅气，哈哈哈。反正都是咱俩爱的结晶。”

以上对话，本宝宝表示已经听见了。好在妈妈刚放下电话，就摸着肚子对我说：“宝宝，你别生气，不管你是男宝宝还是女宝宝，妈妈和爸爸一样，都希望你健康，我们很爱你。”

其实，我的性别妈妈您不用猜，早就决定了。刚刚你做测试时什么酸儿辣女、什么看肚皮、胎动方向什么的，来判定是男孩还是女孩，都是没有科学依据的，测得的结果也没有可信度，所以顺其自然就好，爸爸妈妈爱我，我也爱爸爸妈妈。

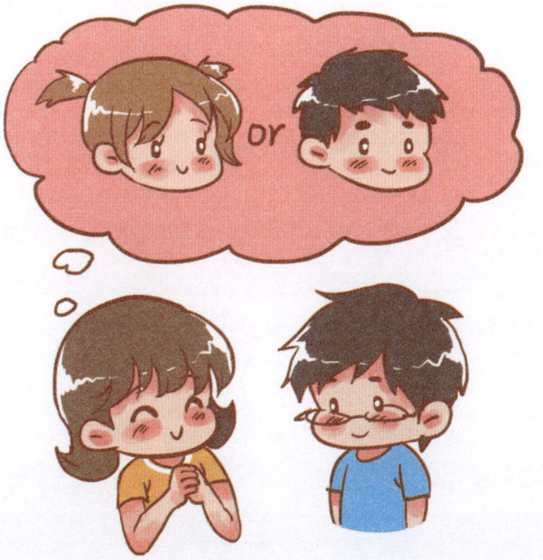

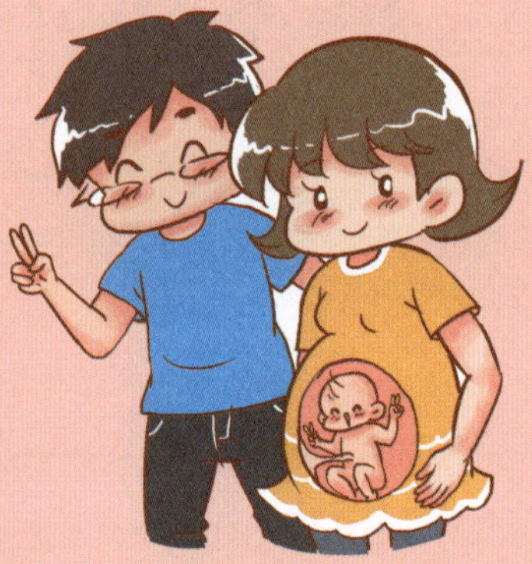

Part 5

孕5月 做个小小舞蹈家

妈妈，之前听爸爸提起过，说您喜欢练瑜伽，我终于也耐不住寂寞，开始在我的水房子里手舞足蹈啦，等我长大以后，说不定也会在您的影响下，爱上瑜伽的一呼一吸、一招一式，还可以做一个小小的舞蹈家呢！

第17周（113～119天）

这些能够证明我的存在

逐渐进入平稳期的妈妈和我已经可以和平相处了，只是在这一周里，我要发起我的第一次胎动，就像宣言一样，一定要让妈妈明确感知到我的存在。

我和妈妈的手掌一样大

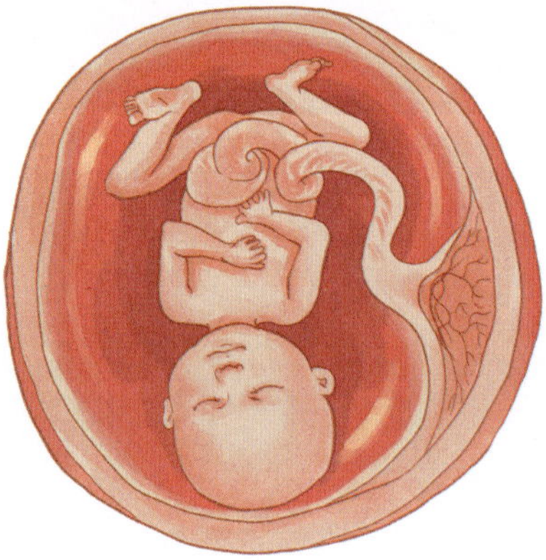

这一周的我又有了新的变化，看上去像一个鸭梨。身长大约有18厘米，和妈妈张开后的手掌差不多大呢，体重也增加到了150克左右，是个很健康的宝宝。妈妈腹部沉甸甸的充实感，其实就是我渐渐长大的证明哦。

我的大脑发育充分，心跳更加有力量，身体系统可以像出生的宝宝一样正常运作，骨骼也越来越有力量，我的脑袋终于不用总是蜷缩在胸前了，还可以舒展筋骨，感觉更舒服了。听力也变得更敏感，妈妈，快讲个故事给我听吧。

妈妈期盼已久的胎动

住在妈妈温暖的水房子里，即使是妈妈细微的变化我也能感觉到哦。比如今天爸爸做的饭菜就很合妈妈的胃口，因为妈妈体内的血糖明显增加，我也“吃饱喝足”变得很有力量，在水房子里翻个跟头、撒个欢儿也不错。

“老公，你快看，我的肚子动了，感觉好神奇。”

“真的吗？是胎动，我来看看。”

“老公，之前看书上说，胎动的感觉会像气泡破开或者像小鱼游过，为什么我刚刚的感觉像是有个小球在肚子里面滚动呢？”

妈妈跟爸爸之间激动又兴奋的对话，被我听得清清楚楚。我在肚子里面动，妈妈在外面也能感觉到，其实除了在饭后，当妈妈听音乐时或者晚上临睡前，我也比较好动。在优美的音乐中，或者当妈妈心态平和时，就能感觉到我更多的胎动呢。

我的长大，会让妈妈有点疼

“不必担心，没有子宫出血或者先兆流产的症状。”这个声音明显就不是爸爸的。

“可是医生，我最近感觉到小腹部有类似牵扯的疼痛，尤其是咳嗽、打喷嚏的时候，是什么原因呢？会不会影响宝宝呀？其他孕妈妈还告诉我说，她们有的腹股沟也会疼痛。”妈妈有点担心地问道。

“你这个症状是韧带疼痛，由于子宫、羊水和胎儿的发育，会让附着在子宫肌壁上的韧带过度拉伸，从而引起的疼痛。这不会对胎儿有影响，平时行动要迟缓，不要猛然改变姿势，尤其是坐姿变成站姿，躺姿变成坐姿时；适当吃一些含有胶原蛋白的食物，增加肌肉弹性；加强锻炼，做孕妇体操可以缓解疼痛；热敷也可以缓解症状。这些方法，你回家可以试试，当然，韧带也会逐渐适应怀孕的身体，症状会逐渐消失，别太担心。”

原来妈妈是在咨询医生呀，什么子宫、羊水的，我可是乖乖待在水房子里努力成长，妈妈为什么会感觉疼痛呢？说了这么多建议，妈妈回家要多试试，爸爸也要帮忙才行，我感觉妈妈好辛苦，还要忍着疼痛。

咦，我怎么感觉到水房子在晃动，怎么感觉妈妈的双脚被抬高了，医生不是说不要剧烈活动吗？发生了什么？

“宝宝别怕，是爸爸在帮妈妈把腿抬起来，这样可以锻炼韧带，增加韧带弹性，妈妈就不会那么疼了。”原来是这样，回到家就尝试起来了，原来爸爸还是个行动派。对了，爸爸还要帮妈妈热敷哦，医生建议了那么多，这条特意叮嘱过，妈妈也会舒服一点。希望在爸爸的照顾下，妈妈可以不那么疼了。

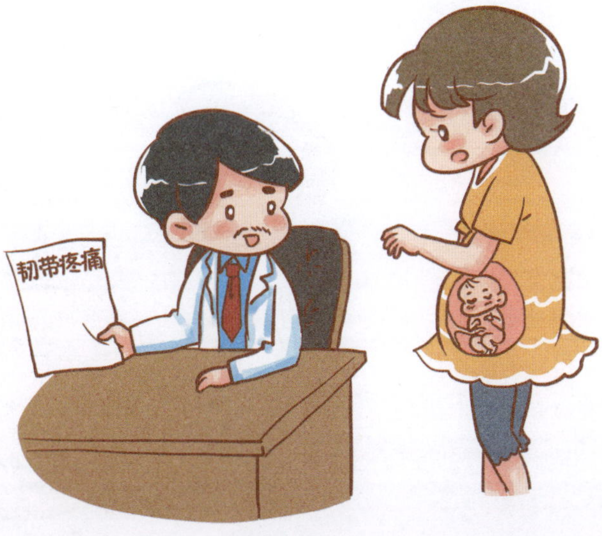

孕期胀气，感觉妈妈好辛苦

最近一段时间，总是听见妈妈在跟爸爸抱怨，怀孕好辛苦，不是这里不舒服，就是那里有点疼，现在还觉得胀气，是什么原因，怎么样才能让她舒服一点？感觉到妈妈不舒服，我也有点担心。

“叮咚……”，门铃响了。“亲爱的，好久不见。”这个声音我知道，是妈妈好朋友的声音，之前来跟妈妈聊过天。“我要求助，最近感觉胀气，哪哪都不舒服。你这个过来人快跟我说说怎么办？”一开门，妈妈就开始诉苦。

“这是因为你肚子里的宝宝越来越大，子宫也就逐渐变大，导致胃部上移压迫到消化系统，使得肠道蠕动减弱，所以胀气就出现了，我怀孕的时候有段时间也这样。”听这语气倒是轻松，但也不能埋怨一天天长大的我呀。

我感觉到妈妈的手在抚摸肚子，她还问道：“宝宝是要长大呀，怎么做才能让自己舒服点？”“吃东西时细嚼慢咽，像甘蓝菜、豆类等产气的食物避免食用，少食多餐，按摩肚子或者散步，都有效果。”好在有解决的办法，虽然还听她们聊了很多，但重点是解决了妈妈胀气的问题。

爸爸说不能吃安眠药

我感觉到妈妈害怕压到我，总是翻来覆去，而且心绪不宁，晚上很难入睡。好不容易睡着了，又很容易被吵醒，整个人的睡眠质量都变差了，甚至还出现了失眠。妈妈睡不好，白天的精神也不好，好在爸爸发现了这个问题，虽然语气严厉，告诫妈妈说不可以吃安眠药，会伤害到我，但还是听得出满是心疼。

爸爸会在睡前给妈妈一杯温牛奶，说牛奶有助眠的作用，还为妈妈换上柔软的床褥，躺在上面很想睡觉，同时监督妈妈不能太晚睡觉，有时还跟妈妈一起运动，这些都有助于妈妈的睡眠，渐渐地，妈妈一到时间就很想睡觉，失眠再也不会是困扰妈妈的问题了。

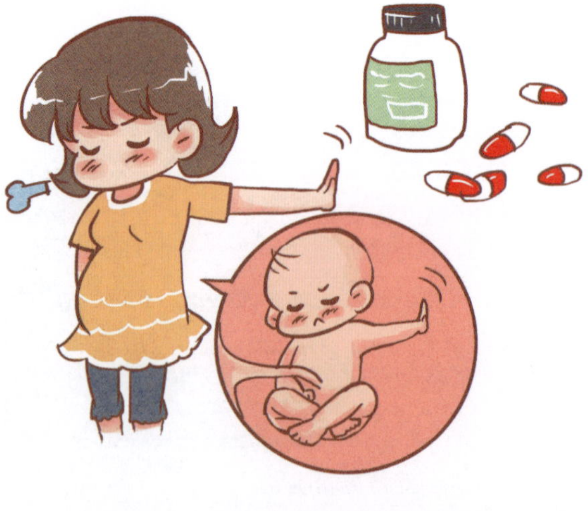

妈妈讲的故事好好听

《勇敢的小蜗牛》

从前，在一个花香鸟语、树木茂盛、阳光灿烂的森林里，有一只小蜗牛和一只小蚂蚁。它们经常一起玩游戏，它们最爱玩的就是“捉迷藏”了。

一天，小蜗牛和小蚂蚁在一起玩“捉迷藏”。小蚂蚁躲进大树下茂密的草丛里，突然，小蜗牛听到有人在喊：“救命呀，救命呀！救命呀……”小蜗牛顺着叫喊声爬过去。“呀！”一条又长又大的眼镜蛇正在向小蚂蚁一点一点地靠近。小蚂蚁不再像玩捉迷藏之前那样欢蹦乱跳的，而是被眼镜蛇吓得脸色苍白，手忙脚乱。小蜗牛虽然胆小如鼠，可是，见到朋友吓成了这个样子，小蜗牛心想：为了朋友，牺牲自己也值得的。于是，毫不犹豫地冲了上去。

小蜗牛从地上捡起了一根小木块往蛇头上一扔。“啊！”蛇被打晕了，小蚂蚁趁机逃了出来。为感谢小蜗牛的救命之恩，小蚂蚁特别邀请小蜗牛到家里做客。从此以后，小蜗牛也变得非常勇敢，已经不再是一个“胆小如鼠”的孩子了。

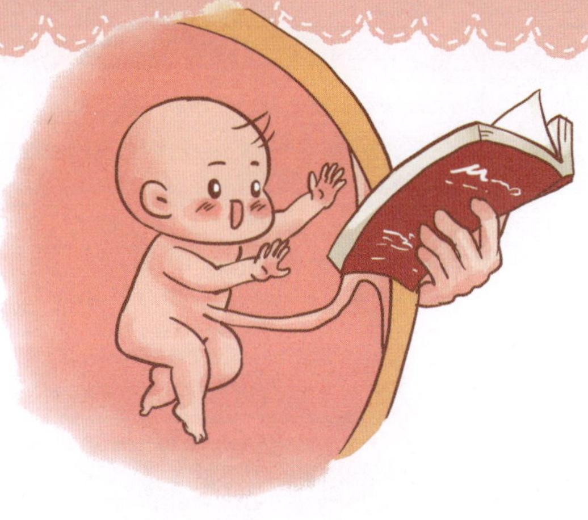

这是妈妈给我讲的第一个故事，温柔的语调里都是对我满满的爱，我已经感受到了，只是下次妈妈在讲故事时，更有感情就好了。妈妈绘声绘色地讲故事，有感情地描绘故事中的画面，才可以将画面感传递给我，我也会听得更认真。

如果爸爸有时间，下次也一起参与进来哦，爸爸深沉的声音，讲起故事来肯定也别有味道。除了故事，一些儿歌、诗歌、散文和顺口溜等，都可以读给我听，虽然我只能听，但爸爸妈妈对于我的爱都能通过声音传递给我，我跟爸爸妈妈之间的感情也会更亲密。时间久了，我也会变得更聪明呢。

第18周（120 ~ 126天）
妈妈要小心行事

最近妈妈经常带着我去外面，大概是因为感觉身体比较舒服，而且也有足够的体力吧，但我越来越大，妈妈要承担的重量也变大了，还是要小心行事。

我是活跃分子

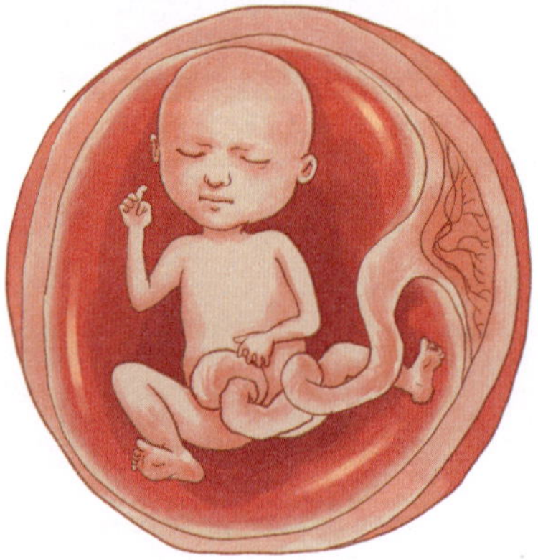

这一周我的体重又增加了一些，差不多有200克，甚至更多。我的眼睛也更向中间集中，骨骼也开始由软软的逐渐变硬。而且我明显感觉到肺部在发育，有一个小气囊在我身体里发生着变化。

我现在是一个腿脚发育良好的小人儿了，双手也变得很灵活。妈妈可以想象一下我一边吮吸手指一边眨眼睛的样子，是不是很可爱？这可是我自娱自乐时的拿手项目，当然，有时候我也会翻个身、踢个腿什么的，总之就是很活跃就对了。

太过滋补，我可受不了

“老公，我知道你妈妈是特地来照顾我的，为了我好。但是天天让我吃肉，还放了好多补药在里面，我根本受不了，你再看看这书中都写到了，盲目进补不可取！”

◆孕期孕妇体质偏热，经常服用补品，容易出现上火、燥热甚至流鼻血等症状，对孕妇和胎儿都不利。

◆补药过量容易引起孕妇内分泌紊乱，甚至有孕期高血压和出血的倾向。过量的补药进入人体后会增加代谢负担，还有一些存在副作用，会影响胎儿正常发育。

◆蜂王浆、洋参片等含有激素较多，滥用会影响胚胎正常成熟，干扰胎儿生长发育进度，为将来胎儿性早熟埋下祸根。

◆盲目进补，易导致孕妇体重增加过快，胎儿成为巨大儿的可能性也会增加。应合理膳食，即使需要进补也要征询医生意见。

原来最近是奶奶在照顾妈妈，难怪妈妈吃了好多肉。但是太多滋补的东西，会让我消化不良的，我觉得妈妈应该跟奶奶好好沟通一下，照顾好不代表就要盲目进补。

维生素还得靠食补

维生素	功效	食物推荐
维生素 A	在视觉发育、细胞分化方面有重要作用，还是维持正常妊娠、胚胎及胎盘发育的重要营养。缺乏会导致胎儿发育缓慢甚至器官畸形	动物肝脏、胡萝卜、菠菜、鱼肝油、牛奶等
B 族维生素	B 族维生素包含维生素 B_1、维生素 B_2、维生素 B_6 等多种维生素，对维持正常妊娠、胎儿健康发育具有重要作用	鸡肉、鱼肉、动物肝脏、绿叶蔬菜等多种食物中都含有 B 族维生素
维生素 C	增强孕妈妈抵抗力，预防细菌感染，促进胎儿皮肤、骨骼以及造血器官的生长。如果缺乏，孕妈妈会出现抵抗力下降、牙龈红肿、流血，严重的会引起胎膜早破	维生素 C 广泛存在于新鲜的蔬果中，如橘子、柠檬以及绿叶蔬菜等
维生素 D	是钙磷代谢的调节因子，对骨骼钙化、肌肉收缩、神经传导等具有重要作用。如果缺乏会导致孕妈妈腰背疼痛，严重的会增加胎儿先天性佝偻病的风险	存在于海鱼、蛋黄、瘦肉中；牛奶、乳酪、坚果也是维生素 D 的强化食品
维生素 E	可增强生殖功能，促进胎儿良好发育，预防流产，孕妈妈服用还能预防妊娠纹。缺乏容易导致胎儿先天性畸形	存在于植物油中，如葵花籽油、豆油等，另外，大豆、干果、麦芽等食物也有

空调、风扇不要对着我们吹

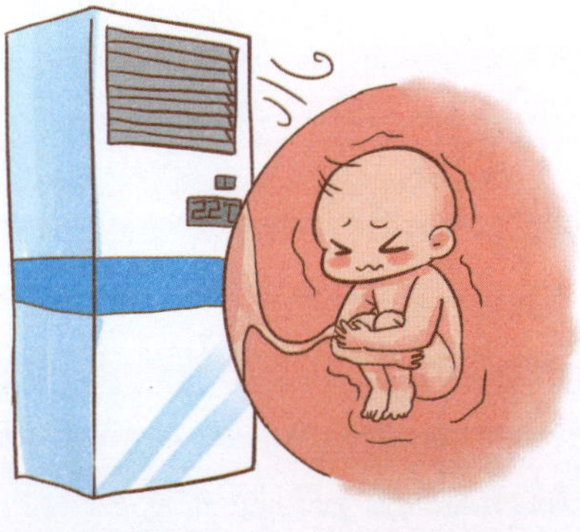

气温逐渐升高，天气变得越来越热，再加上我这个小火炉，妈妈变得很爱出汗。每次下班回来，妈妈都会打开空调尽情吹，虽然舒服，但经常这样吹很容易感冒着凉哦，空调不可以这样对着我们吹。

终于，有一天爸爸下班回家看到妈妈在对着空调吹冷风，就很生气地把空调关了，并告诫妈妈这样很容易感冒。随后拿出了风扇来帮妈妈降温，而且放到了不是正对着妈妈的位置。虽然是热风，但长时间对着妈妈吹，尤其是对着妈妈的肚子吹，我也受不了。

爸爸还告诉妈妈说，适当地出汗可以排出体内毒素，是好事。出完汗后要多喝水，加点盐也可以，冲个淋浴，换上干净衣服，这样即使不吹空调、风扇，也很舒服。

轻微颠簸，我有羊水保护

妈妈，今天我想跟你说的不是我又有了什么新变化，而是想问你一个问题，我一直住在妈妈的水房子里，那水房子里的水是什么呢？

“羊水，是指女性怀孕时子宫羊膜腔内的液体。这个称呼主要来自中医阴阳学说，本应叫作‘阳水’，代表人类生命之始，离不开阳，因为‘羊’与‘阳’同音，所以叫作羊水。” 咦，这是谁在解答我心中的疑惑？“欢迎收听本期孕期百科讲堂”哦，原来妈妈是在收听节目呀，这次讲的就是我水房子中的水，那我要好好听听，把我自己住的地方了解清楚。

羊水的构成

羊水是维持胎儿生命所不可缺少的重要成分，在妊娠的前 3 月期，羊水主要来自母体血清透析物质以及胎儿血浆；之后，随着胚胎的器官开始成熟发育，其他诸如胎儿的尿液、呼吸系统、胃肠道、脐带、胎盘表面等，也都成了羊水的来源。

羊水的作用

在妊娠期，羊水能缓和腹部外来的压力或冲击，使胎儿不至于直接受到损伤；羊水能稳定子宫内温度，形成有活动的空间，保证胎儿的肢体发育正常；减少胎儿在子宫内活动时引起的不适；含有部分抑菌物质，能减少感染的概率；在分娩过程中，羊水形成水囊，能缓和子宫颈的扩张，缓冲子宫对胎儿头部的压迫；破水后，羊水对产道有一定的润滑作用，能使胎儿更易娩出。

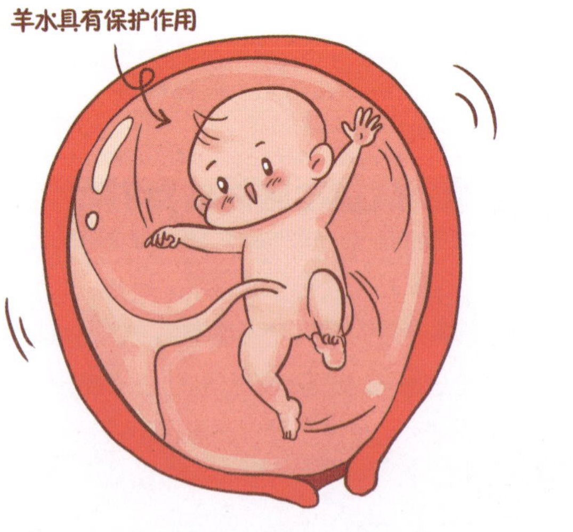

嗯，关于我水房子里的水，讲堂里介绍得好清楚，只是有些太难懂了，但是有一条我记住了，就是羊水具有保护作用，可以减轻外界冲击对我的伤害。所以妈妈可以放心一些，有轻微的晃动我也不怕。

妈妈不要有坏情绪

妈妈最近是怎么了？怎么总是闷闷不乐的？不管是担忧、焦虑还是什么，你不好的情绪我都能感觉到哦，长时间这样下去可不行。

“宝宝，你应该很健康吧？我陷入了坏情绪的死循环，焦虑快要把我压得喘不过气来了。”

妈妈，你别说，我都感觉到了，受你坏情绪的影响，我感觉我自己都变得胆小了，感觉头顶有片乌云，都想哭了，呜……

“为什么今天老公回来这么晚？为什么自己会无故发火？感觉自己变成了危险物品，易燃易爆！”

呃，妈妈又开始发火了，而且总是因为小事情就生气，原来可不是这样的。受这样的火气熏陶，等出生后的我也会变得脾气暴躁，很容易情绪化的。

“哎，感觉自己好失败，工作做不好，家务事也做不了，什么都不顺心。”

妈妈别伤感了，没你说得那么夸张。再这样下去，我也会被影响的，变成一个敏感、胆小、懦弱的宝宝了，一点都不阳光。

“啪啪啪……老婆，看这里！我把孕期情绪管理建议贴在冰箱上了，这样你就不会胡思乱想了，什么焦虑、生气还有多愁善感，统统屏蔽，再这样下去，我温柔似水的老婆就不见了，我的宝宝也会受影响，作为男主人，我坚决不允许这样的事情发生！”

缓解担忧焦虑

一旦发现自己陷入担忧焦虑的泥潭，必须及时疏导和转移自己的注意力，看看搞笑视频或电影，让自己开朗起来。

克制发火易怒

尽量克制自己易怒的情绪，不被小事情所影响。感觉自己要发火时，喝点水或者深呼吸，平复内心的火气，减少发火的次数。

避免多愁善感

凡事多想积极的一面，不要让忧愁的情绪扩大化。也可以找人倾诉，将内心不满的情绪发泄出来，从而得到释放。

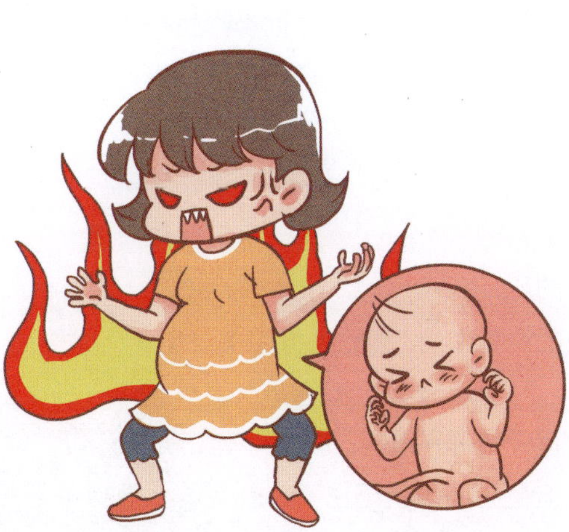

化解妈妈的上班压力

“老公，我要求助！”

“怎么啦？没事儿，我在呢，什么都能帮你解决！”

“我最近感觉上班的压力好大，总是觉得力不从心，怎么办？”

“看来我们小花是遇到了职场妈妈都常遇到的压力了，没关系，只要你乖乖听话，按照我说的做，就能舒缓压力，心情变美丽！”

◆首先，丈夫是孕妈妈最有力的支持者。孕妈妈既要保证自己和宝宝的安全与健康，还要应对职场上的工作与问题，压力增加是必然的，丈夫要懂得包容和谅解。爸爸要比往常给予孕妈妈更多的爱，经常沟通、给予鼓励，帮助孕妈妈减轻压力。

◆孕妈妈也需要朋友的关心和陪伴。认识同为孕妇的新朋友，交流孕期心得；或是跟老朋友常聚会，获取友情的力量。如此一来，就增加了孕妈妈让自己心情放松的方式和空间，职场压力自然也会减轻很多。

◆白天上班，晚上回家也还有很多事情要忙，让孕妈妈没有休息的时间，长此以往，心理压力也会日渐积聚。不如给自己放个假，抛开工作，来场约会或者看个电影，享受美好的休息时光，帮助孕妈妈转换心情。

◆忙碌了一天的孕妈妈，连身体都变僵硬了，那就让适度运动来放松自己的身心。还可以叫上老公一起进行有氧运动，例如散步、做孕期体操等，既能增强体质，增进夫妻感情，还可以转变心情，舒缓职场压力。

◆最后，使用饮食减压法也可以让孕妈妈拥有好心情。色氨酸、硒和钙等营养素，可以作用于大脑相关区域影响体内激素分泌，都是日常食物中所包含的最主要的“快乐营养素”，孕妈妈可以多食用，心情也会变得更开朗。

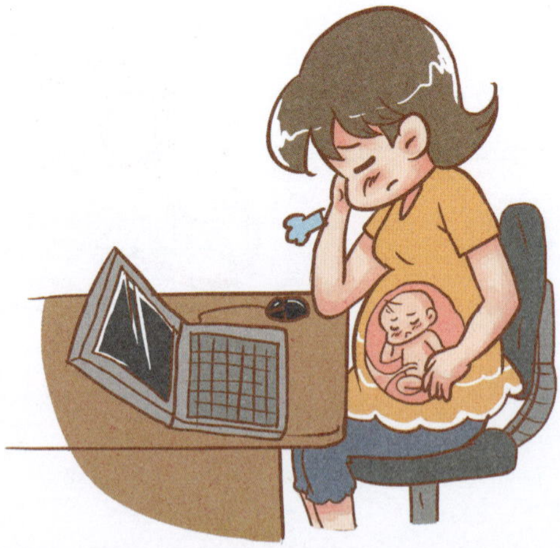

医生说妈妈过敏了

“医生，麻烦您看一下，我从昨天下午开始，就莫名其妙地总打喷嚏，而且鼻子还很痒，这是怎么回事呀？”妈妈，您怎么啦？哪里不舒服？

“你先别急，我看看，你这个现象是过敏了！”

“过敏？我又不是过敏体质，怎么会过敏呢？”

“即使你不是过敏体质，在孕期由于你自身体内激素的变化或者体抗力下降，都很容易诱发孕期过敏的。而且引起孕期过敏的诱发因素有很多，你想想昨天都接触了些什么？或者吃过什么？”

过敏源排查表

易引起过敏因素	过敏原理	如何避免
染、烫发引起过敏	染、烫发制剂中的添加成分很容易引起皮肤过敏，还对胎儿有危害	不要在孕期进行染、烫发，也不要浓妆艳抹，避免添加制剂接触皮肤，降低孕期过敏的概率
花粉、螨虫过敏	花粉、螨虫中携带了引起过敏的抗原，孕妇无意接触后引起的过敏	不要在花粉传播期出门，必须出门时戴好口罩、眼镜；清洗更换床单被褥，远离宠物，尽量避免接触花粉或螨虫
食物过敏	像虾、蟹等海产食物含有较多的组织胺，而体内缺少相应的消化酶所引起的食物过敏	如果发生过海鲜过敏，在孕期就要禁食海鲜，一些容易引起过敏或辛辣刺激性的食物也要少吃
灰尘、烟尘过敏	对灰尘中的微生物产生过敏反应，烟尘会通过刺激呼吸道，而加重过敏	孕妈妈对于有较大灰尘的清洗工作不要亲自进行，远离灰尘的环境；自己不吸烟，并且远离二手烟的侵害

“看了这张表格，我想起来了，今天上午，我们同事在办公室新摆了花，我就过去看了看，好像就是在那之后，我就开始打喷嚏还鼻子痒的，原来是花粉过敏了。那我需要吃什么药吗？会不会对宝宝有影响呀，医生？”

“找到了过敏源就可以对症下药了，不会伤害宝宝的，你放心。你回去以后跟你同事说明一下，把花搬走，不要再接触花粉，症状就会减轻很多。其他时候也要注意，不要接触花粉，做好自我防护。”

“好的，好的，谢谢医生。麻烦您了！”

第19周（127 ~ 133天）

快来跟我玩吧

妈妈，你有没有感觉到我变得越来越强壮和活泼了，但我不想总是一个人玩，想让妈妈多跟我互动，您可以听听我的心跳声或者跟我玩“踢肚子”游戏。

一层黏黏的白色油脂

最近我的身上有一层黏黏的、白色的油脂，还和妈妈水房子里的水不相融，有了它的保护，好像我的皮肤都变好了一些。头上也出现了妈妈说过的胎毛，体重也增加了大约70克，身体也长高了一些。

同时，我的肠胃也已经进入工作状态，还具备了吞咽功能，可吞咽水房子里的水，这是我找到的又一项新游戏。吞咽后的水可以被肠胃分泌的消化液消化，这么专业的身体变化知识，当然是妈妈在看书的时候，边读边看，所以我就听到啦。

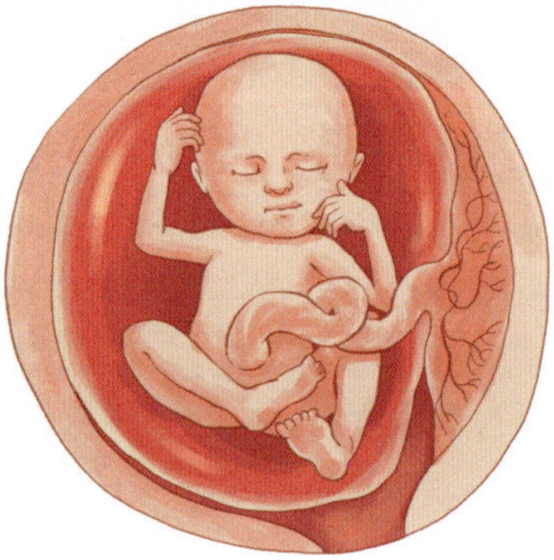

嘀嗒嘀嗒是我的心跳声

“宝宝，昨天你小姑姑来看妈妈了，还送来了听诊器，这样爸爸妈妈就能在家里听你的心跳声了。”“老婆，我今天特意早下班一会儿，想要听宝宝的心跳声，你找个舒服的位置坐着，我把听诊器拿出来。”

我感觉到有东西放在妈妈的肚子上了，咦，怎么还感觉越来越被压着，不要，这样一点都不舒服。“老公，你太用力了，这样宝宝不舒服，就更听不到心跳声了。你别急，让我试试。宝宝乖，妈妈温柔一点，你也配合一下，让我们听听你的心跳声，好不好？”

对嘛，就该像妈妈这样，爸爸那会儿弄得我好不舒服。

“老公，我听到了宝宝的心跳声，是嘀嗒、嘀嗒的声音，现在我的身体里有了两个心脏在跳动，好神奇。”

“你别动位置，我听听。真的，我也听到了，听心跳声就觉得宝宝很健康，老婆，你好伟大。”

吞咽羊水真的很好玩

妈妈，你是在忙着上班吗？今天还没有跟我说话，也没有抚摸我，我觉得有点无聊。我要找点新乐趣才行。让我想想，咕嘟……我吐了一口水房子里的水，哇，感觉好神奇，我之前从来没有喝过水房子里的水，再来一口，咕嘟……，哈哈，我找到了新的乐趣，水房子里的水，成了我的新玩具。耶，好好玩。

嗯？我的水房子在晃动，妈妈，这是要干什么？“宝宝，我们今天提前下班一会儿，因为我约了好朋友，你婉婉阿姨，咱们现在出发吧。”

“亲爱的，我在这儿，你慢点走。”

“嗯，你来很久啦？有什么事儿呀。”

“没多久，就是很长时间不见你，想你跟宝宝，不行吗？”

“最近你跟宝宝都挺好的吧？当初我肚子像你这么大的时候，我姑娘都会在肚子里玩羊水了。”

“玩羊水？什么意思？”

“就是宝宝已经具有了吞咽功能，可以吞咽羊水并且再通过尿尿的形式排出，对他们的生长来说，这是一项重要技能。”

“这样呀，没准我宝宝也会了，只是我还不知道，下次产检的时候问问医生。”

关于花生米的起名风波

“老婆，你每次跟宝宝说话的时候都是宝宝、宝宝的，会不会有点太普通呀，我们给他取个小名好不好。”

“好像是的，叫什么好呢？叫甜甜可以吗？听上去就觉得好幸福。”

“好像女宝宝的名字，我觉得叫小灿比较好，男女都适合，还有一种自带光环的感觉，哈哈。”

“呃……小什么，总有点说不出来的感觉，好难呀，起个名字这么难！”

“有了，你的小名儿叫小花，我觉得宝宝就叫花生米，怎么样，男女通用还很可爱，重点是你小花的宝宝，就叫花生米吧。”

“哈哈哈，可以，以后咱家宝宝的小名儿就叫花生米！”

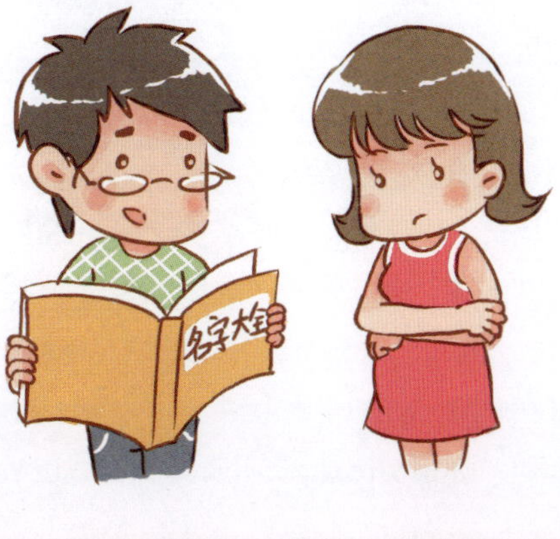

妈妈睡得香，我要好好长

妈妈，今晚你本来上床挺早的，而且我也没有太闹腾，怎么还是睡不好呢？要么是翻来覆去地调整姿势，要么是要起床去上厕所，要么感觉太热去开窗户。好了，爸爸被吵醒了，赶忙过来问妈妈是不是不舒服，还是怎么了，就这样折腾到了很晚，妈妈才睡着。

“老婆，你只有睡得好，宝宝才能生长发育好。最近身体有哪儿不舒服吗？”

“嗯嗯，我今天查了书，书上说宝宝长大，我的子宫也变大了，会向上压迫引起肠胃不适，向下也会压到膀胱，导致频繁起夜，再加上宝宝活动，自然睡眠就不好了。”

“原来是这样，那我去找找书，看书上有没有说怎么做可以有助于睡眠，然后告诉你。”

◆**营造舒适的睡眠卧室环境。**以体感舒适的温度为宜，室内湿度适中，选择灯光柔和的灯具，降低不必要的杂音，可以播放一些较为柔和、有助睡眠的音乐。

◆**借助侧卧枕来帮忙。**填补腹部与床面的空间，将肚子撑起，缓解孕期睡觉时的不适感。采取左侧卧位的睡姿，减少增大的子宫对于腹部的压迫，改善睡眠。

◆**适当控制水分的摄入量。**尤其是临睡前，不要喝过多的水或汤汁，从而减少起夜的次数，保证夜晚的睡眠质量。

◆**适当的运动。**例如散步、做孕妇体操，稍许的身体倦怠感有助于入睡，准爸爸可以一起参与进来，但临睡前 3 个小时内不允许做运动。

“老婆，说了这么多的妙招，我们今晚就试试，肯定能让你一觉到天亮。现在咱们先去买个侧卧枕吧，我感觉这个东西应该有不小的帮助作用。”

“嗯嗯，怀孕都是这样的，但不管怎么辛苦，为了宝宝我都能忍受。走吧！”

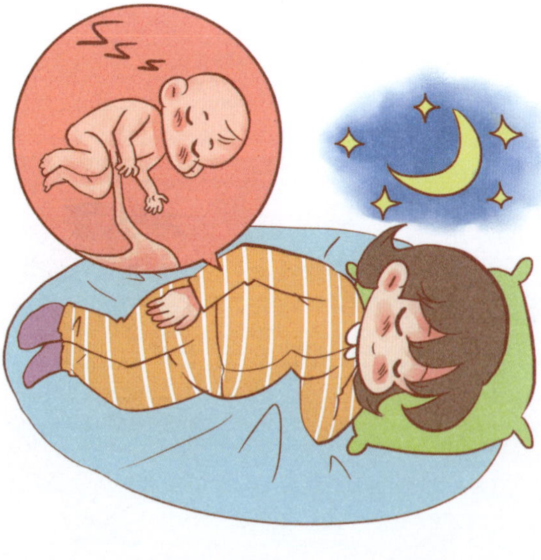

一起来玩"踢肚子"游戏

"哎哟！"

"怎么啦，老婆？是哪儿疼吗？"

"嗯嗯，刚刚被踢了一下，是宝宝哪儿不舒服吗？"

"啊？那我跟李医生打个电话问一下，要是紧急情况，我们就立马去医院。你先坐一下，别怕，我在呢。"

"喂，是李医生吗？您好，我老婆刚刚感觉肚子被踢了一下，是紧急状况吗？要不要去医院呀？啊？哦哦，那是我太紧张了，好，谢谢，打扰了。"

"老婆，没事儿，是我太紧张了，李医生说了，是宝宝的正常现象，而且你还可以以此做胎教呢。"

"做胎教？"

"是呀，'踢肚子'胎教法，李医生比较忙，说咱们可以看看书，书上有详细的介绍。"

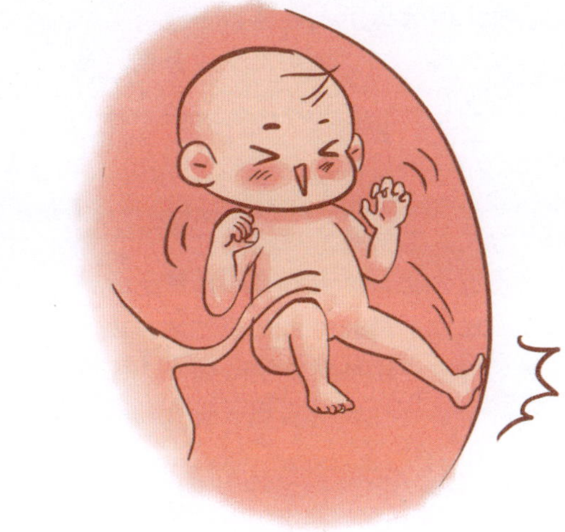

◆孕妇仰卧在床上，也可以将下半身垫高，采取半仰卧，总之找到舒适的姿势，全身放松，双手轻放在腹部。

◆轻轻拍打被踢的部位，稍等几分钟，宝宝会在拍打部位再踢。更换一个距离不会太远的位置，继续轻轻拍打肚子，宝宝也会向你改变后的位置踢。

◆每天进行2次，每次3～5分钟。这种训练可以良好地刺激胎儿，他们大部分出生后，身体健壮且手脚灵活。

"原来这就是'踢肚子'胎教，宝宝肯定觉得是在做游戏，这样有人陪他玩，他也会很开心。不错，又多了一项和宝宝互动的小游戏。"

"老婆，书上也说了，进行游戏时要保持轻松、愉悦的情绪，如果宝宝'拳打脚踢'，反应强烈，就说明他不高兴，这时就要停下来，安抚宝宝，使他安静下来。你有不适感觉时，也应该立即停止。"

妈妈，您只是现在才感觉到我踢您的肚子，其实我早就开始了，只是那时我还太小，您根本感觉不到，现在的我个头越来越大，再踢您肚子时，您就感觉到了。那就以后经常跟我玩这个游戏吧。

第 20 周（134 ~ 140 天）

适合妈妈的户外项目

妈妈的肚子应该变得圆滚滚了吧，因为现在的我已经长大了好多，妈妈穿之前的衣服只会让我感觉被勒得喘不过气来，应该穿上宽松、舒服的衣服。

开始有了记忆功能

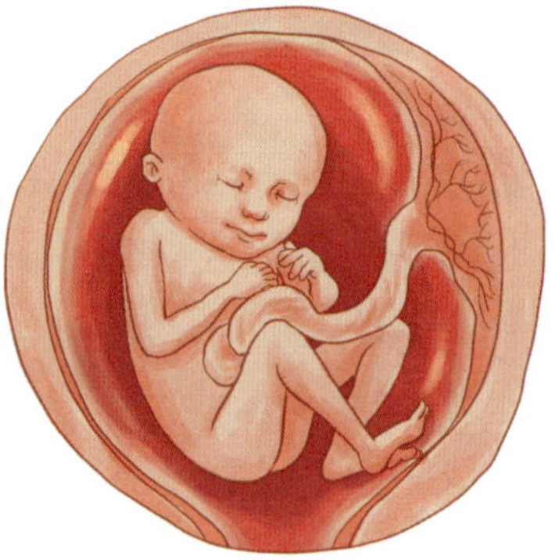

妈妈，现在的我已经长出细细的头发了，眼睛上面长出了毛茸茸的东西，大概就是您说的眉毛吧，上周出现的白色的黏黏的油脂也让我有一种被保护的感觉，还很温暖。有时妈妈肚子会震动，也会带动着我打嗝，是不是很有趣。

我的生长发育越来越稳定，胳膊和腿也感觉更有力量，活动的次数也增多了，而且我也能记下妈妈和爸爸的对话，是不是表明我的听力比之前进步了很多？还有了自己的记忆力。我很喜欢这周自己的变化，感觉自己越来越像大宝宝了。

有必要晒晒太阳了

“今天阳光真好呀，你也在晒太阳呀，我也来晒晒，我住在 3 号楼，也是这个小区的。”

“哦，你好，我住 1 号楼，其实之前我最怕晒了，因为一晒就黑，今天阳光好，我也休息，就下来晒太阳，没想到这么舒服。”

“呵呵，听你这么说，就知道你不明白晒太阳的好处呢，之前我去看医生，医生特意告诉我要晒晒太阳，阳光中的紫外线能帮助合成维生素 D，也有利于钙的吸收。”

“原来还有这学问，我都不知道，那我以后也得多晒晒太阳，谢谢你呀，告诉我这些。”

“这有什么，晒太阳要避开强紫外线时段，一般在上午 9 ~ 10 点、下午 4 ~ 5 点的时候晒太阳比较合适，但是不要隔着玻璃晒，因为紫外线不能穿过玻璃。时间也不要太长，以免晒伤。晒后还要多喝水，吃些水果、蔬菜。”

孕妇服，妈妈的别样美

“喂，亲爱的，我约你出来逛街怎么样？买孕妇服，凸显你母性魅力的时候到了，下班在你公司楼下的茶餐厅等你。”

原来是婉婉阿姨给妈妈打电话呢，依旧这么贴心，每次听她充满热情的声音，我都感觉好开心。妈妈穿上孕妇服一样会很美吧，反正在本宝宝心里，只有妈妈最美。

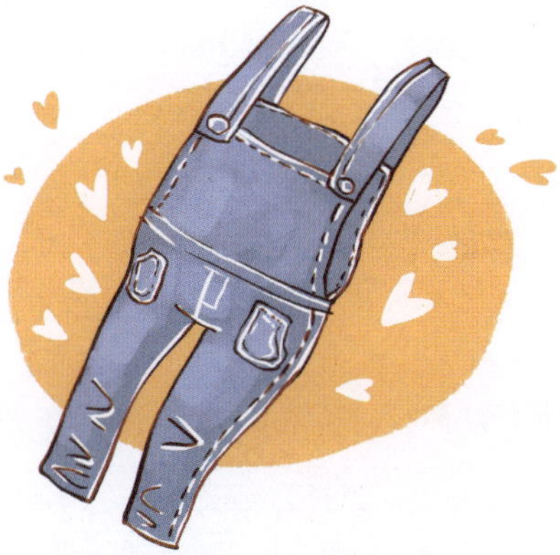

◆尺码大小。孕妇服的选择应该以宽松为原则，这样有利于孕妈妈血液循环顺畅，而且为继续长胖的身体留有足够的空间。过紧的衣服，会影响乳腺的发育，导致产后少奶甚至无奶，还会因压迫下腹部而减少胎盘血流量，对宝宝成长造成损伤，所以应选择大一码的衣服。

◆衣料质地。要选择轻柔、耐洗、吸水和透气性较强的衣服。因为孕妈妈新陈代谢加强，容易出汗，所以最好选择透气性较强的纯棉、丝绸类衣物，柔软亲肤，还吸汗。尽量避免化纤成分的布料，降低皮肤过敏的概率。

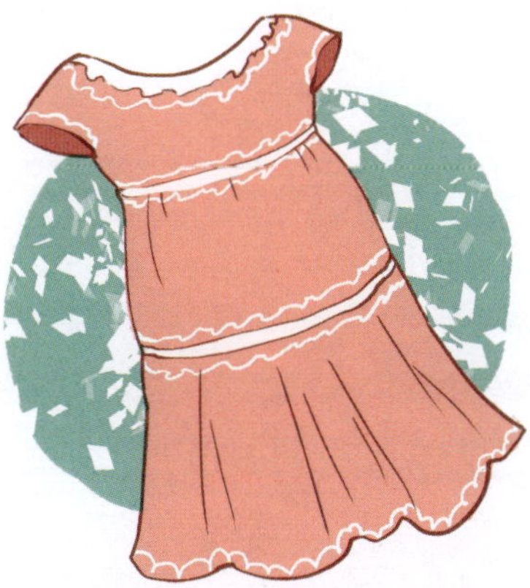

◆服装款式。衣服的款式要以身体活动不受拘束、方便为原则。肩带较宽、不会勒住胸腹部的背带裤，上衣的胸腹部及袖口宽松的连衣裙，以及上下分开、穿脱方便的衣服、裤子等，孕妈妈都可以根据自己的喜好进行选择。

“好了，科普完毕，只要按照这3点去选，就能买到适合自己的孕妇服，至于颜色、图案等其他方面，就看个人喜好了，不过我们小花长得好，穿什么都好看。”

“不愧是我的好闺蜜，都能比售货员知道得多了，哈哈哈，谢谢我的婉婉同学，咱们这就逛起来吧，开启购物模式！”

我和妈妈的旅行记

“老婆，闭上眼睛，我有礼物送给你。”

“是吧？看我怀着宝宝太辛苦，所以买礼物安抚我，是吗？”

“噔噔，我们去旅行吧，我买好了火车票。”

“……我怀孕能去旅行？有危险怎么办？我一点都不喜欢你这个礼物，哼！”

“你先别不喜欢，我肯定心中有数，不然也不会擅作主张呀，你听我说完，你就不会拒绝了。”

“首先，我查看了书籍，现在你正是孕中期，各方面都比较稳定，正适合短途旅行。我还问了医生，也同意适当出去走走。其次，我买的是高铁票，乘车时间短，而且座椅很舒服，还可以调节椅背，累了能半躺着休息；高铁车厢的空间也大，不会很挤，坐得不舒服了我就陪你起来走动走动；高铁上的保洁员也很给力，车厢内干净整洁，空气也挺清新的。然后，我做好了旅行计划，避开了高峰期，选择在山清水秀、空气好的地方，不会有过于劳累或者激烈的项目，咱们就看看风景，呼吸呼吸新鲜空气，放松心情就好。我会陪你一起，行李什么的我都拎着，你就照顾好自己就好了。我还买了旅行枕，这样你的颈椎也舒服一些。”

“听我说了这么多，老婆还满意吗？总之就是衣食住行都已准备好了，还备好了应急药，应对突发状况。万事俱备，只欠你同意啦！”

“原来你准备了这么多，我好感动，谢谢老公，你都准备好了，那我们就去旅行吧，正好这段时间我也想放松心情。”

嘤，爸爸说了这么多，满满的用心良苦，别说妈妈了，我也很感动。而且经过爸爸的描绘，我超级期待跟爸爸妈妈一起去旅行，看山看水，肯定很漂亮，没准还能听鸟叫，叽叽喳喳好有趣。

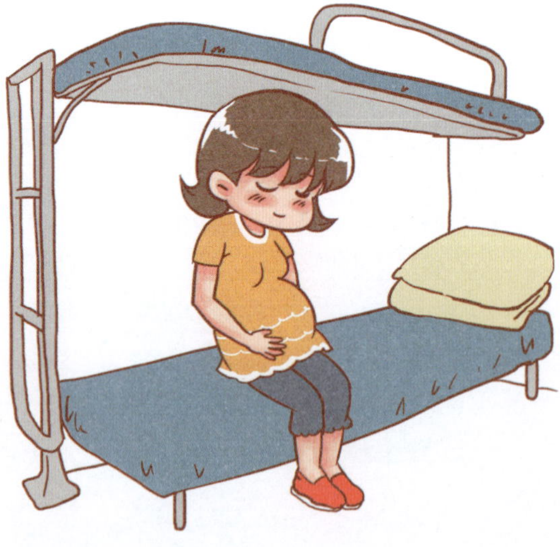

和妈妈一起摆拍

“老公，你看我们同事拍的大肚照，是不是很有韵味？咱们也去拍吧。”

“我看看，还行吧，但是没我老婆漂亮，你要是觉得她拍得好，你就问问她在哪儿拍的，有什么注意事项，然后我就陪你去拍。”

“下班前我都问过了，还确实有不少注意事项。首先是要在人少的时间段，去一个比较正规的影楼，这样服务比较好，自己也不会太累。然后就是拍摄的时间不要太长，拍照动作别太难，可以提前选好自己喜欢的风格，跟摄影师沟通就好，至于化妆品什么的，要求化妆师不要用含铅的，最好是孕妇专用。”

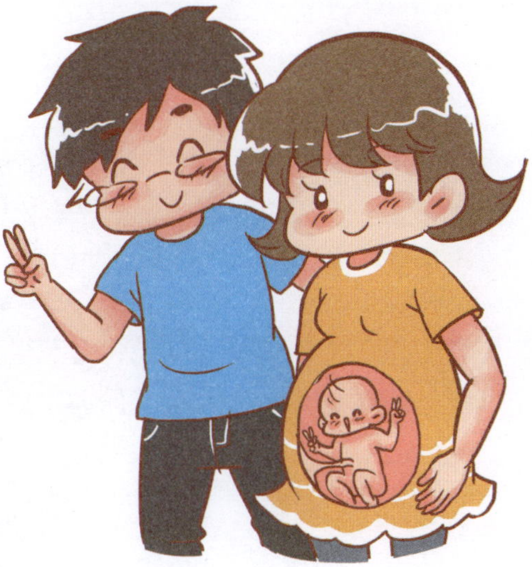

“那拍照的时候有闪光灯，不会对宝宝有影响吧？”

“相机的闪光灯是自然光或者灯光，当然没有危害了。我这两天要先找找我自己喜欢的大肚照风格，然后选个人少的时间，去我同事拍过的那个影楼，朋友介绍还能有优惠呢，哈哈，到时候咱俩就去。”

妈妈，我还梦不到您

“宝宝，昨晚妈妈梦见你总是哭，我怎么哄你也哄不好，心里好着急。你在妈妈的肚子里也会睡觉吧，睡觉的时候也会梦见妈妈吗？”

妈妈，你别太紧张，我可是个乖宝宝，哭闹是不是因为我饿了，但还不会说话，所以哭呀。我在妈妈的水房子里，当然也会睡觉了，还会做梦呢。会不会很吃惊？因为我清醒了很短时间后就又睡着了，然后又清醒了，短短的睡眠期间，就会做梦。而且我会以各种姿势睡觉，因为水房子里的水让我处于漂浮状态，所以即使头朝下哦，也可以睡得很舒服。但是我不会梦到您，因为我的水房子是黑黑的，我根本就看不到您的样子，所以睡觉的时候就不会有跟您类似的画面一样的梦境，即使我做梦，也只是一些声音，例如心跳声、妈妈听的音乐等。如果妈妈多给我一些刺激，我的梦也会变得更丰富。

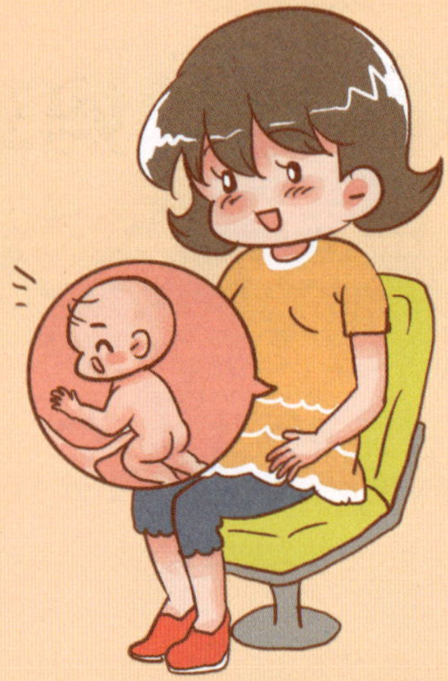

Part 6

孕6月 跟妈妈玩游戏

日子如流水一般，很快，我们的十月孕程就度过了一半，随着我的逐渐长大，每天待在这里，有时候我也会觉得无聊，妈妈，如果您有空的话，让我们一起来玩踢肚肚游戏吧！这会增加我们的互动，增进彼此的感情，还能让我的发育更完善，一举多得哦！

第21周（141 ~ 147天）
“不安分”的我

到了21周了，恭喜妈妈已然安全度过了怀孕的一半时间！此时的我能在小房子里进行“全武行”了，妈妈，你是不是感觉到了呢？！

小小脑袋一天一个样

妈妈，告诉你一个好消息，我的神经系统逐渐成熟，味觉、嗅觉、听觉、触觉、视觉所属的神经细胞已经进入我脑袋中的指定部位。现在的我还可以控制身体的不同部位施展“新技能”，伸伸胳膊、动动腿，这些都不是难事儿，还能到处摸一摸、捏一捏、抠一抠，最让我觉得有趣的是，我能和脐带玩了哦，厉害吧！

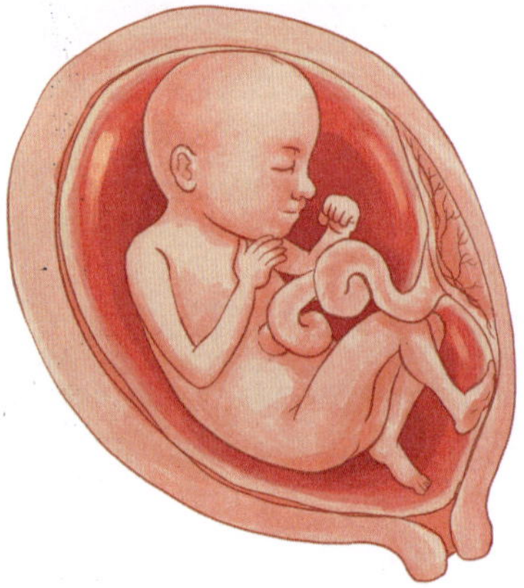

拍摄人生的第一张大头照

今天是跟医生约好的做产检时间，我和妈妈一大早饿着肚子，被喝了一大杯牛奶、吃了6个小笼包的爸爸送到医院。哼，敢让妈妈饿着，自己先吃，我决定今天一天不理他！

做完常规检查，我和妈妈还要进行一项重要的检查——四维彩超。医生之前就给妈妈普及过，说这个检查非常重要，可以看出我是不是有畸形。所以，妈妈对待这个检查如临大敌。

还是之前那黏黏滑滑的液体，触手冰凉，一直贴着妈妈的肚皮，尾随着我动来动去。

“胎儿为头位，头部颅骨呈椭圆形强回声环，两侧大脑半球对称，脑中线居中，侧脑室无明显扩张，透明隔腔可见，丘脑可见、左右对称。小脑横切面上，小脑半球形态无明显异常，左右对称，小脑蚓部可见，后颅窝池无明显增大……”

一连串听不懂的专业术语从医生口中说出，妈妈和我听得云里雾里，但还是竖起耳朵听着。

“宝宝的位置不是很好，他现在也不爱动，有些地方看不清楚，你先出去走动走动，等会儿再继续做 B 超。”听完这句话，妈妈内心开始忐忑了，我的一颗小心脏也跟着扑通扑通狂跳，不会真有什么吧？！

妈妈收敛了不好的想法，用轻柔的手抚摸着我，然后柔声跟我说话：“宝宝，妈妈知道你一定是健康的，现在稍稍挪动一下你的小屁屁，把脸朝着妈妈的肚皮，待会儿让我看看我家宝宝长什么样子，好不好？”

我无法用言语回答妈妈，为了不让妈妈担心，我立即采取了行动，一点一点在羊水里移动。妈妈应该是感觉到了，露出了开心的笑容。

再一次进行 B 超检查的时候，妈妈明显放松了许多，虽然医生嘴里说出的还是听不懂的术语，但妈妈依然静静地让医生拿着探头这里试试、那里看看。

“放心吧，宝宝很健康。”终于，医生说了一句我和妈妈能听懂的话了。

“谢谢医生！我能看看宝宝长什么样子吗？”妈妈边问边准备起身。

“别起来，还没做完了，今天还有最后一项，这项包你喜欢。”医生故作神秘地说着。

看着妈妈一脸茫然，医生忍不住说道：“我们还没有给宝宝照张大头贴呢！”

我没听错吧？！大头贴？现在什么年代了，大头贴早就不流行了！我要拍艺术照！我得想个法子向医生提出抗议。

我用手顶了顶妈妈的肚子，显然医生也看到了，说道：“哎哟，听到要给你照大头贴，这么开心？！”呃……我还能说什么呢？您说什么就是什么吧，谁叫我还不会说话，无法反驳您呢！

不过想着妈妈能以照片的形式看到我，我也迫不及待调整好表情，等着照人生第一次“大头贴”。

“来，宝宝看这里……1,2,3，茄子！”医生显然比我和妈妈还要开心，自言自语对着妈妈的肚子叫唤。

我慢慢抬起右手，比出了一个现如今最流行的心，希望妈妈看到后不要太惊讶哦！

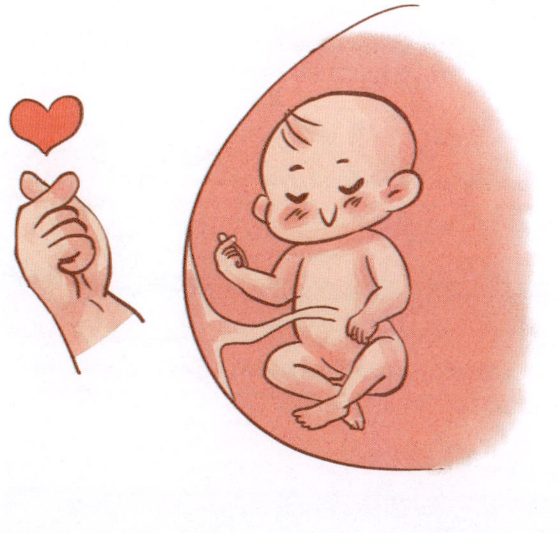

妈妈，喝水不能偷懒

“咕噜，咕噜，咕噜……”我朦朦胧胧听到了妈妈喝水的声音，喝得真大口啊！妈妈，你能不能不要每次都等到口渴了再喝水啊！上次婉婉阿姨为这事特意说了你啊！原话好像是“口渴犹如田地龟裂后才浇水一样，是缺水的结果，而不是开始，是大脑中枢发出要求补水的救援信号。口渴说明体内水分已经失衡，细胞缺水已经到了一定的程度”。对吧？！

“老婆，你是不是上午又没喝水？”听到妈妈“牛饮”式的喝水声，爸爸质疑道。

“喝了的，只是这杯一下喝急了。”妈妈心虚地狡辩道。

“喝了的？”爸爸带着疑惑颠了颠水壶，就发现妈妈在说谎，“你刚刚才喝水吧！这壶水是我昨天晚上烧的，昨晚睡觉前给你喝了一杯水，今天我没喝水就出门了，现在水壶里还有这么多，你说你喝了的？”

“我重新烧了一壶，不可以啊？”妈妈反驳道。

“老婆，你能一个上午喝完 1.5 升水，估计现在已经变成水桶了。”爸爸笑道，“老婆，别忘了，之前医生有说过喝水的问题，你只需要每隔 2 小时喝一次水，每天 8 次，每天喝

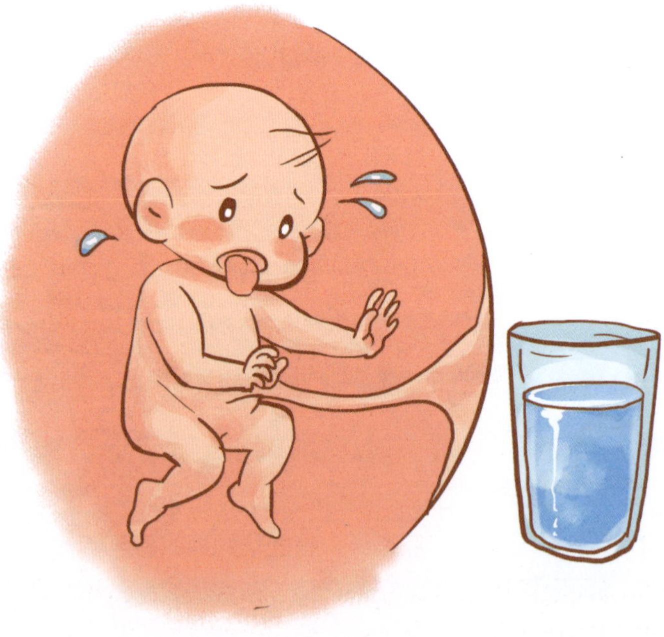

1600 毫升即可。当然，汤、粥、果汁中也含有大量水分，可以根据实际情况做相应的调整。清晨起床后的那一杯新鲜的凉开水很重要哦！早晨空腹饮水能很快被胃肠道吸收进入血液，使血液稀释，血管扩张，从而加快血液循环，补充细胞夜间丢失的水分，还可以温润胃肠，使消化液得到足够的分泌，以促进食欲，刺激肠蠕动，有利定时排便，防止痔疮便秘。”

“嗯嗯，老公记忆力真好，我知道了，为了宝宝我会注意的！”妈妈保证道。

妈妈，你可要说到做到哦！现在可是我和你一起在用水哦，而且，为了我的小泳池，你还得给我蓄水，所以，每天的饮水量一定要保证哦。我可不想因为我而把你的身体“抽干”！

护好我今后的"粮仓"

妈妈，怀孕期间，你的乳房迅速增大，是正在为我出生后的母乳喂养做准备哦。这不，妈妈为了我的“粮仓”，又在求助婉婉阿姨了。

“我的催乳师朋友说了，乳腺管不通畅，有奶流不出，宝宝今后费很大的劲也还是有可能吃不饱，而妈妈也会因为奶阻塞而造成其他的乳房问题。还有就是乳头皲裂，这个虽然没有多大的问题，可是会因为裂口而疼痛，还要担心宝宝会不会因此而吃到组织液或者是血液。所以要在孕期提前对乳房进行护理，这样可以大大减轻哺乳时不必要的麻烦，因此每天的清洁和按摩可是必备的功课，坚持到宝宝出生的时候就能够顺利地进行母乳喂养了。适当的孕期乳房护理能够帮助乳腺发育，疏通乳腺导管，从而促进分娩后的泌乳。同时孕期乳房护理能够改善皮肤弹性，防止乳房松弛下垂。”婉婉阿姨接着说，“专家建议怀孕中期开始做乳房护理。因为怀孕中期，孕妇乳房发育迅速，同时乳头变得更加敏感。”

“我好像感觉最近胸罩总是湿湿的，不会有什么问题吧？”妈妈煞有介事地问道。

“如果热水浴后会引起初乳渗出，那么就避免使用肥皂以及过度清洗，因为这样会使你感到不舒服、干燥，而且基本不是必要的（因为乳晕腺会帮助你清洁乳头）。你可以用温水稍稍涂抹清洁一下渗出的乳汁，然后轻轻地抚摸乳头，让它暴露在空气中自然晾干。”

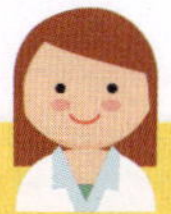

医生有话说：

怀胎十月期间，乳房一直都会有所增长，有些孕妈妈的甚至能长大 3 倍。值得注意的是，怀孕期间，若是出现乳房急性红肿热痛、血丝性乳头分泌、乳头龟裂及皮肤溃疡等症状，孕妈妈应立即上医院检查就诊，万不可大意。

第22周（148～154天）
可爱的“小宝宝”

当我知道妈妈能明显感觉到我以后，我就好喜欢“叫”她，最近妈妈的心情也越来越好，每天都会跟我聊天，跟我“玩游戏”，我可高兴了。

我喜欢“肖邦”

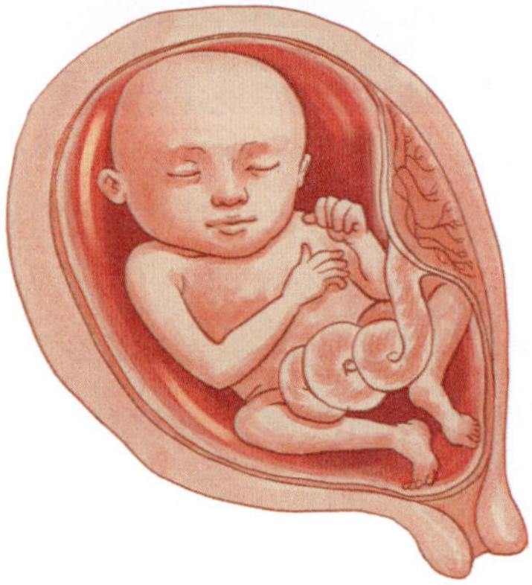

外面好吵呀，“嘀—嘀—”的，这就是妈妈常说的“汽车”发出的声音吗？我可不喜欢了，都把我的瞌睡吵醒了。我喜欢妈妈说的“肖邦”，每次听完他的音乐我都能睡个好觉，感觉焦躁时，听听“肖邦”的音乐，心情都变好了呢。

妈妈的肚子里好温暖啊，我每天都在里面泡澡，真舒服。手指头好像没什么味道，不过我就是喜欢吮着。

虽然我现在依然红红的、皱皱的，但是医生说我现在嘴唇、眉毛、眼睫毛都已各就各位，清晰可见，小手指上开始长出嫩嫩的指甲，手脚开始伸展，外生殖器已经形成，内生殖器也已经形成，并开始分泌激素，是个名副其实的“小宝宝”了。

和妈妈一起“上课”的日子

昨天晚上，爸爸突然有急事要出差，本来和妈妈约好今天要一起上孕妇课的，也只能失约了。不过妈妈别担心，还有宝宝陪着你呢！

第二天，等我睡醒的时候，就听到一个很好听的声音，有人离我很近地在说话：“谁家小宝贝呀，好可爱。”妈妈跟我介绍说是医生阿姨，也是今天上课的老师。这位阿姨很有眼光啊，我迫不及待地伸出小拳头，表达了我的欢迎。

接下来就是上课时间了，因为要帮爸爸陪妈妈一起上课，所以全程我都是很认真的。老师说了一下怀孕中期可能会出现的一些身体变化，还说了很多注意事项。

比如，多注意饮食营养，尤其是钙、铁、蛋白质、维生素的摄取，但是也要注意不要吃太多、长太胖，不然到时候不好生，对宝宝也不好，妈妈记住了吗？要注意适当运动，游泳、散步、做瑜伽都可以，妈妈可喜欢做瑜伽了，我也喜欢，每次妈妈做瑜伽的时候，我都觉得全身都好舒服。老师还说要多跟宝宝说话，也就是我啦。爸爸妈妈每天都会跟我说话哦，有时候是讲故事，有时候就是随便的聊天。老师还讲了好多关于住院和生孩子的准备事宜，好复杂呀，我都快听睡着了。

对了，妈妈今天还认识了一个新阿姨，阿姨的肚子里也有个宝宝，我还跟他打了招呼，不知道他听到了没有。

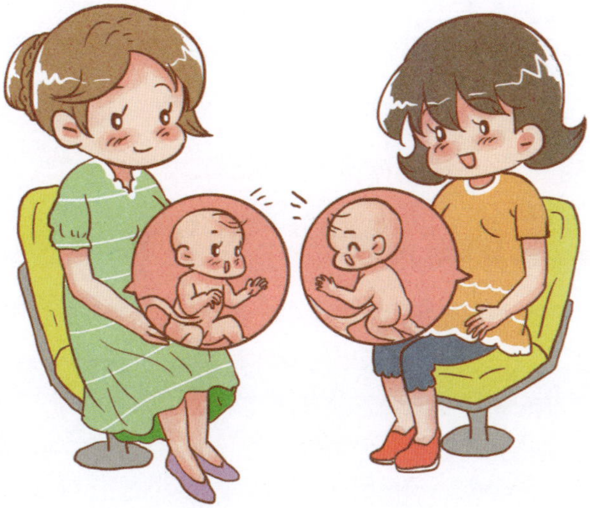

我喜欢的交通工具

大家猜猜平时我都是怎么出门的呢，哈哈，猜不到吧，当然是妈妈带我出门的啦。我现在也是坐过好多车的宝宝了，今天就和大家一起说说我喜欢的出门方式吧。

我喜欢火车。上次和爸爸妈妈一起去旅行，我们就坐了火车，它喜欢“呜——呜——”叫，叫过之后周围就会比较安静，然后就是一阵“哐当，哐当，哐当”的声音，我也跟着“哐当，哐当，哐当”，然后就没有然后了，因为我睡着了。

汽车的话，不太喜欢。在我还很小的时候，我是非常不喜欢汽车的，因为有一次我记得坐完汽车，妈妈就发出一阵呕吐声，持续了好久好久，我也是无精打采的。医生那时候就跟妈妈说：“既然孕前就晕车，现在又是孕吐比较严重的时候，一定要少坐汽车。”那时候我就记住汽车了，它会让我和妈妈都不舒服。不过后来我长大了一些，有时候爸爸没时间送妈妈上班，妈妈也会自己坐汽车，时间长了，好像也没那么讨厌了。

上次妈妈跟我聊天的时候说，以后等我出生了带我去坐大飞机。大飞机是什么？很大吗？有没有我的房子这么大？我只知道大母鸡，上次外婆就带了大母鸡给妈妈吃，说是给我“补补”，不过到底是“补”啥呢？

妈妈，您抽筋我也心疼

昨天晚上，我本来在静静地睡觉，突然就感觉有些不舒服，惊醒了。啥情况？我赶紧展开小身子扑腾两下，听见妈妈“疼，抽了，又抽了”的声音，我才知道原来是妈妈的腿又抽筋了。哎，像这种冷不丁地就被惊醒的情况我都快习惯了，可妈妈的腿抽筋咋越来越频繁了哦。

爸爸赶紧起来帮忙，一边念叨妈妈又不穿袜子，一边给妈妈按摩，好一会儿，妈妈才终于恢复过来，我也迷迷糊糊地又睡了过去。

妈妈，您啥都好，就是有个坏毛病——贪凉不爱穿袜子，特别是晚上睡觉的时候，总爱把脚放到外面，为这事听爸爸的唠叨，我耳朵都听出茧子来啦。妈妈，我知道您是因为有了我，总是感觉身体热热的才这样，但是妈妈，为了我们俩的健康，请您一定要记得改掉这个坏习惯哦。

而且，每次您抽筋的时候，您睡不着，我也睡不好呢。上次我还听医生说，以后的日子抽筋的情况可能还会发生，所以您一定要好好照顾自己，您没精神的时候我也感觉得到哦，我也是会心疼的。

爸爸，您也要时刻记得督促妈妈，帮助妈妈，尽量让妈妈感觉舒服些。医生不是说了吗，每天用热毛巾帮妈妈敷小腿，再帮妈妈按按摩，就能防止抽筋。

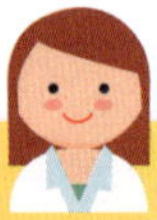

医生有话说：

越到孕中后期，孕妈妈睡觉时越容易发生腿脚抽筋的现象，这是因为孕中后期孕妈妈对钙的需求量增加。此时，胎儿的发育速度非常快，母体的钙储备和胎宝宝的骨骼生长都需要钙，如果钙摄入量不足，孕妈妈就会发生抽筋、腰酸背痛等症状。着凉也是造成抽筋的原因，所以孕妈妈要注意保暖。平时可适当进行户外活动，多晒太阳补钙；饮食要注意多样化，多吃牛奶、海带、芝麻、豆腐等含钙丰富的食物；经常进行热敷和按摩也能有效防止腿抽筋。

“带”我逛超市要小心哦

今天妈妈和我约好了一起逛超市，我知道逛超市，之前经常和妈妈一起逛，听妈妈说里面有好多好吃的、好玩的，虽然我现在是看不到，不过妈妈喜欢逛超市，我就喜欢逛超市，哈哈。不过，似乎今天有点不一样，我咋感觉闷得慌，身体也老是撞来撞去，整个过程都是晕乎乎的。

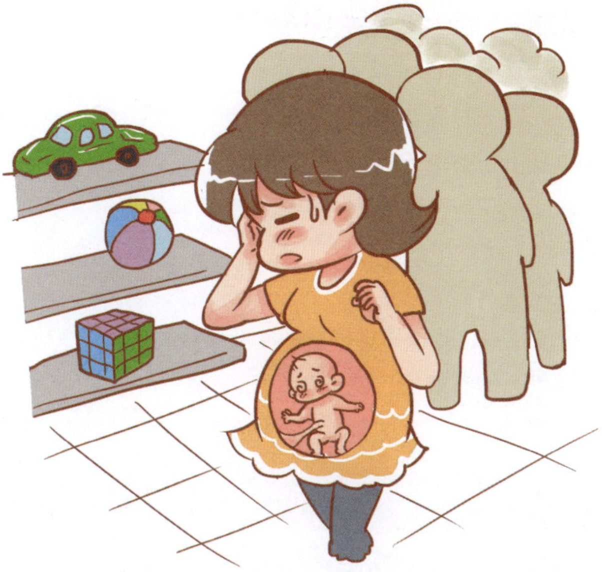

接下来的几天我都没精打采的，也不想动，我能够感觉到爸爸妈妈带着我一起去看医生了，问我咋这几天都不太动，是不是“生病”了。我想跟他们“打招呼”说我没事，不过似乎效果并不大。后来，还是医生在妈妈的肚皮上摸了一会儿，还用一个听说是“听诊器”的东西移来移去听过后，说了些话才让他们放下心来。

听了医生的解释，我才知道，原来是那天逛超市人太多，挤到我了。我一边感到骄傲，同时也有点后怕。原来我已经长得这么大了，会被“挤”到了哦，可是我也好脆弱的，受不得一点点外力的伤害。怪不得这两天总能听到爸爸说“放着别动，我来！”“咱们去那条路上走，这儿人多”之类的话，原来都是怕伤到我。

不知道妈妈以后还会不会带我一起逛超市，其实我还是蛮喜欢这个活动的。

医生有话说：

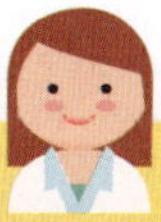

随着孕程的发展，孕妈妈的腹部越发隆起，也非常容易受到碰撞，伤害到胎儿。所以，孕妈妈平时生活起居、出门散步或逛超市、逛街等，一定要多加注意，别去人多拥挤的地方，也应避免在上下班高峰期出门。出行注意小步慢行，切勿匆忙。平时也要注意，别拿重物或从高处取物，也应避免过度弯腰、扭转等动作，防止碰撞到腹部或压到胎儿。

如果孕妈妈不小心受到碰撞，引起腹痛、出血等症状，一定要及时就医，遵医嘱采取保胎措施，并注意多卧床休息。

第 23 周（155 ~ 161 天）
妈妈的肚子变大了

妈妈说，日子就像流水，哗啦啦，一下就过了，我也一天天长大了。我也有这样的感觉呢，一觉醒来，感觉自己又变可爱了呢。不想离开妈妈的肚子，在妈妈的肚子里好舒服，让我待个够吧。

一起"摇摆"

我喜欢“肖邦”的音乐，因为它会让我觉得安心。不过偶尔听听“摇滚”我也是很开心的，它会让我不自觉地就跟着“摇摆”。每当这个时候，妈妈都会摸摸我，也可能是爸爸吧，我总能听到他“咋咋呼呼”的声音，一点儿也不“稳重”。

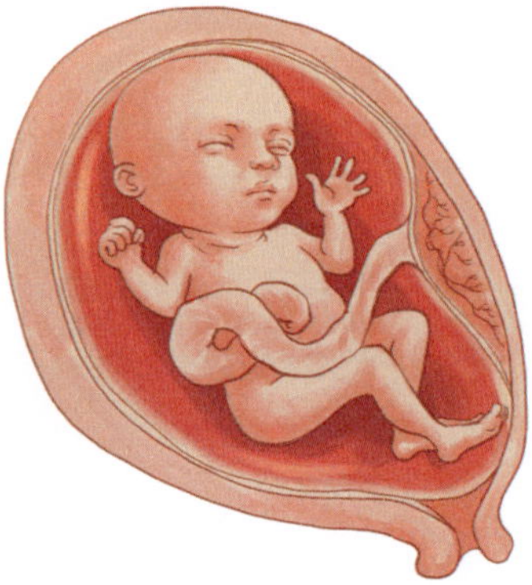

医生说我现在行为动作越来越利索了，我也觉得，所以爸爸，您下次对着我讲话的时候可要小心哦，我可能会踹到您。

爸爸每天都问妈妈想吃这不，想吃那不，咋不来问问我呢？我可馋了，虽然我也能够通过妈妈吸收到营养，不过每天只能不断吞咽羊水的日子何时才是个头啊！

和妈妈一起看恐怖片

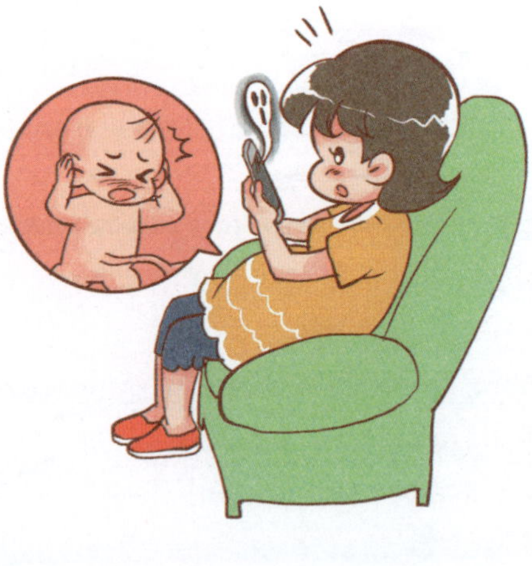

我有一个爱看恐怖片的妈妈，没事就看。别问我怎么知道是恐怖片，反正时不时地就能听到外面传来阴森恐怖的音乐，爸爸就喊“鬼啊，你都不怕的吗？”然后就离得远远的。妈妈说她不怕，就喜欢看刺激的、有鬼的，没鬼的还不好看呢。听起来没毛病，可是妈妈，您能骗得了爸爸，可骗不了我哦。

我们可是一体的，每次一听到阴森恐怖的

音乐，我都能感觉到浑身一紧，小心脏也扑通扑通地可劲儿跳动，那可不是我一个人在害怕。每次您看完恐怖片，我都感觉自己冒了一身汗呢！要不，您还是暂时别看了吧，我怕睡觉时做噩梦咧！而且，您每次一看就是好长时间，爸爸说这样对眼睛也不好。

妈妈工作，我睡觉

说到上班这个问题，不知道妈妈怎么想，我嘛，毕竟大部分时间都在睡觉，好像对我也没多大影响。当初刚刚发现我的存在的时候，爷爷奶奶都劝妈妈待在家好好养胎，妈妈说一个人在家太无聊了，爸爸说反正妈妈的工作清闲，环境也还好，上着班也还好，如果不适应再回来休息也不迟。所以，妈妈上班的事情就这样定下来了。

现在，时间过去这么久，感觉妈妈每天带着我一起出门，下午又带着我回家，也挺好的。白天上班的时间我基本都是在睡觉，偶尔醒来和妈妈玩一会儿，其他似乎也没太多事情。

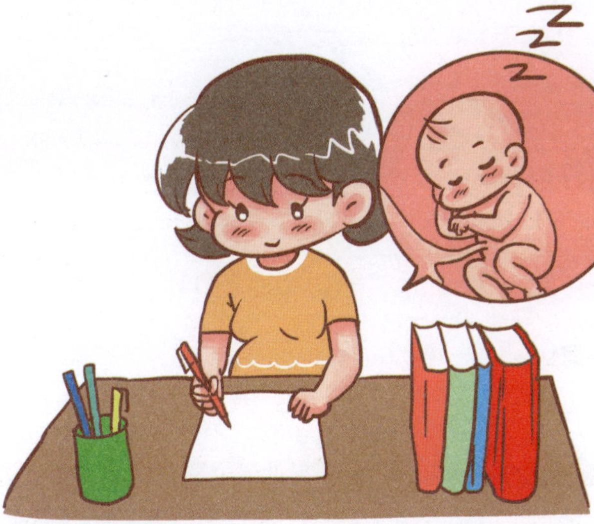

对了，虽然妈妈上班我是没什么问题，但是我可不喜欢被“压”着了，有时候妈妈长时间都不动一下，我就觉得憋得慌。每当这个时候，我就会敲敲妈妈的肚皮，提醒妈妈我要活动活动，她也该起来走走了。

妈妈每天下午的时候都会和几个相熟的阿姨一起吃东西，她们管这叫“下午茶”，每天差不多到时间了，她们都会在一起说说笑笑，吃东西。妈妈也把我介绍给这些阿姨认识了，阿姨们可热情了，她们经常会逗我，偶尔还会有一两个阿姨笑着走过来要摸我，我看在大家都是妈妈“同事”的份上，那就勉强给摸一下吧，而且我也挺喜欢阿姨们的。

不过，偶尔也有点小烦恼。有一次，我正在静静地睡觉，突然肚皮一阵震动，原来是妈妈“咳，咳，咳……”的声音把我惊醒了。紧接着就听到妈妈说：“您好，高先生，不好意思，您可以去吸烟区吸烟吗，我现在怀孕了，对烟比较敏感。”

“哦，好的，不好意思哈，刚好有点烦心事，给忘了。”一个陌生的男声传来。

我不喜欢吸烟，记得医生说烟对我和妈妈都不好，爸爸说他就不吸，总之，希望大家都不吸烟吧。

喜欢和妈妈一起游泳

我知道妈妈喜欢游泳。妈妈经常会和爸爸念叨：“好想去游泳啊！”“今天一起去游泳吧！”“我知道一个又干净、人也少的地方，婉婉介绍的，我们一起去吧。”……

听爸爸说，妈妈怀我之前，还兼职当过游泳教练呢！不过，在我还小的时候，妈妈因为担心我的安全就很少去游泳了，后来我稳定以后，妈妈就重新开始游泳了。妈妈说，游泳会让她觉得像一条自由自在的鱼，没有烦恼，身体上的不舒服也统统都没有了。

现在，一段时间过去了，我总算也知道游泳是咋回事了，就跟我在水房子里的感觉是一样的嘛！我就是在水房子里慢慢长大的，待在水房子里，真的非常舒服啊，暖暖的，轻轻的。妈妈游泳时肯定也是跟我一样的感觉，所以妈妈你一定要多游泳哦，游泳会让人变得开心。而且，妈妈您不是常说自己像鱼吗，如果您是大鱼，我就是一条小鱼，每天在水房子里游来游去。我和妈妈一样喜欢游泳。

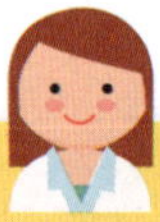

医生有话说：

游泳是孕期较为理想的一种运动方式。其他运动，有时候可能会让孕妈妈觉得有身体负担，比较难以执行；但游泳会让人放松，尤其是在孕中晚期的时候，水中的浮力会让孕妈妈的全身都得到舒展，对改善呼吸、促进血液循环、缓解背痛和水肿、放松骨盆肌肉都有帮助。水中有氧运动或只是在水中活动手脚，对身心都有放松作用，可以缓解孕期焦虑情绪。只要医生许可，游泳到临产前都没有太大影响。

不过，毕竟是在孕期，游泳也有很多要注意的事项。比如，水温要适中，以 29℃为宜，不要过热，勿超过 32℃；如果天气允许，可以在室外泳池游泳，但需注意考虑到泳池的清洁和卫生；入水、出水以及在湿滑地面行走时要非常小心，避免滑倒；游泳中途和游泳完都要注意喝水。

我可不喜欢腹带了

今天一直感觉我的小房子紧紧的，妈妈的肚皮也紧紧的，我怎么捶也捶不动，我可慌张了。这是咋了？妈妈，您能听到我说话吗？能看到我的“抗议”吗？我想您的手能直接摸到我，不喜欢紧紧的，硬硬的。

就这样过了好久，在我快坚持不住的时候，好像是爸爸下班回来了，我听到他在叫我“宝贝”的声音了，我想回应爸爸的，可是爸爸也听不到。在我灰心丧气的时候，突然听到爸爸说：

“怎么今天肚子用上腹带了，是宝宝出了啥问题吗？”

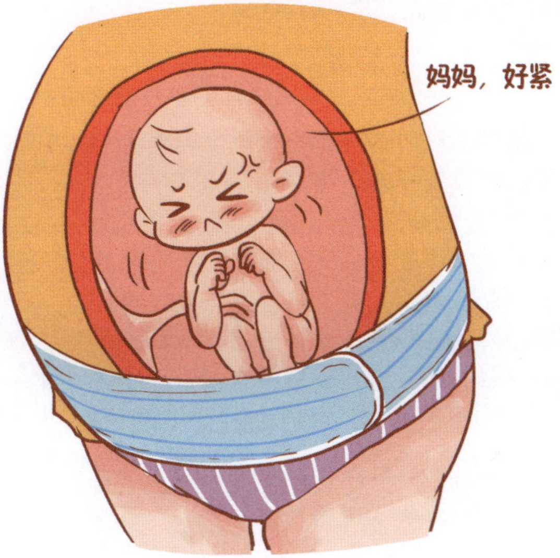

妈妈回答：“别紧张，别紧张，是我感觉肚子总是好重、不适应，听人说用腹带可以托住，而且用腹带还可以预防妊娠纹呢。”

“那宝宝会不会不舒服？先解开吧，明天先问问医生再看。”爸爸说。

爸爸懂我，呜呜，我爸爸真是世上最好的爸爸。感觉到爸爸的手摸过来了，赶紧跟爸爸告状，我今天可憋了一天呢，可不舒服了。爸爸像摸着我的小拳头说：“看，宝宝也觉得不舒服呢，咱还是别用了。”我赶紧附和，就是就是。

不晓得过了多久，反正就是后来妈妈带着我一起去看医生，医生果然说不能用那什么腹带。

“我们建议一般是有悬垂腹、胎儿过大、双胞胎、经产妇腹壁肌肉松弛、有严重的腰背痛等情况的孕妇可以使用腹带，这样可以起到托腹和缓解不适的作用。而且，使用腹带也是有讲究的，腹带过松，起不到托腹的效果；腹带过紧，会影响胎儿的发育。你这个情况可以不用腹带，特别是在不懂的情况下千万不能自己乱用。如果后期腹部长得过大，可以再看情况。”医生说。

虽然我是听不太懂啦，反正就是我很健康，妈妈也很健康，完全可以不用腹带。

第24周（162～168天）
和妈妈一起聆听

最近我好像越来越能听到爸爸妈妈的声音，能感觉到他们的存在了，真想快点见到爸爸妈妈，我每天都在掰着指头数日子，感觉怎么数也数不完呢。

我是一个"毛娃娃"

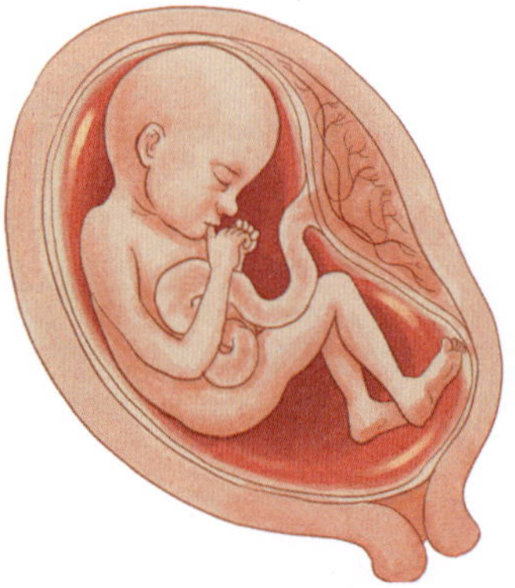

我现在开始长头发和指甲了，身上的毛毛又长长了一些，软软的，还很浓密，全身都是，如果爸爸妈妈看到我，肯定会笑话我是个“毛娃娃”。而且皮肤也皱皱的，看起来一点儿也不美，爸爸妈妈会嫌弃我吗？不过，我虽然现在长得不好看，但是肌肉、骨骼和器官组织都在继续生长着，相信过不了多久，就会长好一些了。

最近我能听到房子外面传来的一阵阵的声音，有时候“扑通”“扑通”，有时候是“呼——”“呼——”，这是妈妈的心跳声和呼吸声吗？那么，爸爸妈妈，你们能听到我发出的声音么？肯定也是能的吧。

我需要更充足的营养

不知道怎么的，这两天总觉得浑身没劲，好像是生病了，也不想多动。妈妈好像也感觉到我的状况了，着急得很，拉着爸爸要去医院。

感觉跟着妈妈上上下下跑了几趟，后来好不容易稳下来，爸爸就在一旁好焦急地问医生，我是不是有啥问题，妈妈也在一边说我最近不爱动，没精神之类的。过了好一会儿，我都快睡着了，才听到医生说：“最近营养是不是有点跟不上？好像有点贫血。宝宝得不到足够的营养，自然容易出现状况。”

后来经过妈妈的一番解释，才知道情况是这样的：

原来，妈妈最近觉得自己体重长得有点太快了，担心后面几个月长太胖，到时候不好生，所以在饮食上稍稍有点克制，没前段时间吃得那么多。

医生告诉妈妈，现在的我长得特别快，正是需要营养的时候，必须要保证多种营养的摄取，尤其是蛋白质、铁、钙等，千万不能节食，否则不仅妈妈容易缺铁性贫血，我的发育也会跟不上。平时只要不吃过量就可以了，同时，还要注意适当运动，这样对提升免疫力、增强体质有帮助……

听着医生熟悉的嗓音，我也放下心来。怪不得我都觉得自己没力气了，原来是妈妈也觉得没力气了啊。接着爸爸妈妈絮絮叨叨跟我道歉，说下次再也不这样了。其实，我又怎么会怪妈妈呢？我只希望妈妈健健康康的，这样我们大家才会好好的。

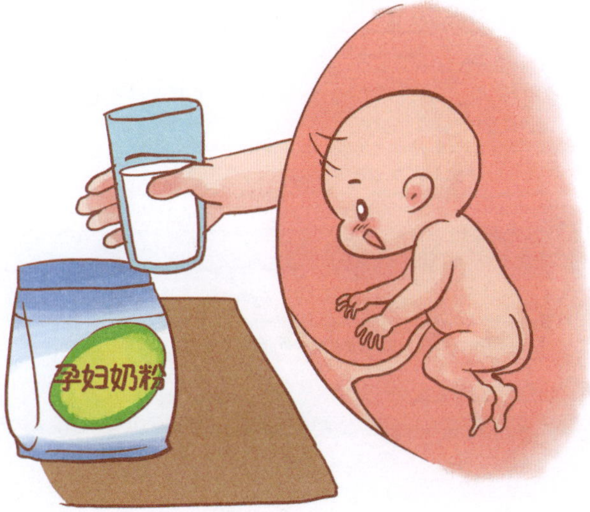

最近几天，妈妈跟我说，她在医生的建议下买了孕妇奶粉喝，可难喝了，不甜，还腥腥的，不过为了我在坚持喝。不过，真的有那么难喝吗？我咋感觉还不错了，虽然喝不到吧，但是感觉浑身都是劲儿，不信，咱们来玩“踢肚肚”游戏吧！

对了，最近外婆又从乡下回来了，说给妈妈捎了两只老母鸡、一筐鹅蛋，还有好多自家种的菜和水果。听起来都不错啊，什么时候我才能吃到呢？

医生有话说：

孕妇奶粉是在牛奶的基础上，进一步添加孕期所需的营养素制成的，这些营养素包括蛋白质、铁、钙、DHA 等，可以满足孕中期的营养需要。有的孕妈妈体重增长缓慢、贫血等，每天可以喝 1 ~ 2 杯孕妇奶粉来补充营养。注意，喝孕妇奶粉也要控制量，不能既喝孕妇奶粉，又喝其他的牛奶、酸奶，或者吃其他奶制品，这样会增加肾脏负担。如果孕妈妈贫血症状略严重，可以选择专门补铁的孕妇奶粉，平时还可以适当喝些猪肝汤。如果孕妈妈饮食均衡，体重等指标也正常，就不要喝太多孕妇奶粉，否则可能造成营养过剩。

以后我要给妈妈买好多冰激凌

“宝宝，夏天好热好热呀！妈妈好想好想吃冰激凌，香草的、巧克力的、奶香的，随便一个都可以！”这大概是最近我听妈妈说得最多的一句话了吧。夏天很热吗？热不好吗？妈妈的肚子里也是热热的，可是宝宝好喜欢呀！

而冰激凌嘛，虽然不知道是啥，但是听爸爸说那太冰了，不适合您现在吃，不然容易生病。我知道生病，那会非常不舒服，感觉浑身都没劲，您可要注意身体。虽然现在不能吃，但是以后可以吃呀。等我长大了，给您买好多好多冰激凌，今天吃香草的、明天吃巧克力的、后天吃奶香的，宝宝跟妈妈一起吃。

不过，如果您实在想吃，偷偷吃一两口吧，我不告诉爸爸，就当是咱们俩的小秘密，好不好，嘘！

老板，来一个大西瓜

妈妈喜欢吃西瓜，她说这世上她最喜欢的水果就是西瓜和甘蔗，如果可以每天吃就好了。

爸爸说，要甘蔗没有，不过现在正是西瓜丰收的季节，有很多新鲜的西瓜，管够。

谁能给我解释一下西瓜是什么吗？看妈妈这么喜欢吃，宝宝也很想吃呀！

“唔，真甜，还是脆的好吃，上次买的那个沙了，不好吃。”妈妈边吃边说。

“是还可以，不过待会就吃饭了，不能吃太多，吃完这块可不能再吃了啊。”爸爸说。

“放冰箱，我下午再吃。”

“可别，忘了上次你吃太多冰西瓜肚子痛，医生怎么说的了？可别再让人操心了，剩下的我拿去给隔壁老王家吃，下次咱买个小一点的。”

“好吧。”

我也想起来了，前几天我感觉浑身不对劲，冰冰凉凉的，后来妈妈还带我去看医生了，好长一段时间才恢复过来呢，原来是这么回事呀！西瓜虽好，妈妈您可别吃太多，我害怕冰冰凉凉的，感觉要从这个世界消失了一样。

爸爸的声音真好听

最近爸爸妈妈给我唱歌、讲故事的频率似乎有点高啊，不过我也感觉自己听得越来越清楚了。虽然我很喜欢妈妈的声音，可是爸爸低低沉沉的嗓音真的好迷人啊，我也好喜欢。

我希望早上能听到妈妈唱歌，晚上听爸爸给我讲故事，那就再好不过了，不过，如果今天是妈妈讲故事，明天听爸爸唱歌，我也不介意啊，哈哈，我真是一个幸福的小宝宝，人人夸，人人爱。

爸爸喜欢跟我讲一个小猴子的故事，那是一个毛茸茸的小猴子，叫“孙悟空”，是个非常厉害的美猴王呢，它有许多不同的历险故事，可以赶跑很多坏人。每次讲完故事，爸爸都会说：“希望咱家宝贝儿以后也像孙悟空那么勇敢，那么厉害！”爸爸还说，我现在长得就有点像“孙悟空”，也是毛茸茸的，嘿嘿，那肯定离厉害也不远了。总之，我可喜欢这些故事了，每天睡觉前都等着听呢，不知道今天“孙悟空”又会有怎样的经历呢？

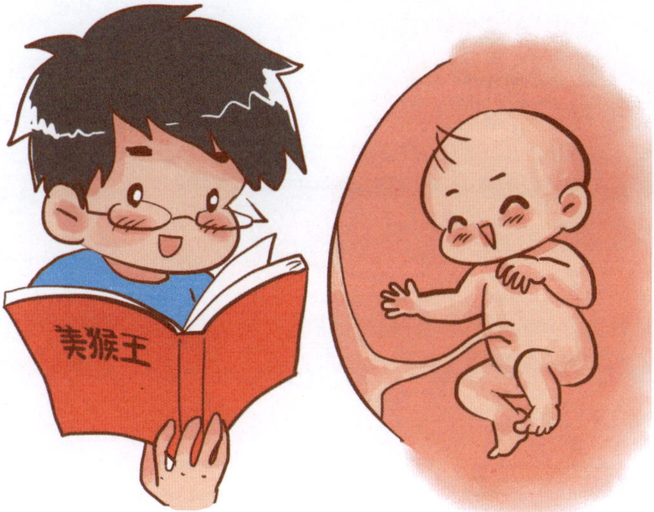

除了讲故事外，爸爸也喜欢唱歌。爸爸唱歌跟妈妈不一样，怎么说呢？妈妈唱歌时总是让人觉得开心，想“手舞足蹈”，而爸爸唱歌时我就会觉得，今天一定会睡个好觉。每当我感觉玩得有点累了，或是感觉有点不舒服，听到爸爸唱歌我就会安静下来，稳稳地睡过去。

爸爸有时候还会“念诗”，说到“念诗”，爸爸总是被妈妈笑话呢，说爸爸在“搞笑”。“这哪是念诗啊？分明是在念课文啊。”所以，爸爸每次一念诗，妈妈就会发出笑声，我也跟着一抖一抖的，害得我也想笑了。虽然爸爸老是被笑，但是偶尔还是会“念诗”，哼哼，我看他肯定是为了逗妈妈笑吧，才不是为了我，不过，反正我也很开心就是了。

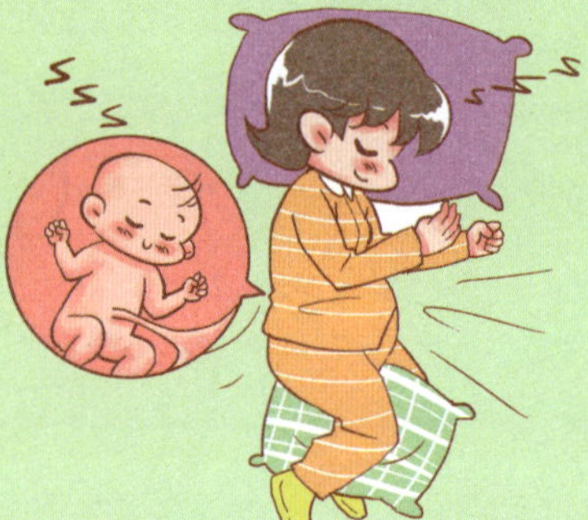

Part 7

孕7月 日渐蹒跚的妈妈

妈妈，现在的您大腹便便，正是孕味十足的时候，每天带着沉甸甸的我和我的水房子，一定很重吧，不然您怎么会日渐蹒跚呢？虽然我很心疼您，可是我还是要麻烦您多担待，再过一阵子，等我们见面就好了，没事儿的时候，让爸爸多照顾下您吧！

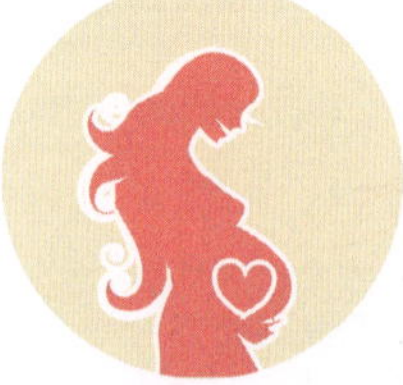

第25周（169～175天）
味觉开始形成了

爱喝牛奶味的羊水，爱听妈妈唱歌，爱和爸爸玩游戏，还喜欢跟妈妈一起做运动、一起打扫房子，我是妈妈最可爱的小宝宝，是爸爸最疼爱的宝贝儿，我为自己代言。怎么样？酷不酷，这些词可是人家跟着学的，想了好久好久呢！

房子好像越来越小了

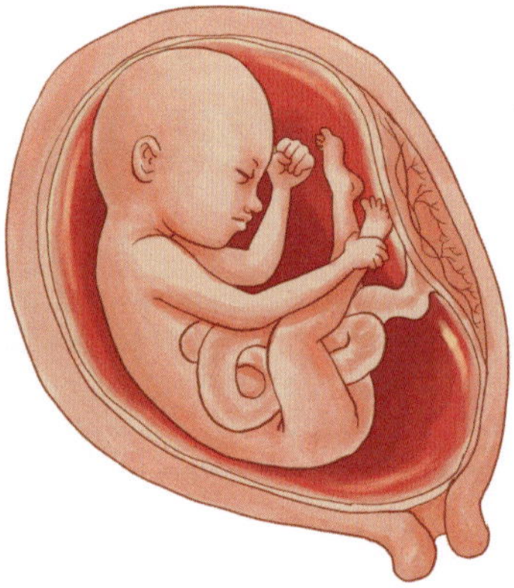

感觉自己长得好快呀，房子好像也变得越来越小了，不过我的“小拳脚”总算还有发挥的余地。每次当我挥一拳或是踢一脚，总能感觉妈妈的手会摸到我，暖暖的，很舒服，还能听到爸爸的笑声，是在“嘲笑”我踢不到他吗？哼哼，等我出生后瞧着吧！

医生说我现在大脑发育得很快，颈部和躯干也开始伸展，脊柱的骨头、关节和韧带也开始形成，需要好多好多的“脑黄金”和“钙”，让妈妈多吃鱼，多喝牛奶。嘿嘿，告诉大家一个小秘密哟，我好像也能“喝”到牛奶的味道了，香香的、甜甜的，好好喝，我长大后也要喝好多好多的牛奶。

羊水不好喝，味道涩涩的

自从能尝到味道以后，每天我都会花更多的时间去品尝羊水，也喝得更多了。大部分时候我喝到的依然只是平时的味道，涩涩的，一点儿也不好喝，不过好在我已经习惯了，要不是最近能喝到一些特别的味道，我还以为羊水就是宝宝的唯一食物呢，唔，这样说似乎也没错。

妈妈说过，喜欢的感觉就是甜甜的，不喜欢的感觉都是苦涩的。我喜欢甜的，不喜欢苦的。每次感觉到羊水里有好喝的味道，我都会喝得更多，喝到不好喝的……好像也只能喝下去，不过不给好喝的，人家要吐舌头抗议的。

妈妈好像也知道了我已经能喝到羊水中的味道了。晚上她和爸爸带着我散步的时候，我听到她说：“今天看书，说胎儿7个月大的时候就可以从羊水中品尝到妈妈吃的食物的味道了，我以后吃到好吃的要跟宝宝一起分享！”

这样才对嘛，我想想我有好多想吃的，苹果、香蕉、梨、鸡蛋、菠菜，这些我可是经常听妈妈念叨呢，肯定可好吃了。之前爸爸还给我讲过大力水手吃菠菜的故事，妈妈，要不今天就先来个菠菜吧！还有牛奶，每天不喝上几口，感觉都睡不好觉呢！

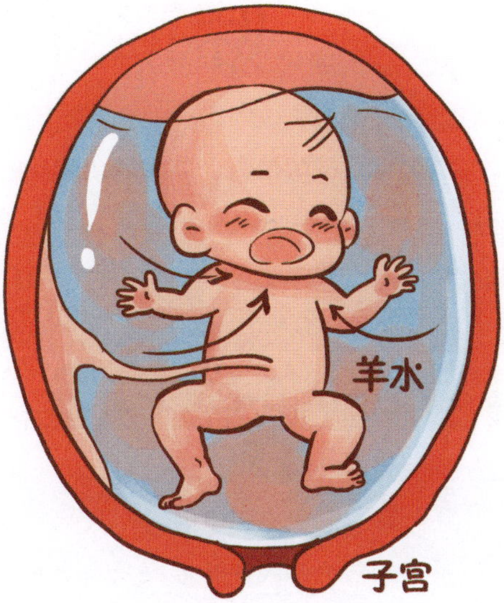

今天爸爸陪我们一起做检查

爸爸说今天要陪我们一起去检查，妈妈是不是很开心呀，嘿嘿，我也可开心了。上次检查的时候，医生就说了您现在肚子大了，最好是有人陪着一起检查哦，不过上次爸爸出差就没陪您一起了。

和爸爸一起做检查，我觉得很安心。爸爸总是说自己开车送我们过去，我喜欢爸爸开车，稳稳地、缓缓地跟着移动，我打个盹就到了。和爸爸一起，我也不会一会儿上，一会儿下，一会儿又好久都不动，可累人了。而且，爸爸老是抢着要帮您拿这个、拿那个，反正我是觉得您轻松多了。

很多您没注意到的问题，爸爸都注意到了哟。爸爸说您每次产检都会紧张，让我不要调皮，害您担心；有时候我一听您的肚子发出“咕噜咕噜”的声音，爸爸就会喊您吃东西；爸爸还会问医生好多好多问题呢，比如，“最近我老婆腿抽筋比较严重，怎么做才会舒服些？”“这个体重是正常的吗？我们有啥要注意的？”“我们宝宝的心跳好像有点快呀，是不是正常？”……

真希望每次做检查，爸爸都能跟我们一起啊。爸爸，您也是这样觉得的吧，咱们刚刚还握手拉钩了，可不能反悔哦。

做噩梦的妈妈

今天一大早，我还睡得迷迷糊糊的时候，听到妈妈在说："主任，是我，我今天不太舒服，想请个假……对……嗯……是的，好的，再见。"原来妈妈今天不舒服吗？怪不得我也觉得有点没精神呢，昨天晚上睡觉的时候好像听到妈妈起来走动的声音了，也没有太在意，还是感觉有点累呀，先睡一觉再说。

不知道过去多久，等我醒来的时候周围好安静啊，只能听到妈妈的心跳声和呼吸声，妈妈也睡着了吗？那我自己玩会儿吧。打个呵欠，伸个懒腰，动动手，抖抖腿……

"宝宝，睡得好吗？"突然听到妈妈叫我的声音。

咦，妈妈被我吵醒了呀，那赶紧伸手打个招呼吧。"嗯，醒啦，妈妈，咱们今天去哪儿玩啊？"

不过妈妈好像也没出门，就跟我玩了一会儿，念了几个故事给我听。后来爸爸回来了，听着他们的对话，我才知道，原来昨天晚上妈妈做噩梦了，没有睡好。妈妈说，梦到跟我玩着玩着，我突然就掉到地上了，所以后半夜就一直没有睡好。原来是跟我有关啊，妈妈不怕，我一直待在妈妈的肚子里，好好的呢，不会掉到地上，您不用担心。

爸爸也说："这是你太紧张了，医生不是说咱宝宝很健康吗，待会咱们去游泳，晚上再吃顿好的，散散步，按按摩，保证晚上睡得香。还有，做噩梦要叫醒我，别老一个人瞎想。"

就是说，别想那么多，看宝宝我，每天都睡得香香的，这样才能长得壮壮的。

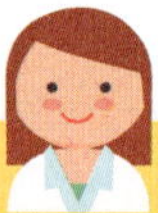

医生有话说：

孕期的噩梦，反映了孕妈妈内心隐藏的焦虑和担忧。孕妈妈不必太过介意，梦毕竟是梦，只要自己的身体健康，胎儿发育正常就好。有的孕妈妈因为做梦过多影响了睡眠质量，这对母体和胎儿都是不利的。孕妈妈应及时调整，学会转移情绪，学会倾诉，减轻心理负担，必要时咨询医生，使身心处于健康状态。

妈妈，试试左侧卧位

妈妈最近迷上了听"APP"（软件），她说APP就是一个故事机，可以讲故事，还拉着我一起听，说它会讲小宝宝在妈妈肚子里长大的故事，哇，那不就跟我和妈妈一样，我要听，我要听。

“由于胎宝宝长得越来越大（说我呢，说我呢），孕妈妈的子宫也越来越大，建议孕妈妈们在孕中晚期尽量选择侧卧位睡姿，尤其是左侧卧位。”

“子宫是一个右旋的器官，不断增大后，对右侧输尿管的压迫会加重，左侧卧位睡姿能有效缓解妊娠时子宫对母体下腔静脉的压迫，增加心脏的血流量。左侧卧位可以减轻子宫对右侧输尿管的压迫，减少夜间小便的次数，也可以改善子宫右旋情况，减轻子宫血管张力对主动脉等部位的压迫，维持正常子宫动脉的血流量，保证胎盘的血液供给，避免胎儿出现缺氧的情况……”（听不懂……）

“采取左侧卧位时，孕妈妈可在两膝之间和下背部各垫上一个枕头，可以购买孕妈妈专用枕头，还可以把一块海绵垫在腹部下面，也可以使用托腹带，这样可以使孕妈妈入睡时更舒适。”（爸爸不是说给您买了好多小枕头么，咱都用上）

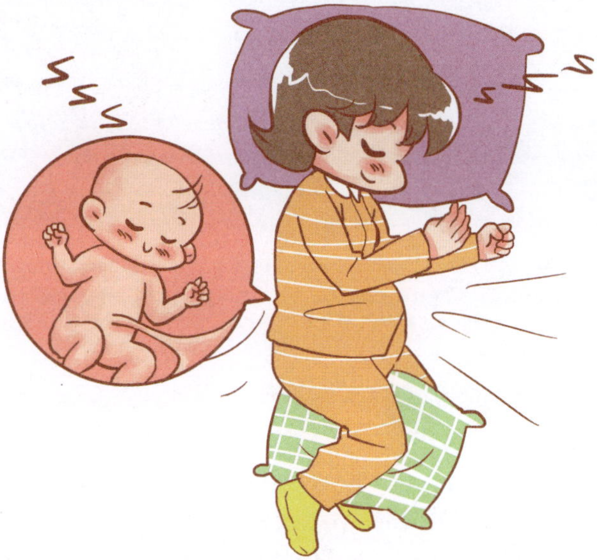

“不宜采取仰卧位睡姿。仰卧位容易导致孕妈妈在睡眠过程中产生呼吸不畅，引起打鼾，甚至是呼吸暂停。到了孕晚期，采取仰卧位睡姿还会导致子宫压迫位于子宫与脊柱之间的血管，从而阻碍血液循环，增加背部压力以及加重腿部浮肿和痔疮等症状。”（哎呀，好可怕，妈妈，可要记牢了）

“……”

好复杂呀，不过按照这样做总是有好处的，那妈妈，咱们以后就左侧卧吧，偶尔右侧卧也行，“视频”上不是说了，两种姿势换着来更好。

第 26 周（176 ~ 182 天）
我们的烦恼

虽然我是越长越大了，但是总感觉妈妈最近不舒服的时候变多了，真希望自己能赶紧出来，这样妈妈也会舒服一些。

好像长胖了一点点

最近总能听到爸爸妈妈一起讨论我的“长相”，肯定是医生又给我“照相”了，还说我长肉了，脸也变圆了，而且胳膊、腿儿越来越有劲儿了，手指甲和脚趾甲长得像贝壳一样好看，哼哼，看在你后半句的份上就原谅你说我胖咯。

突然发现我会自己睁眼了，我一会睁，一会闭，好像还长了睫毛耶。最近爸爸喜欢给我讲新故事，现在是故事时间，我要听故事去啦，爸爸的声音总是那么好听。

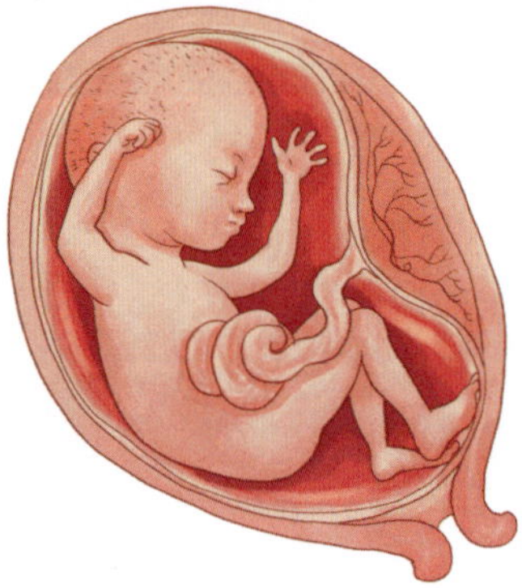

爸爸的"胎心监护权"

在我还小的时候，爸爸就买了一个胎心听诊器，爸爸说有了这个，就可以“看”到我在妈妈肚子里干什么了。我知道听诊器，每次去看医生都会用到。记得医生第一次用的时候，我突然感觉一阵凉凉的，差点吓到，还是妈妈说让我不要害怕，那是在跟我玩呢，看看我是不是长得壮壮的，我才放心。

医生有话说：

正常的胎心音每分钟可达 120 ~ 160 次，大多数情况下维持在每分钟 140 次左右。自己在家监测时可将每次的监测结果记录下来，若胎心率低于 120 次 / 分钟或高于 160 次 / 分钟，就要密切关注胎心的变化，必要时就医。

“糖宝宝”的烦恼

“老板，来一袋荔枝！”

“老板，我要这个西瓜！”

“老板，这水蜜桃甜吗，来几个！”

……

最近妈妈好像爱上了吃水果，爸爸总是劝她少吃点，不要影响吃饭，妈妈就说好好好，不过感觉这几天没啥胃口，水果好吃，还不容易长胖，爸爸就不说啥了。

过了几天，爸爸又跑来跟妈妈说，他去咨询了医生，说水果不能吃太多，尤其是那些特别甜的，很容易导致血糖升高，对她和宝宝都不好，还说之前做糖尿病筛查的时候，医生还嘱咐过。

我想想，啥嘱咐来着，好像当时只听到妈妈高兴地说：“过了，过了！”对了，当时医生好像是说妈妈什么检查过了，但是还是要注意预防。

幸亏爸爸及时解救了我迷糊的脑袋瓜，原来是前几天妈妈做糖尿病筛查的时候，医生说虽然结果是正常的，但是现在正是血糖波动较大的时候，依然要注意预防。因为“糖”太多了，妈妈容易生病，生我的时候也会很辛苦，而且还会生出“糖宝宝”。

“糖宝宝”这名还怪好听的，叫我糖宝宝我是不介意啦，可是医生说糖宝宝不健康，长大后也容易生病，那我还是不要做糖宝宝了，妈妈也不要做“糖妈妈”。

医生有话说：

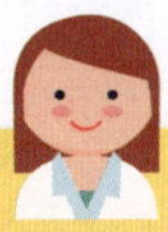

孕期 24 ~ 28 周，孕妈妈需做妊娠期糖尿病筛查，以监测血糖值，并及时进行营养咨询。一般来说，空腹血糖为 5.1 毫摩尔 / 升，服糖 1 小时后血糖为 10.0 毫摩尔 / 升，服糖 2 小时后血糖为 8.5 毫摩尔 / 升，以上任何一点血糖值达到或超过上述标准即可诊断为妊娠期糖尿病，需要临床干预或治疗。可先在医生的指导下调整饮食，适量运动。一周后再测血糖，如果还是没有控制住，需注射胰岛素来控制。妊娠期糖尿病的治疗一定要遵医嘱，全程监测，且不能自行口服降糖药物，以免增加宝宝畸形的风险。

孕妈妈平时要注意多吃新鲜蔬菜，少吃高糖食品（如巧克力、蛋糕等），过甜的水果也不要多吃（如荔枝、榴莲等）；主食注意粗细粮搭配，菜肴注意荤素搭配；少吃油炸、油酥、油煎等食物，以及动物的皮、肥肉等。尤其注意吃水果要适量，别把水果当饭吃。中国营养学会建议，孕期每天宜摄入 200 ~ 400 克水果，建议在两顿正餐之间食用，尽量选择含糖量低的水果，如樱桃、苹果、梨等。

妈妈，别忘了每天量血压

现在是“宝宝课堂”，就让我来给大家说说“高血压”的知识吧。在宝宝长到六七个月大的时候，孕妈妈一定要小心高血压，因为这个时候正是“妊娠期高血压疾病”的多发期，妊娠期高血压疾病通常表现为高血压、蛋白尿、水肿等，严重的还会出现头痛、视力模糊、上腹痛等。

那么，怎么预防呢？

注意血压和体重

孕妈妈每天都要测量血压，可以买一个血压计自己在家量，并做好记录，如有不正常情况，及时就医。体重也要控制好，注意别长得太胖，否则会加重妊娠期高血压（妈妈听到了吗？爸爸说您最近一周长胖了不少呢）。

均衡营养，别吃太咸

多吃新鲜的蔬菜、水果，适当吃些肉、蛋、奶等高蛋白、高钙、高钾及低钠食物。盐分摄入过多会导致血压升高，影响心脏功能，引发蛋白尿和水肿，所以，孕妈妈要少吃盐，少吃太咸的食物。

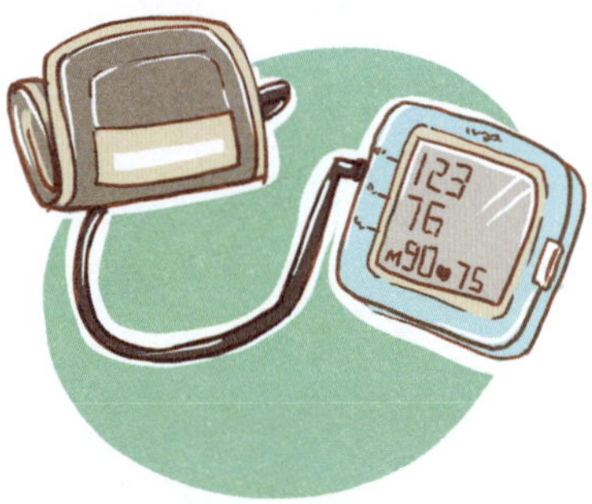

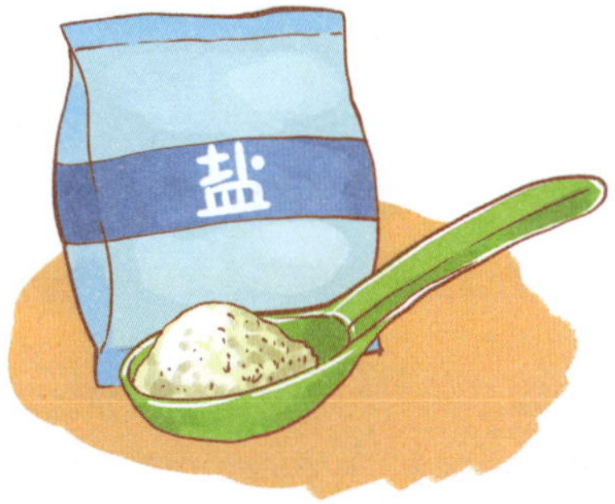

多休息，保持心情愉快

孕妈妈应注意保持正常的作息，保证足够的睡眠，保持心情愉快，避免过度劳累，避免站太久。睡觉时可以采取侧卧，适当将腿垫高，以利于血液循环。

坚持运动

散步、慢跑、游泳、练瑜伽、做孕妇体操等都对放松身体、降低血压有帮助（我妈妈每天都带着我一起散步哦，还经常游泳）。

说了这么多，好累哦，医生懂得可真多，希望我没有讲错。有了宝宝之后也好麻烦，好多东西都不能吃，好多事情都不能做，不过谁让宝宝这么可爱呢？所以妈妈，您就多担待点吧，再过不久我就可以出来了。

我妈妈是最美的妈妈

今天睡觉前，我正在静静地听着爸爸给我讲故事，享受着爸爸妈妈一下一下地“摸摸”，正迷迷糊糊地要睡呢，突然听到妈妈一声大叫：

“天呐，这是妊娠纹吗？我这是长纹了吗？之前不是没有么？咋办？听说长纹了就很难消下去了。”

这把我给吓得，赶紧蹬了两下。咋啦？出啥事了？瞌睡都吓醒了。

过了一会儿，我感觉到肚子被左摸摸、右摸摸，然后听到爸爸说：“别急别急，别吓到咱宝贝了，我刚仔细看了一下，没有呢。”

“你又不长，当然不担心啦，我可不想以后生完孩子穿裙子都丑丑的。不行，我要赶紧去照镜子。”妈妈说。

“别这么说，你永远都是最漂亮的老婆，也是咱宝贝最漂亮的妈妈。我和孩子都最爱你。”爸爸赶紧说。

紧接着就是一阵窸窸窣窣的声音，我感觉身体跟着上下、左右移动了好几下，才又稳定下来。

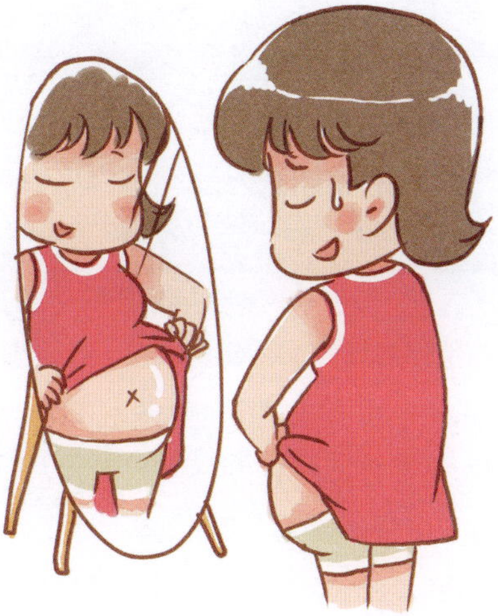

“吓死我了，幸亏没有，还好之前我就一直在抹橄榄油，这橄榄油还是婉婉推荐的呢，她就没有长纹，而且现在身材恢复得可好了，真羡慕。唉，不能再长肉了，不然肚子太大了，以后生完孩子了也容易长纹……”

“……”

我听着爸爸妈妈越来越小的聊天声，感觉妈妈的肚子被一圈又一圈抚摸着，又想睡觉了呢。

临睡前握个拳，先安慰妈妈一下，妈妈您听我说哦：我妈妈是世界上最美的妈妈，最好的妈妈。虽然我不知道那纹是不是真的很丑，不过就算妈妈长了，我也不觉得丑啊，上次医生还说我丑丑的呢，妈妈不也常说我才是世上最好看的宝宝吗？

您看到我的小拳头了吗？看到了就安心吧，宝宝先睡了，爸爸妈妈也早点睡吧，晚安。

我爸爸是最好的“按摩师”

“老婆，怎么才吃这么点？这是你最爱吃的墨鱼炒西蓝花，多吃一点啊。”

“没胃口！不舒服！”

“咋啦？哪里不舒服？我看看。”

“不多，就两个地方。”

“哪两个地方？”

“这儿不舒服，那儿也不舒服。”

“……”

“主要是腿，晚上也睡不好。”

“老婆，咱宝宝现在越来越大，你肯定很不舒服，辛苦了。先吃饭，待会儿我帮你做做按摩，之前医生推荐的那个按摩师还记得吗？我专门去取经了，保证效果好，本来还打算给你个惊喜呢。”

“真的呀！谢谢老公，吃饭吃饭。”

这儿不舒服，那儿也不舒服，到底是哪儿不舒服呢？不过说真的，最近确实总听妈妈说这里疼、那里痛的，我心里也好难受的，平时都没什么心情玩了，真希望妈妈赶紧好起来，爸爸会按摩，真好。

刚眯了一小会儿，在哗哗的水声中，我迷迷糊糊地醒来，就听到爸爸跟妈妈说：“老婆，泡脚是不是很舒服？按摩师说这泡脚水啊，最好是能没过小腿，完了再按摩，效果更好，而且每天泡泡脚，还能帮助你睡个好觉。”

“唔，确实很舒服，嘿嘿。”

“那我们现在就开始按吧，先给你来个经典‘招式’，师傅说这招对水肿、腿抽筋和酸痛效果最好。用手掌握住脚踝，两手交替像拧毛巾一样轻轻地按摩，从脚踝一直按摩到大腿这里，多做几次。很简单吧，你也要记下来，平时我不在身旁的时候，也可以让咱妈帮忙按。”

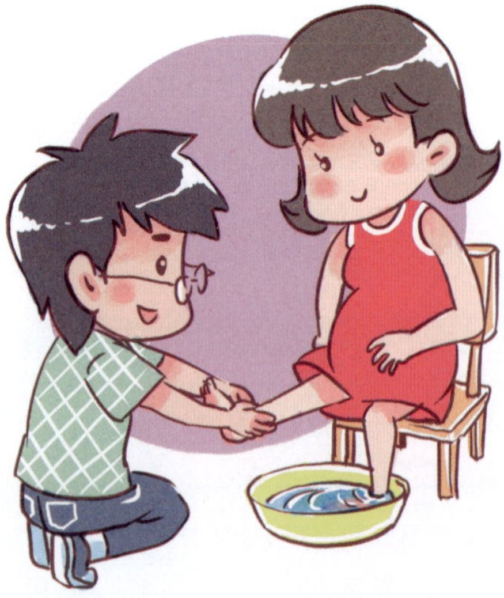

“好，谢谢老公，你真厉害。”

爸爸真的很厉害，什么都会，会讲故事，会唱歌，还会按摩，我以后也要像爸爸一样厉害，照顾好妈妈。

第 27 周（183 ~ 189 天）

为第一口呼吸做准备

妈妈说我现在长得越来越好，脑袋瓜也越来越聪明了，可以听懂很多的小故事，手脚也更有力气，不过还不能出来，所以爸爸妈妈一定要保护好我哦。

开始练习呼吸了

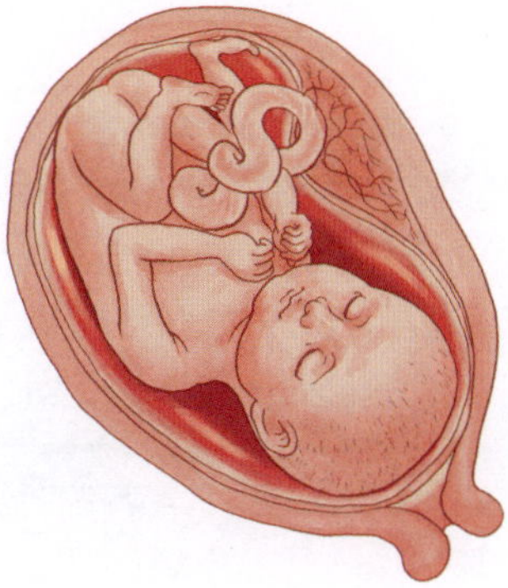

每天我都像小鸭子一样学习游泳，偶尔浮出水面“吐个泡泡”。别问我什么是小鸭子，什么是游泳，这都是妈妈说的，她说我正在练习怎么呼吸呢，这样将来出生后才是一个健康的宝宝。

医生说我现在已经有 33 厘米长、950 克重了，那是多大，有妈妈爱吃的南瓜那么大吗？医生还说我的大脑组织已经和“新生儿”差不多（新生儿是什么？可以吃吗？），听觉神经系统已经发育完全，对外界声音刺激的反应更为明显，大脑脑波也开始对视觉和听觉系统产生反应……听不懂，好复杂，总之就是我已经很强大了。

跟着妈妈学习一呼一吸

今天妈妈说要带着我一起学呼吸法，学好后生我的时候更容易些。爸爸也来凑热闹，说要帮忙，说他可以帮妈妈做准备工作，还要当老师指导妈妈的动作。

外面传来一阵音乐声，是我和妈妈最喜欢的“肖邦”的音乐，听着熟悉的音乐声，不一会儿就感觉周围变得安静下来，妈妈也停下了动作。

“现在是拉梅兹分娩呼吸法的第一步，用在分娩开始，宫口开至 3 厘米左右时。此时可以用胸部呼吸，先用鼻子深吸一口气，然后随着子宫收缩开始吸气、吐气，反复进行，直到阵痛停止才恢复正常呼吸。”爸爸妈妈又在听“APP”了。

“老婆，跟着我一起，吸气，吐气，吸，吐……”

哈哈，妈妈的肚子一缩一缩的，我也跟着一缩一缩的，好玩。

“宫口开至 3 ~ 7 厘米，子宫收缩会变得频繁，此时用嘻嘻轻浅呼吸法。孕妈妈用嘴吸入一小口空气，保持轻浅呼吸，让吸入及吐出的气量相等。此阶段完全用嘴呼吸，保持呼吸高位在喉咙处，就像发出‘嘻嘻’的声音。当子宫强烈收缩时，需要加快呼吸节奏，反之就减慢。”

“老婆，要浅呼吸，对，小口小口地。”

“宫口开至 7 ~ 10 厘米，用喘息呼吸法。此时，子宫每 60 ~ 90 秒钟就会收缩一次。孕妈妈先长长地呼出一口气，再深吸一口气，接着快速做 4 ~ 6 次的短呼气，感觉就像在吹气球，比嘻嘻轻浅式呼吸还要更浅，可以根据子宫收缩的程度调节速度。”

“老婆，吹气球，吹气球，对。”

吹气球，不会，可我会吹泡泡，嘻嘻。

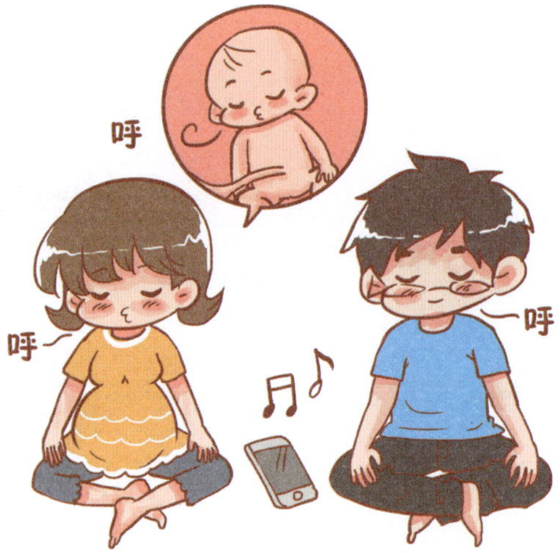

“当宫颈口全开时，孕妈妈要做的就是配合医生用力将胎儿娩出。当医生说看到宝宝头部时，孕妈妈下巴前缩，略抬头，用力使肺部的空气压向下腹部，完全放松骨盆肌肉，立即把肺部的空气呼出，同时马上吸满一口气，继续憋气和用力，直到宝宝娩出。当胎头已娩出产道时，孕妈妈可使用短促的呼吸来减缓疼痛。”

“老婆，现在我们看到宝宝的头了，赶紧吸气，用力憋气，呼出来……”

看到我了吗，看到我了吗……

“宝宝头部娩出后，开始哈气。阵痛开始，孕妈妈先深吸一口气，接着短而有力地进行哈气，如浅吐 1、2、3、4，接着大大地吐出所有的‘气’，就像在吹一样很费劲的东西。但是此时孕妈妈不要用力，应该等待宝宝自己挤出来。”

……

“老婆，慢慢来，我们今天就练到这里吧，这个呼吸法还有点麻烦，我们以后经常练，到生宝宝的时候，你肯定就熟练了。”

……

熟悉的音乐声，夹杂着爸爸低沉的嗓音，感觉着妈妈的呼吸声，我慢慢地进入了梦乡，我想今晚一定会做个好梦。

“萝卜腿”妈妈

昨天晚上爸爸正在跟我讲长腿叔叔的故事，讲完后我正在想我的长腿叔叔在哪儿呢，就听到妈妈说：“唉，茱蒂有一个长腿叔叔，咱们宝宝有一个‘萝卜腿’妈妈。”总感觉妈妈不太开心呢，“萝卜腿”不是比长腿还要“长”吗？那肯定比长腿叔叔还要厉害呀。

随后听到妈妈跟爸爸说，她最近水肿挺严重，特别是每天下班回来后，感觉两条腿都是肿的，像萝卜一样，好难受。原来萝卜腿会让妈妈不舒服，那我不希望妈妈有萝卜腿。

爸爸安慰妈妈：“水肿是挺正常的，毕竟现在宝宝越来越大了，我上次给你买的脚凳用了吧，上班的时候别老坐着，要多起来走动，来，我帮你揉揉。对了，别再吃牛肉干了，又咸又甜的，吃了又要喝水，肯定也有影响，医生上次不是说让咱别老吃那个吗？”

“好吧，暂时不吃了。对了，今天给咱妈打电话说了这事，她让我买一双软布鞋，有点跟的，说穿起来走路会舒服些。”妈妈说。

“行，那我明天就去买。不过实在不舒服，咱就别上班了。”

“好。”

……

听着爸爸妈妈的聊天声，我又想睡觉了，希望妈妈赶紧好起来吧，这几天妈妈跟我说话都少了，肯定是不太舒服，我希望听到妈妈开心的笑声。

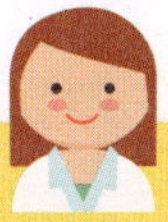

医生有话说：

孕期发生下肢水肿，一部分是由于胎儿发育、子宫增大压迫下肢使血液回流受到影响，这样的水肿通常经过适当的卧床休息就可以消退，不需要担心。如果卧床休息后仍不消退，则为异常，应引起重视。无论是什么原因引起的水肿，孕妈妈都要注意适当增加休息时间，避免久站、久坐；经常到户外散步，适当的运动可以促进下肢血液循环；服装要宽松舒适，鞋子要柔软轻便；增加饮食中蛋白质的摄入，减少食盐及含钠食品的摄入量，也有助于消水肿。

我想要以后能喝到妈妈的奶

“医生，最近我发现乳房有乳汁分泌出来，不是很多，但是在胸罩上可以很明显地看得到，黄黄的，还有点腥味。我在网上查说是初乳，这情况正常吗？”

一觉醒来，就听到妈妈在说话，声音比较急切，心跳声也咚咚咚地跳得很厉害。

“我看一下，有没有感觉哪里痛或者胀？有没有发热或是无力的症状呢？”医生的回答声传过来。

“没有，就跟平时一样的，之前产检也没啥问题。”妈妈说。

“那一般不会有什么问题。有些孕妇在怀孕六七个月的时候，乳房会分泌一些初乳，这是很正常的现象，只要平时多注意卫生就可以了。宝宝出生后，这些乳汁就是宝宝的食物。”医生回答。

原来是我的食物哦，好可惜现在不能喝到，真想快点出生，这样就能喝到妈妈的奶了。

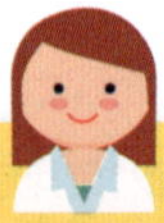

医生有话说：

从孕早期开始乳腺就受激素作用在增长了，到了中、晚期其增长的速度会加快。有一些孕妈妈会在孕中期发现胸罩突然湿了一块，乳头甚至会流出几滴透明或淡黄色的乳汁，尤其在按摩或轻压乳房后，泌乳现象更容易出现。这是正常的生理反应，孕妈妈无须过度担心，不过仍要小心乳头上是否有其他不正常的非乳汁液体流出来，这可能代表有潜在乳房疾病。

如果孕妈妈同时伴有乳房局部肿胀、疼痛，皮肤发红发热，甚至流出化脓的液体、有臭味，有的孕妈妈还会出现全身性的类似流感的症状，如发热、胃寒、全身无力等，就要警惕急性乳腺炎、乳腺癌等异常，并及时就医。

我怕疼，妈妈您可千万别摔了

“哎呀，妈呀，吓死本宝宝了！”

听到妈妈的惊呼声，我才想说呢，真是吓到本宝宝了。

事情是这样的，今天爸爸和妈妈带着我一起在外面散步，两个人正讨论着要给我买几套衣服，房子的墙壁用什么颜色的墙纸之类的问题。我也正掰着手脚摆姿势玩，突然感觉一个剧烈的转体动作，手脚都被弹开，挥了好几下，脑袋也一阵懵。什么情况？！

爸爸充满焦虑的声音传过来："怎么样？没事吧！幸亏我留了个心眼，这些熊孩子踢球也不选地方，这里都是些老人、孕妇、小孩的，也不怕伤到人。"

"没事，没事，宝宝不怕哈，妈妈只是转了个身。"随着妈妈的呢喃声，感觉到有一只手温柔地来回抚摸着我，妈妈的心跳声也渐渐稳了下来，我也渐渐放下心来。

最近我越来越怕震动了，感觉惊一下，好长时间才会恢复过来，真担心自己一不小心就会提前出来了，妈妈，你可千万别摔了、碰了，我可怕疼了。

爸爸的烦恼

这两天爸爸好像没有给我讲故事，妈妈跟我聊天的时候也说："宝贝，最近你爸爸好像有心事哦！晚上他回来咱们要好好跟他聊聊了。"

晚上，妈妈拉着爸爸说要开家庭会议，经过妈妈连番追问，才知道，原来爸爸觉得妈妈的肚子越来越大，身体上感觉不舒服的地方也很多，而自己帮的忙却很有限，有点忧伤。

"而且，老婆，你没发现家里添了很多新东西吗？前天给你买了双新鞋，我给你买的花你都没看到……感觉你都不爱我了。"爸爸委屈着呢。

"哈哈，哈哈……"听到妈妈一连串的笑声，我也不小心跟着笑出来了。

"老公，你想太多了，最近我也是有点忙，没有注意到这些，其实你一直都是一个好老公、好爸爸，而且鞋和花我都有看到，我很喜欢！"妈妈紧接着说道。

我也是真的真的很喜欢爸爸的，爸爸不给我讲故事我都睡不好呢！所以，爸爸不要烦恼哦，要每天都开开心心的。

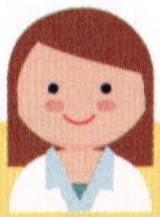

医生有话说：

孕期情绪异常可不是孕妈妈的专属，有些准爸爸也会出现抑郁、焦虑等情绪波动。孕妈妈身体上的不适与长期不稳定的情绪，可能会引起准爸爸的不安；如果孕妈妈总是一味以宝宝为中心而忽略了准爸爸，也会让准爸爸感觉自己受到了冷落；出于对胎儿健康的焦虑，孕期很多孕妈妈都会停止与丈夫的性生活，让准爸爸处于"性真空"的状态，进而也会引起他心理上的焦虑……准爸爸的不良心理如果不及时解决，对家庭和睦、婚姻和谐来说，都是一次大考验。

对此，除了准爸爸要学会自我调适之外，孕妈妈也要学会帮助准爸爸抵抗抑郁。平时要多和准爸爸交流，重视他情绪上的变化，顾及他的感受，可以多和准爸爸一起做胎教，让他产生身为爸爸的自豪感和责任感，有助于减轻不良情绪。

第28周（190～196天）

开开心心每一天

外面的世界是什么样子的呢？我好像也能隐约感受到一点了。有时候非常亮，还能听到许多许多的声音，有时候又静悄悄的，一切都是如此神秘。

阳光照进了我的小房子

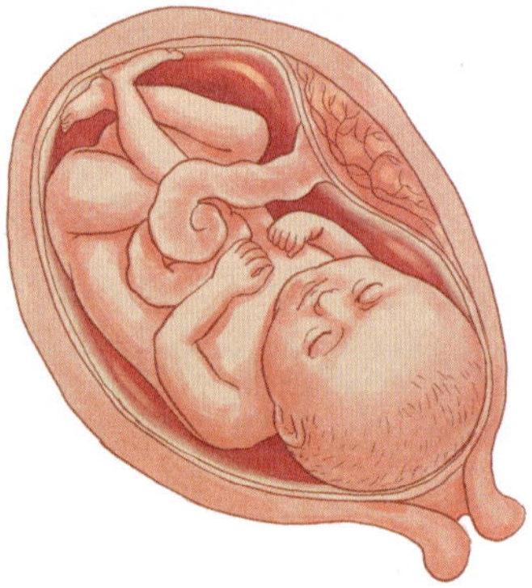

最近爸爸妈妈好像老喜欢用亮亮的东西照我，我喜欢这些亮亮的东西，跟我住的小房子完全不一样，这就是外面的世界吗？真想快点出去。

我的身体越来越结实了，动作也越来越灵敏，双手可以有力地抓握、踢腿，敲打也更有劲儿了。我现在每天最喜欢的活动就是在妈妈的肚子里游来游去，制造出各种“大包包”，然后听着妈妈发出惊喜的声音。特别是每次妈妈唱歌的时候，我都忍不住想要“手舞足蹈”，妈妈肯定也能体会到我的欢喜之情吧。

妈妈，您一定要多留意我的动作

妈妈，您知道吗，虽然我还不会说话，但是我也是有感觉的，医生不是说了吗？我的任何感觉都可以通过胎动表达出来，所以，您一定要随时留意我的动作。

除了睡觉的时候我不会动之外，当我感觉没有力气、没有精神的时候，我也会不太想动。一般情况下，在听故事、听歌或是想玩游戏的时候我会动来动去，那是因为我心情好，如果我突然动作很大、动得很频繁，那肯定是我感觉到不舒服了，或突然受到撞击。

所以，妈妈，您一定要听医生的话，感觉到我的动作异常时就要去看医生哦！

妈妈笑，我也笑

“哈哈哈哈……憨豆先生真逗！”妈妈的笑声断断续续地传来，让我的小房子也跟着一震一震的，我的心情也变得好起来，感觉平静，也非常安心。

妈妈真的很喜欢笑，爸爸说妈妈是个“乐天派”，一点小事就很容易满足，跟妈妈在一起会让人觉得什么烦恼都没有。用妈妈的话说就是，笑一笑，没什么大不了的。

当然，妈妈偶尔也会有小烦恼，而且经常还会对着我念叨：“宝宝，午餐的鸡排很好吃，妈妈好像吃太多了，不会长胖吧。”“好糗啊！刚刚钥匙掉地上捡不起来，还是一个小朋友帮忙捡的呢！”……妈妈有时候还会跟爸爸说她的烦恼，比如“老公，听说生孩子好疼的。”“老公，生完孩子我肚子上肯定会长肉，呜呜……”得到爸爸的一通安慰后，妈妈很快又能恢复过来。

我喜欢这样的妈妈，也喜欢爸爸，真想赶紧出生，这样就能每天都开开心心地和爸爸妈妈在一起了。

妈妈，“爬楼梯”要小心哦

“咚，咚，咚……”“呼，呼，呼……”妈妈的心跳声和喘气声好大，肯定又在“爬楼梯”了。妈妈说咱们家住在3楼，所以每天都会带着我爬楼梯，有时候是一上一上的，有时候又是一下一下的。其实我还挺喜欢这项活动的。

“小花，妈过几天就回老家了，我不在这儿的时候，你出门买菜什么的一定要小心啊！虽然楼层不高，但是现在肚子这么大了，做什么都要慢。要不，还是跟我去乡下养胎吧，不用爬楼，还有妈照顾呢！”外婆一边喘气，一边跟妈妈说话。

“妈，没事儿，我会小心的，扶着栏杆一步一步爬也不会有危险，而且爬楼梯还能运动呀，医生也说一天就爬这一两趟没事儿，宝宝也是喜欢的，对吧，宝宝？”

那确实，我赶紧呼应妈妈，我是很喜欢一上一上、一下一下，只要慢一点，感觉还蛮舒服的，就是每次爬楼梯后妈妈的心跳都好快，弄得我有时候也怪紧张的。

爸爸妈妈不要睡，起来嗨

哇，这一觉睡得好饱，是时候起来活动活动筋骨了。玩点什么好呢，跳舞？游泳？玩游戏？妈妈你在干什么呀，陪我一起玩会儿呗！咦，好像没动静，我左敲敲，右踢踢，好一会儿过去了，感觉有一只手轻轻地搭在妈妈的肚皮上，轻轻地摸来摸去。

“宝贝儿每天晚上这个时候都要闹一会，真是个顽皮的小家伙，唉，好想睡啊。”隐约传来妈妈模模糊糊的声音。

“你睡，你睡，我陪咱宝贝儿玩一会儿。宝宝啊，妈妈现在要睡觉觉，不要闹妈妈啃，妈妈睡得香，宝宝才能长得壮。爸爸给宝宝唱首歌吧。”

“亲爱宝贝乖乖要入睡，我是你最温暖的安慰……”随着爸爸低沉的嗓音弥漫开来，我也渐渐安静下来开始听爸爸唱歌。

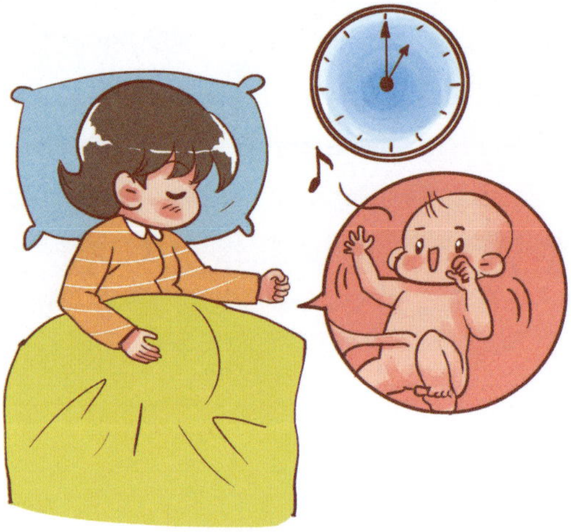

……

等我再次醒来的时候，正好听到妈妈在说：“可爱的蓝精灵们，最后依靠自己的智慧打败了邪恶的格格巫，快乐地生活在森林里。好了宝宝，今天的故事就讲到这里，明天咱们再继续，妈妈现在看会儿书哦。”

别呀，妈妈，我喜欢蓝精灵的故事，上次才讲到一半，我还等着结局呢！呜呜，我咋睡着了呢？真是令人忧伤的一天！

医生有话说：

这一阶段的宝宝已经形成自己的作息规律。醒着的时候，他会在自己的世界里好奇探索；玩累了，也会安静地乖乖入眠。但你可别指望他的作息规律和你一样，偶尔当你想静静的时候，宝宝很可能会突然嗨起来，你会明显地感觉到他在肚子里闹腾。通过摸索宝宝的作息规律，爸爸妈妈可以每天适时地与他对话、互动，和他建立更亲密的关系，同时给予小脑袋的发育更多的良性刺激。

我喜欢玩“光照游戏”

最近我和爸爸玩了一个新游戏，爸爸叫它“光照游戏”。爸爸说，我现在已经能感受到光了，经常玩“光照游戏”可以让我出生后眼睛更明亮。

所以，现在是游戏时间。

“宝宝，看到亮光了吗？看到了就伸手跟爸爸打个招呼。”

听到爸爸的声音，我赶紧伸手回答：“看到了，看到了，亮亮的。”

“宝宝，这儿呢，这儿呢！”

咦，这亮亮的还会动哦，我抓，我抓，我再抓。

“呵呵……”妈妈的笑声也传到了我的耳朵，感觉全身都暖暖的，好舒服。

……

刚好在我差不多玩累了的时候，爸爸就说：“好了，宝宝玩累了吧？先休息一会儿，待会儿爸爸给宝宝讲故事，讲一个关于萤火虫的故事，萤火虫是一种非常漂亮的虫子，也是亮亮的，还会一闪一闪呢……”

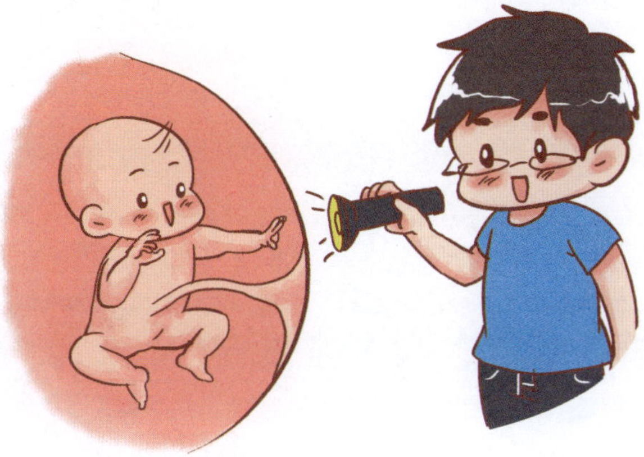

好吧，那我就先睡一觉，爸爸，等我醒了，一定要记得讲萤火虫的故事哦。

医生有话说：

光照胎教法是通过对胎宝宝进行刺激，训练胎宝宝的视觉功能，帮助胎宝宝形成昼夜周期节律的胎教法。宝宝从可以感受到光开始，爸爸妈妈就可以和宝宝一起玩光照的游戏，可以拿手电筒作为光照胎教的工具。用手电筒对着孕妈妈的腹部进行光线照射，光线进入子宫，羊水因此由暗变红，而红色正是小宝宝比较偏爱的颜色，用手电筒进行光照胎教正可谓投其所好。

爸爸妈妈可每天定时用手电筒微光对着腹壁，开启、关闭，反复数次，每次持续约 5 分钟。手电筒的光亮度要比较合适，不要用强光照射，而且时间也不宜过长。每次照射时应记录下胎儿的反应，胎动次数是增多还是减少，是大动作还是小动作，是四肢动还是躯干动等。通过一段时间的训练和记录，父母可总结出胎儿的光照训练反应规律。

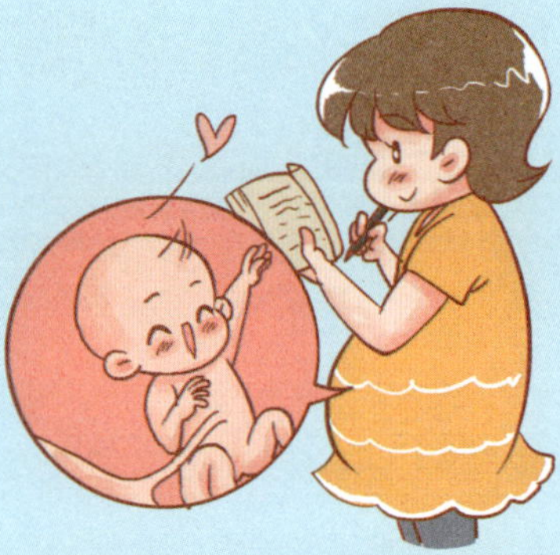

Part 8

孕8月 快速成长进行时

妈妈，我的水房子是智能的，它会随着我的长大而变大，您应该也感受到了吧？每一分每一秒，我都在快速地成长着，只希望自己快快长大，早些见到爸爸妈妈！

第29周（197～203天）

我要快快长大

妈妈，我似乎能感觉到自己正在一点点地长大，虽然这样的感觉并不明显，但您应该也能感觉得到吧？可能你会发现，你已经很难再站着看到自己的脚尖了，但每一天的我顶着飞速发育的小脑袋倒是玩得很开心呢。

我要做个"暖"宝宝

正在安睡的妈妈突然翻了一下身，之后就没有什么动静了。妈妈，是不是我吵着您了？您昨晚起来了好几次，肯定没有睡好，您再多睡一下吧。我躺在妈妈肚子里，静静地听着妈妈的心跳声。妈妈的心跳让我感到很安全。

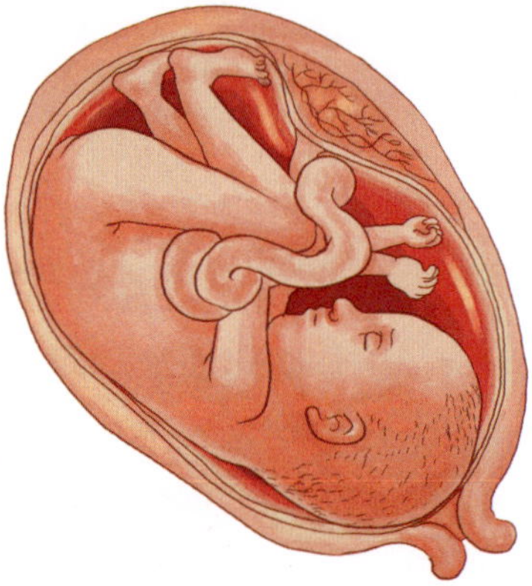

"恭喜您，从这周开始，您已经步入孕晚期，距与宝宝见面的日子越来越近了。本周，胎宝宝的体重大约有1300多克，有一个'小南瓜'大小了。胎宝宝的皮下脂肪已初步形成，这些脂肪会为宝宝出生后提供热量、保持体温。此时，如果有光亮透过妈妈子宫壁照射进来，胎宝宝就会睁开眼睛并把头转向光源……"原来妈妈没有睡，是在看视频了解我的生长发育情况呢。

的确，这周我开始长柔软的脂肪，因此，我变得胖乎乎的。我的水房子好像也越来越拥挤了。

"花生米，不知不觉你都有这么大了。你要做个健康、快乐的小花生米。好了，咱们起床吧，我要带你去吃早餐咯。"

妈妈，您放心，我也在努力着，为和妈妈见面做好准备。我们一起加油吧！

妈妈，我想变得更聪明

“老公，帮我去拿个快递吧！花生米的小姨给我买了点东西。”妈妈大声对爸爸说。

小姨真是贴心，经常会给妈妈买吃的、用的东西。我要快快长大，这样，小姨也会给我买好吃的、好玩的礼物吧。小姨真好，好期待能见到她哦！

不一会儿，爸爸就气喘吁吁地回来了，妈妈兴奋地拆开箱子。“这是啥？好像是核桃吧。”

“你给我买了核桃啊，为什么要吃这个呢？医生没有告诉我哦。”妈妈拨通了小姨的电话问她。

“哈哈……是这样的，我同事不也怀孕了嘛，我看她最近在吃这个，她说这个对宝宝的大脑发育有好处，我想着你可能需要，就给你买了点。你先吃嘛，说不定有用呢。”小姨一向都这么上心，妈妈，可能您还不知道，最近我总感觉自己能听懂更多的话、做更多小动作了，这是不是意味着我变聪明了呢。

我慢慢地伸了个懒腰，静静地听妈妈和小姨聊天。哈哈，妈妈，您肯定不知道我在“偷听”您讲话吧。

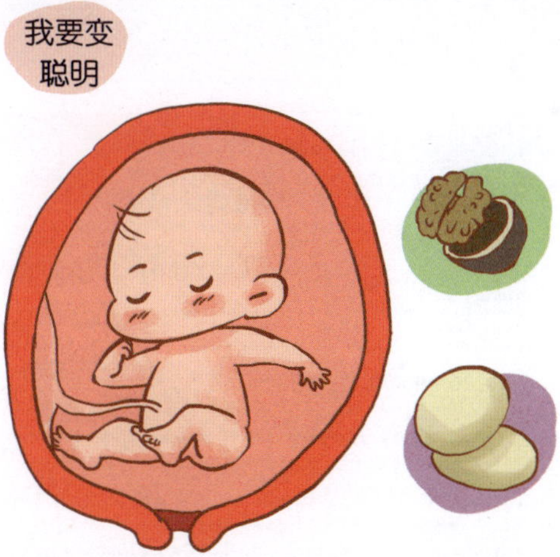

“照你这样说，那不光是这个可以补脑，我还可以多吃鸡蛋、深海鱼。”妈妈继续说道。听到妈妈说这些，我都忍不住吞口水了，这些食物都是我爱吃的呢，妈妈您要多吃点，有助于我长得更聪明哦。

我长得快，需要更多营养

妈妈，在您和爸爸的细心呵护下，我正逐渐长大，尤其是现在，我经常感觉自己越来越不能像之前那样随意伸展自己的四肢，也不能自由自在地在里面游动了。这样的改变其实妈妈也发现了，我听到妈妈在和其他妈妈聊天的时候说，她感觉自己的肚子好像变得硬了一些，也能感觉到自己行动越来越不方便了。

妈妈，从这周开始，我又进入了快速发育的阶段，身体的发育需要更多营养的支撑，所以，妈妈您可能会发现自己的胃口变好了，也经常想吃东西，其实这也是我给您传递的信号呢！妈妈，为了我的健康发育，请您要听医生的话，保持饮食的均衡，这个阶段多补充蛋白质、维生素A、维生素D、DHA等营养素哦！

妈妈，如果您还记得，医生阿姨也这样交代过您哦！我知道妈妈为了我的健康成长花了不少心思，当然也包括饮食，妈妈，真的辛苦您了！

妈妈，带我出去走走吧

最近，我时不时会听到妈妈叹气。

妈妈，您怎么了？是不是我长大了，您的身体负担变重了，也经常容易感觉累？是啊，妈妈每天不仅要上班，还要照顾我，最近妈妈都不怎么愿意活动了，每天回来就躺着休息，周末也很少出去。

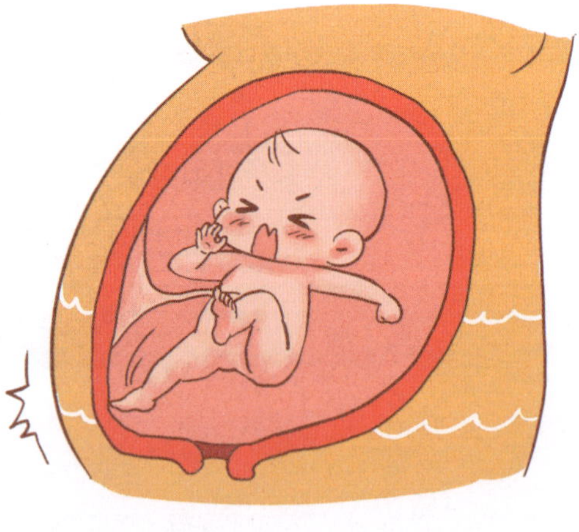

可是，亲爱的妈妈，您知道吗？如果您现在活动量减少，不仅容易让讨厌的肉堆积在您身上，而且也会让我们的见面之路多一些坎坷哦！妈妈，吃完饭，约上爸爸，咱们一起出去走走吧。呼吸一下外面的新鲜空气，妈妈应该也会感到轻松一些吧。

妈妈，不知道您发现没有，每次您外出散步，我都很开心，您感受到我“手舞足蹈”的兴奋了吗？不管怎样，我相信妈妈为了我，为了自己的健康，会多多活动身体的！

有惊无险的鼻出血

“老公，我流鼻血了。”妈妈轻轻地叫醒爸爸。妈妈不知道，我其实一直都没有睡着，她还担心会吓到我呢，哈哈，妈妈真贴心。

“我帮你去打点水来擦一下，还是我们去洗手间收拾一下？”爸爸小心询问妈妈，言语中还带着睡意。爸爸，你怎么不着急呢？妈妈都流鼻血了，会不会有事啊？我好担心。“不对，我们赶紧去医院吧。”爸爸突然回过神来。

妈妈的身体一直都还不错，每次带我去医院做检查，也没有什么异常情况，这次突然鼻子出血了，是怎么回事啊？流血多了，妈妈会不会有危险啊？呜呜……我不要妈妈有事儿。

我还沉浸在自己的情绪当中，就听到妈妈说：“现在好像没有再流了。天气也不怎么干燥，我也没有流鼻血的习惯。真奇怪，我要上网查查这是怎么回事。”

我静静地躺在妈妈肚子里，默默祈祷妈妈不要有事。“老公，我看了，孕期鼻子出血是很正常的，我们不用担心。好多妈妈也是这样。我们先在家观察，如果有异常就去医院。如果没事，我们下周去做产检再问问医生是怎么回事儿吧。”妈妈平静地告诉爸爸。

吁……我长叹一口气，妈妈没事就好。不过，亲爱的妈妈，咱们在生活中还是要多加小心哦！经过这个小风波，我也有点累了，妈妈晚安，我得去睡觉了。

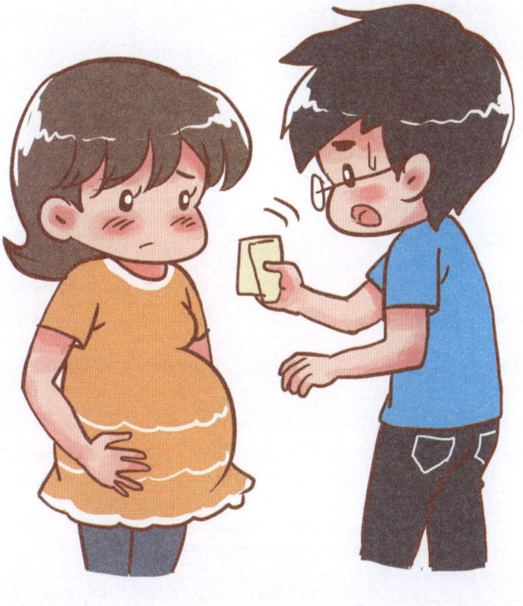

我的爸爸是诗歌爱好者

“花生米，不知道你睡了没有。今天爸爸想给您念一首我很喜欢的诗，希望宝宝也喜欢哦。”人家在妈妈肚子里玩得正欢呢，爸爸突然开口了。诗歌，什么是诗歌呢？之前我可没有听过，既然是爸爸喜欢的诗歌，肯定很好玩。

爸爸清了清嗓子，就开始了。

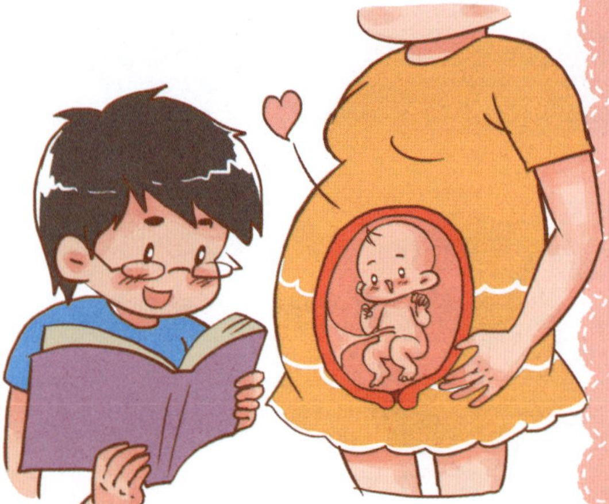

《面朝大海，春暖花开》

海子

从明天起，做一个幸福的人
喂马，劈柴，周游世界
从明天起，关心粮食和蔬菜
我有一所房子，面朝大海，春暖花开

从明天起，和每一个亲人通信
告诉他们我的幸福
那幸福的闪电告诉我的
我将告诉每一个人

给每一条河每一座山取一个温暖的名字
陌生人，我也为你祝福
愿你有一个灿烂的前程
愿你有情人终成眷属
愿你在尘世获得幸福
我只愿面朝大海，春暖花开

嘻嘻，原来我的爸爸还是一位“诗歌爱好者”呢！爸爸的声音真好听，虽然我不明白这里面说的到底是什么意思，但感觉爸爸在给我读的时候很开心，那一定是很美很美的诗吧。等我长大了，会不会有机会再去读一读这首诗呢？那个时候，我还会记得今天爸爸给我念诗时的心情吗？

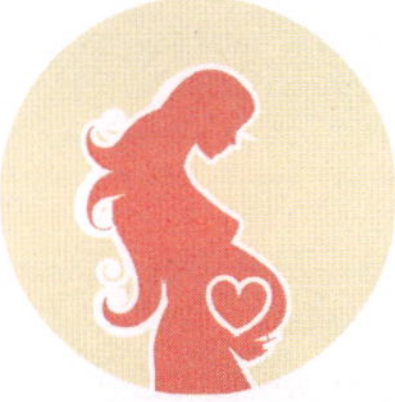

第30周（204～210天）

妈妈辛苦了

痛、痛、痛……厕所、厕所、厕所……妈妈，重要的事情说三遍，这周这两个词可能会成为您的“口头禅”。不过，不要担心，这些不会影响到我的健康，只是妈妈要辛苦一点了。妈妈，让我陪您一起来度过这段不安的时间吧。

我喜欢玩睁眼、闭眼的游戏

打开、闭上，打开、闭上……好好玩，我怎么才发现这么好玩的游戏啊？不管了，妈妈现在正在专心工作，我还是自己先玩一会儿吧。

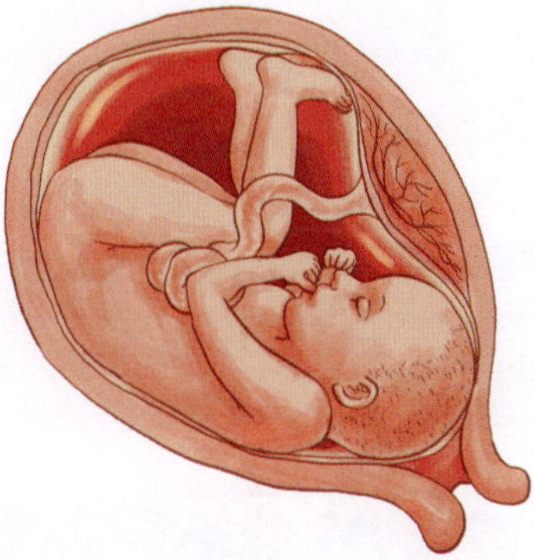

亲爱的爸爸妈妈，如果你们可以看到我，你们可能会发现我喜欢睁眼、闭眼的小秘密，也会发现我的头发越来越浓密，身体好像也变得结实了不少。不过，我的身体还要继续发育，为与你们的见面做准备。

嗯，就到这里吧，我好像有点累了，伸个懒腰，我就要睡咯。可能刚才动的幅度太大了，妈妈发现了我。妈妈，别把手拿开，我喜欢您的抚摸，很温暖，也很舒服。

耻骨联合痛，你别欺负妈妈

因为工作，妈妈每天都要坐好久。之前，妈妈常常会因为疼痛在每次起身的时候要努力好久，最近，妈妈的行动好像越来越困难了，每次从座位上起来，或是睡觉翻身，都好难受的样子。尽管我看不到，但我能感觉到妈妈的艰辛。

看到妈妈难受，爸爸也很担心，但是我听妈妈说，这也是怀宝宝过程中的正常现象，只能在平时生活中多加注意。唉，原来妈妈养育我是这么不容易，呜呜……耻骨联合痛，虽然我也不认识你，但是我好讨厌你，因为你，妈妈变得更辛苦了。

又出现尿频，心疼妈妈

妈妈，您今天怎么了？这么晚了还没有睡着？

妈妈，您怎么又起来了？

妈妈，等等，我们吃完这点水果再走……

妈妈最近不知道是怎么了，好像又回到了刚刚怀我的那段时间，每天不停地往厕所跑。妈妈吃不好、睡不好，偶尔和爸爸出去玩时大部分的时间都在找厕所。

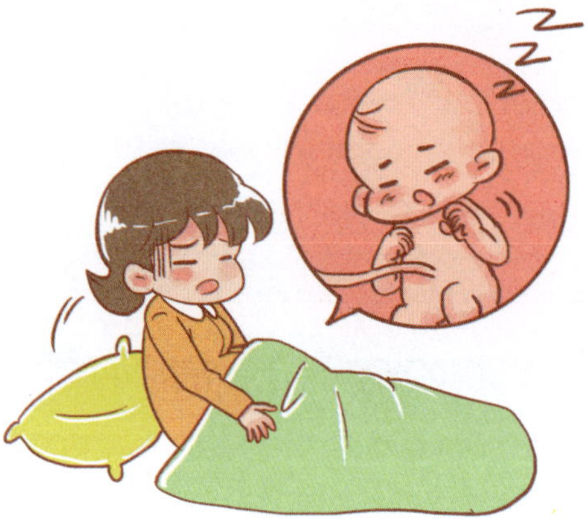

好在有过之前尿频的经历，这次妈妈没有太着急，她还是保持着正常的生活节奏，只是不像之前那样大量喝水了。听爸爸说，妈妈每晚睡觉前都会做一会儿缩肛运动，不知道效果怎么样。

晚上妈妈不停地起夜时，我真的是好心疼，妈妈原本就很辛苦了，可是现在连觉也睡不好了。妈妈，对不起！真希望能快点见到您，这样您的辛苦是不是会少点？

妈妈去做骨盆测量了

妈妈、妈妈快起床，我们和医生约好了，今天要去做产检的哦！为了提醒妈妈，我又对妈妈发出了“翻转”的信号。

“花生米，我们乖哦，医生正在给妈妈做检查呢。”妈妈温柔地对我说。

原来，我又误会妈妈了。妈妈是什么时候来医院的，我怎么不知道呢？还想着要提醒妈妈，自己反倒睡过了头。

“双腿弯曲，并用两手抱膝。对角径12.8厘米，坐骨棘间径10厘米。”医生突然开口了，“这是正常值呢。您要做好顺产的准备哦！”

“听您这么说，我也放心多了。我一直都想顺产，经过这次检查，我放心多了。”妈妈兴奋地跟医生说。

这究竟是在做什么，完全不懂呢！妈妈，您可以告诉我吗？这和我有关系吗？

“看，这是骨盆测量结果。医生说，我可以顺产呢！”妈妈骄傲地对爸爸说。

原来妈妈是在做骨盆测量啊，但是顺产是什么意思呢？我还是不明白呢。算了吧，只要妈妈高兴就好了。

痔疮，我讨厌你

听妈妈说，我们已经朝夕相处 208 天了呢。原来都这么久了，不知道还要多久才能见到亲爱的爸爸妈妈。

从我住进妈妈的水房子里起，妈妈经历了太多太多的艰辛，因为爱，妈妈都默默承受着这些痛苦。原本以为联合耻骨痛、尿频、水肿这些麻烦鬼已经够讨厌的了，妈妈经历了这么多痛苦，应该要变得轻松一些，可是，今天妈妈去洗手间待了好久，最后连走路都和平常有点不一样了。后来，听妈妈说我才知道，是痔疮这个小妖精在欺负妈妈。

一向体贴的爸爸这次也很用心，爸爸把妈妈每天需要注意的点都记在便利贴上，还时时提醒妈妈要注意。

每天早晨起床，爸爸都会为妈妈准备一杯温开水，爸爸说，这不仅可以清肠排毒，还可以帮助妈妈预防便秘，缓解痔疮带来的疼痛感。

因为妈妈要上班，休息时间少，爸爸每天都给妈妈准备了好多水果，也会鼓励妈妈多吃蔬菜。

现在，爸爸每天晚饭过后都会拉着妈妈去散步。在睡觉前，还会和妈妈一起做缩肛运动。虽然好多我都不懂，但感觉到妈妈在爸爸的照顾下一天天好了起来，我也很开心。

爸爸，因为有你照顾妈妈，我真的放心了不少。想到爸爸和妈妈幸福的样子，我就好希望自己能亲眼见证这一切。噢，这些都会慢慢实现的。

我要快快长大，那样我就可以和爸爸一起保护妈妈，让妈妈每一天都过得开开心心的。

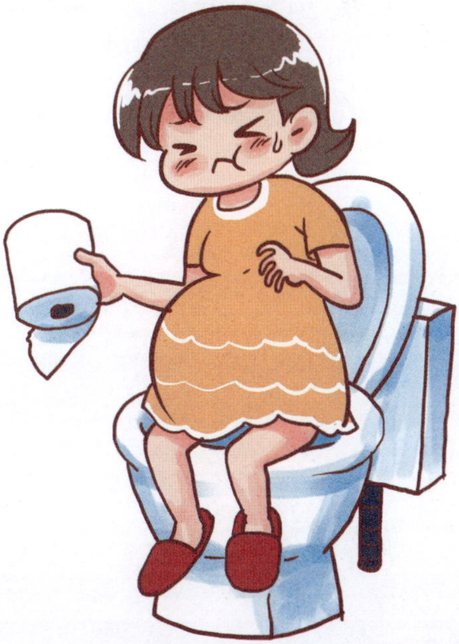

请叫我“功夫”宝宝

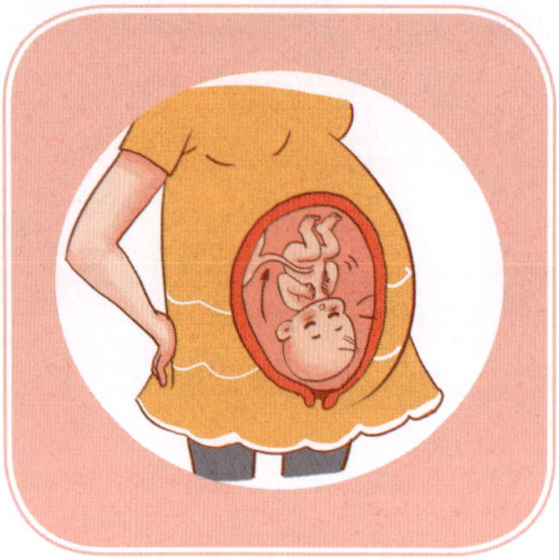

打嗝似的胎动

爸爸妈妈今天回家早，吃完晚饭，妈妈坐着跟爸爸聊天。因为刚刚吃饱，我也好想多玩一会儿，更何况爸爸也在，我要和他们一起玩。

“呃……”不小心，我打了个嗝。妈妈的手摸过来了，看来我的“小动作”还是逃不开妈妈的“心灵感应”。

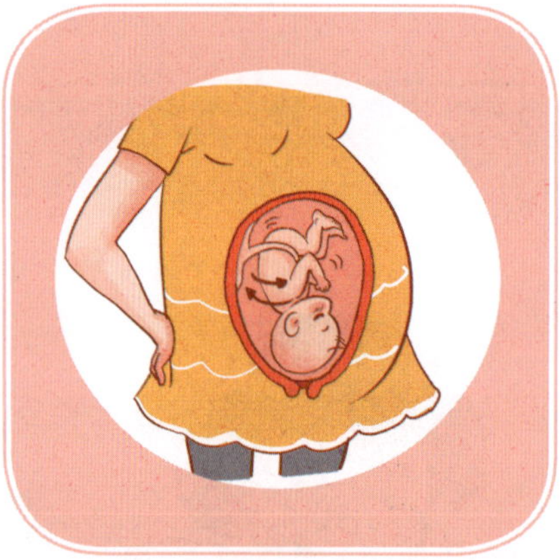

翻滚似的胎动

“花生米，我们一起来玩一下吧！”爸爸在叫我呢。爸爸边说边开始抚摸我，爸爸的手从妈妈左边的肚皮慢慢滑到右边，我追着爸爸的手，慢慢地来回翻滚。爸爸，慢一点，我的水房子现在越来越小了，我也动不了那么快呢。

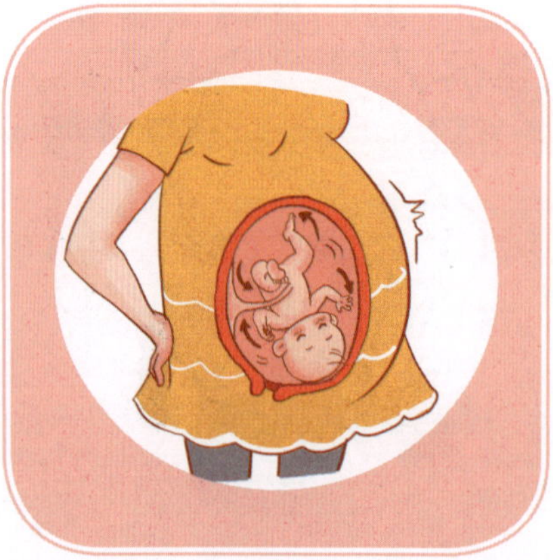

手舞足蹈的胎动

“宝宝好像今天很开心呢！等一下，我来放一点音乐吧。”妈妈笑着说。

我可以听到音乐，但我并不清楚具体唱的是什么。妈妈开始慢慢地随着音乐动起来了，好吧，我也来学学，正好可以运动一下哦！

嘴气的胎动

“花生米，你是玩累了吗？”妈妈可能看我没怎么动了，关切地说。我确实有点不想动了，不过今天玩得很开心，我要喘口气，休息一下就要睡觉去咯。妈妈，咱们明天再玩吧。

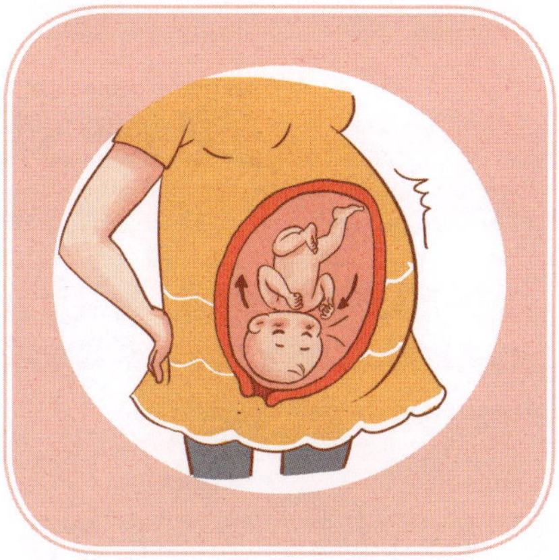

妈妈，我喜欢听您笑

最近，妈妈被尿频、痔疮等讨厌鬼缠身，经常唉声叹气的。原本乐观开朗的妈妈好像总是没什么精神，也很少笑了。

亲爱的妈妈，您一向都很乐观，也很坚强，身体的疼痛确实给您的身体造成了不小的负担，但妈妈，请您相信，这些都是暂时的。我们可以通过调整饮食和生活习惯来应对这些讨厌鬼，就像我们曾一起打败水肿、韧带疼一样，我们也可以战胜它们。

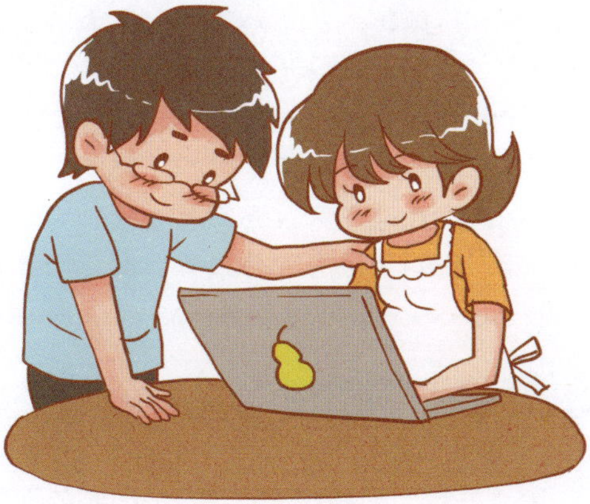

妈妈，我爱您，爸爸也爱您，看到您不开心，我们真的很担心，也很难受。我们喜欢听您笑，喜欢听您开心地和爸爸分享我的成长。妈妈，不管怎样，我和爸爸都会陪着您，您要开开心心的哦！

第31周（211 ~ 217天）
我要变聪明啦

尽管在爸爸妈妈眼里，我是一个无忧无虑的小宝宝，但其实也不尽然，我也会担心爸爸妈妈和自己。虽然我的记忆不能持续很久，但我还是在爸爸妈妈的呵护下努力成长，变得更聪明呢。

我已经摆好了出生姿势

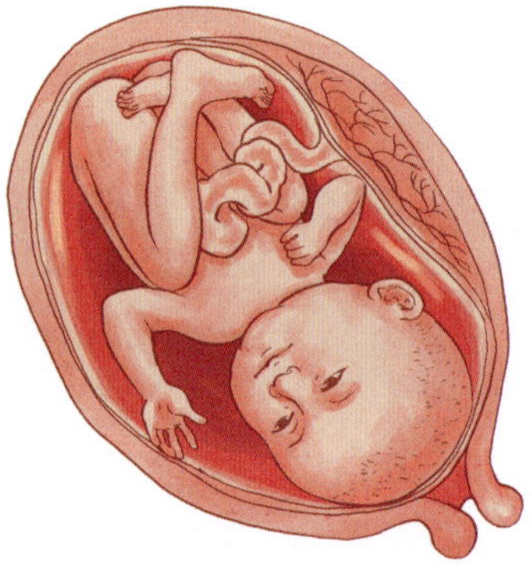

与妈妈朝夕相伴的日子里，我大部分的时间都在睡觉。清醒的时候，我会在水房子里面翻滚、玩乐，有时候我会横躺在水房子里，有时候会把屁股移到水房子的上部去。最近，我也会时不时把头朝下、脚朝上。妈妈，这是不是和你的身体姿势是一样的？妈妈，不知道您有没有发现我这些调皮的小动作。

头朝下，脚朝上，真的很舒服。有水房子的保护，我还是可以在里面尽情地玩乐。最近，妈妈总是会跟我说："花生米，你要把头移到水房子下部去哦，这就是你出生时的姿势哦！"妈妈，要是您能看到我，您肯定会惊叹："花生米，我们真的是心有灵犀呢！"妈妈，我也不知道自己为什么会这样做，但听到您也鼓励我这样做，肯定是对咱们都好的要求吧。

妈妈，请您不要担心，我已经摆好了出生时的姿势。

从娘胎就开始给我补脑

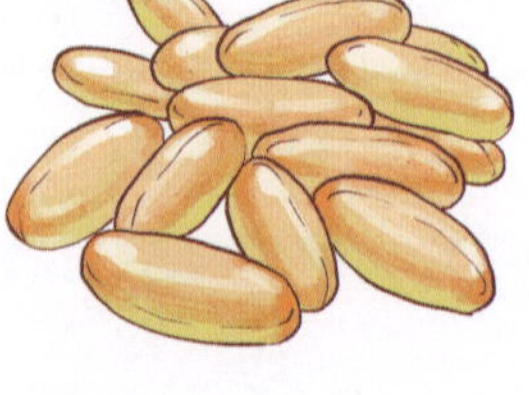

"老婆，我听同事说，这个深海鱼油很不错，里面富含DHA。你知道，进入这个月，宝宝的脑部发育也到了最后的冲刺期，我们要给他提供足够的营养。这样，我们的花生米会更聪明。"爸爸得意地给妈妈介绍起来。"你看这个成分表，基本上你每天吃一粒就能满足需要了。从今天就开始吃吧。"

"嗯嗯，看你这架势，是打算从娘胎就开始给花生米补脑啊。"妈妈笑着说。

牙疼也来凑热闹

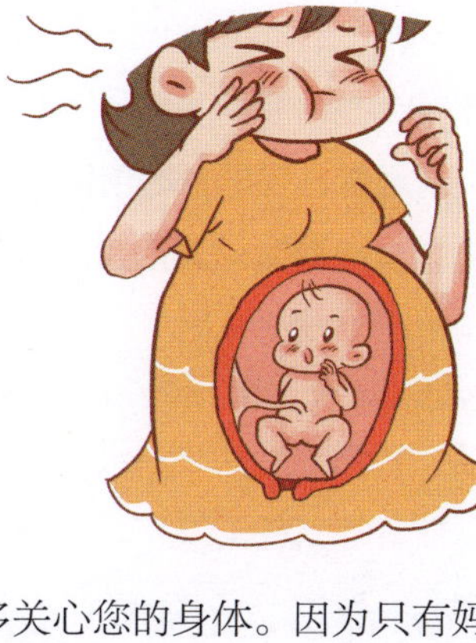

等了好久，妈妈好像也没有要起床的意思，要知道，妈妈今天可是要去上班的呢。

“老婆，要起床了哦！我送你去上班。”看来爸爸已经起床了。

“感觉头好晕，也有点冷。噢，怎么有点痛呢？不会是智齿发炎了吧？”妈妈有气无力地说。

妈妈，您是生病了吧，我们还是早点起床，让爸爸带您去看医生吧，咱们一起看看是怎么回事。我突然变得好紧张，妈妈或许感觉到了，不停地轻抚着我。妈妈总是这样，时时都是先想到我，可是，妈妈您也要多关心您的身体。因为只有妈妈健康快乐，我才能健康成长呢！

“来，我们先量一下体温。我去给你准备点早餐。”过了好一会儿，爸爸又开口了，“38℃，看来确实有点发烧呢！老婆，你先起床，我等会带你去医院吧。”

“嗯嗯。那我们先请个假。”听妈妈的声音，妈妈真的很虚弱。因为紧张，原本被困意缠绕的我也变得精神了不少，但是，妈妈今天不舒服，我要乖一点，不能在妈妈肚子里乱动。否则，妈妈会更难受的。

爸爸妈妈快速吃过早餐，就匆忙地出门了。可是，到医院等了好久，等着等着我又不小心睡着了。

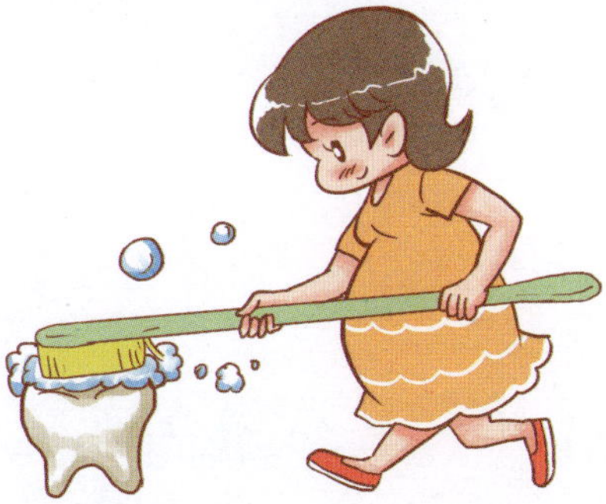

“你这个确实是智齿发炎了。智齿发炎在孕期也很常见，引起智齿发炎的原因主要还是与口腔卫生有关。这个时期你不能用药，回家之后，多喝点开水，注意口腔卫生。早晚都要刷牙，饭后也要用温水漱口，刷牙一定要刷到智齿里面。”医生的话把我从睡梦中弄醒了。

听到医生这样说，我、妈妈和爸爸都舒了一口气，可是，妈妈还是要忍受疼痛。

“医生，请问有没有什么好的办法缓解疼痛感。”爸爸问。

“要是实在疼得厉害，可以取一片鲜生姜，含在牙疼处。”医生继续说，“淡盐水刷牙也可以帮助清洁口腔。”

妈妈，您记住医生的话了吗？咱们平时也要注意口腔卫生哦！爸爸，我们赶紧回家吧，妈妈和我都有些累了。

请为我准备"粮食"咪

爸爸妈妈每天都说要"吃饭"，早饭、中饭、晚饭，每天都吃，饭很重要吗？是不是很好吃？我可以吃吗？

我在妈妈的水房子里，有时候会学着吞一点房子里的水，我也不知道是什么味道。有时候我很好奇，我没有像爸爸妈妈那样"吃饭"，我是怎么长大的呢？

尽管有时候会听妈妈讲，她想给我吃"母乳"，我却不明白母乳是什么，也不知道好不好吃。难道除了母乳，还有其他的东西？为什么爸爸妈妈不给我吃他们的"饭"呢？是不是母乳更好？

咦，我怎么会想到这些问题呢？小小的我哪会有这么聪明？可能是妈妈也在考虑这些问题，才会把这样的想法传递给我吧。糟了，我这不正在陪妈妈一起"上课"吗？我怎么开小差了。

"母乳，顾名思义是妈妈乳房分泌的乳汁。这个，大家都懂吧。我想问一下，在座的妈妈们，有哪些是想坚持给宝宝喂母乳的？是的请举手。"有一个洪亮的声音传过来。"妈妈们都很棒。首先恭喜大家，都有了心理准备要坚持母乳喂养。为了坚定大家的信心，我还是要给大家强调母乳喂养的好处……"

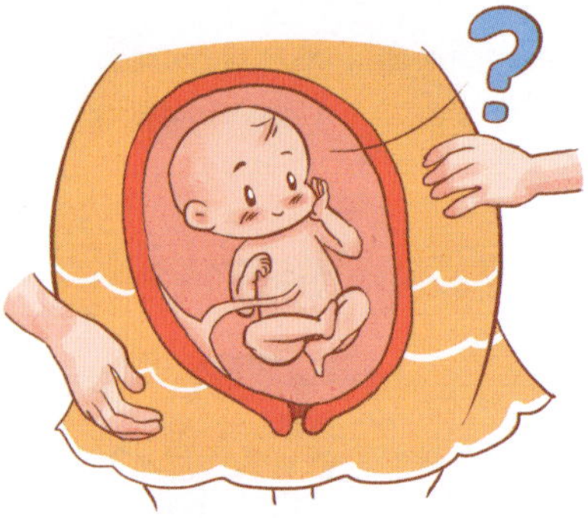

原来，母乳是这么回事啊，这样说来，我和妈妈见面之后，我就要开始吃母乳了。这是我和妈妈之间特殊的联系，也是妈妈对我的爱。

"下面，我来给大家重点介绍一下，从今天开始，大家要怎样为宝宝准备'粮食'了。感兴趣的妈妈可以用笔记下来。"那个人还在说话。

妈妈边听边开始写，我也陆陆续续地听到了一些。

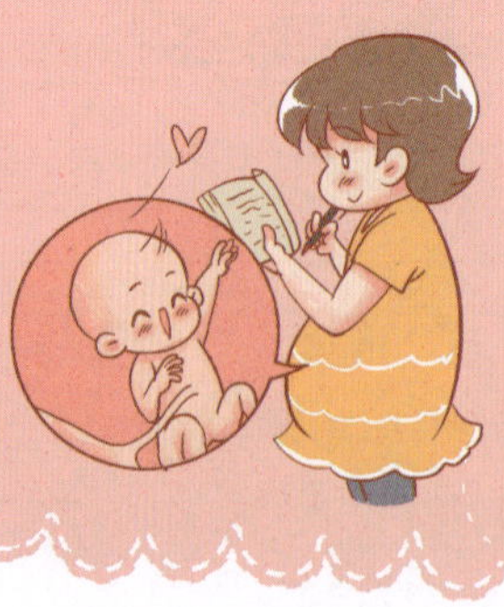

"妈妈要多注意饮食，做好生理准备……可以多吃富含蛋白质、维生素、矿物质的食物，如鱼、肉、新鲜蔬果……"

"每天都用温水清洗乳房，如果乳头有结痂，可用软棉签慢慢擦拭干净。""妈妈还可以每天早晚按摩乳房……""如果妈妈乳头内陷，可以坚持用吸奶器将乳头慢慢吸出来……"

妈妈，这些您都记住了吗？

HELLO, MUM

不记得从什么时候开始，妈妈总会时不时放一些我完全听不懂的歌，也会跟我讲一些我听不懂的话。

最近，妈妈开始慢慢给我介绍一些字母，我好像有点明白了，妈妈这是想教我学说话呢。妈妈好像还特地制作了好多卡片，她每次给我讲解的时候，都是重复念出它们的发音，并向我描述它们，再慢慢地教我。

当妈妈给我介绍“A”时，她会告诉我，它像屋顶、铁塔、梯子。

现在，爸爸也好奇怪，也会跟我用一些奇奇怪怪的语言打招呼，和妈妈给我听的歌好像，但又和我们平时讲的话不太一样。

现在，妈妈也会经常慢慢教我说一些，“h—e—l—l—o”。我也跟着妈妈一点一点地练习，“h—e，怎么感觉好难呀？不行，我还是多练习一下吧，h，h—e。”

妈妈，您可不可以再慢点说一遍，我再学习。

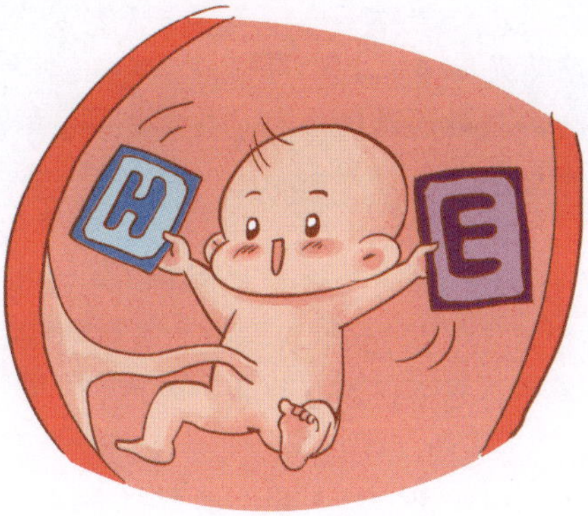

“h—e—l—l—o”妈妈又开始了，那我再试试吧。“h—e，h—e—l，h—e—l—l—o。h—e—l—l—o，h—e—l—l—o，hello。嗯，这下我算是学会咯。”

“花生米，这是你好的意思哦。如果我们要给别人打招呼，我们还可以说h—i。你来试试看，h—i，h—i，hi。”

在妈妈日复一日的努力下，我逐渐学会了好多的词，例如“hello，hi，ok，mum，dad，apple，good”。

每天早晨，当妈妈给我说早安的时候，我也会说“Hello，mum”，要是妈妈能听到，她肯定会很开心的。但是，我不知道自己会不会忘了，所以，妈妈一定要记得多帮我练习哦！

第32周（218～224天）

我不想做早产儿

经过好几个月的练习，我可以自己嘘嘘了哦！我只能呆在水房子里，那这些嘘嘘就只能排在水房子里啦。不过，我的这个水房子真是好神奇，我嘘嘘后水的味道好像也没有不一样。这真的好好玩，我要多玩一段时间。

我成了妈妈甜蜜的"腹"担

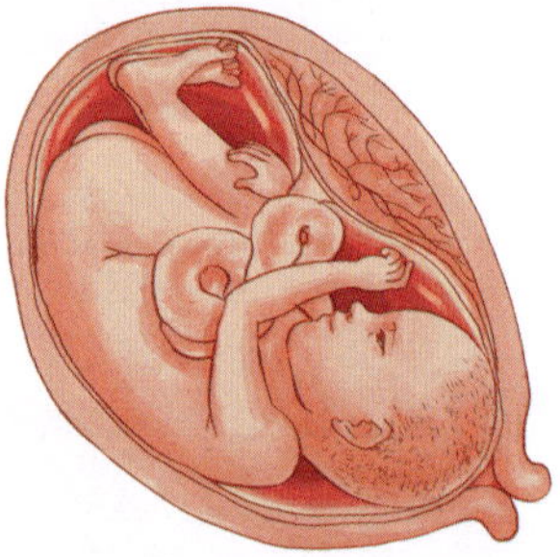

"这才多久没见，我的乖孙孙就长这么大了。女儿，最近感觉怎么样？"这是在叫我吗？这个声音怎么有点陌生呢？好像又在哪听过。

"肚子又长大了不少，行动好像也越来越困难了。不管走路还是站着，我都得昂首挺胸的，总想休息。"妈妈说这些的时候，言语中透露着一些幸福。"都已经8个月了，理应这样了。你要多加小心，平时多休息。"外婆心疼地说。

"我听别人说啊，这个时候的宝宝差不多有一个西葫芦般大小，不过他的指甲和头发已经长得差不多了。他的5种感觉器官也开始运转了呢。宝宝的发育真的好神奇。"外婆兴奋地给妈妈介绍着。外婆，果然是过来人，对我这么了解呢！

妈妈，我真的成了你的甜蜜"腹"担，这样说会不会有点自恋呢？

妈妈，肚皮痒不要抓哦

哈哈……好痒、好痒，哈哈……这是谁呀？居然挠我痒痒，真是坏哦！

再挠，再挠，我可要生气咯。

"怎么肚子这么痒，我不会是要长妊娠纹了吧？好担心。"妈妈紧张地说。

"别担心，你是不是最近没有涂霜啊？"爸爸提醒妈妈说。

"嗯嗯，我本以为这个应该不会再长了，没想到……我得赶紧去涂妊娠霜护理一下。"妈妈说着就起身了。

原来妈妈是因为肚肚痒，才挠我痒痒的啊，我错怪妈妈了呀。不过，我还记得之前好像听其他妈妈说过，肚皮痒不能抓哦！否则会越抓越痒的。妈妈可以经常涂一些润肤霜哦！

休息一下吧，妈妈

好不容易等到周末了，想着妈妈忙碌了一周终于可以休息了，我也要躺在我的水房子里好好休息一下。

咦，妈妈怎么就起床了？爸爸也早早出门去了，妈妈怎么不多休息一下？

好不容易等妈妈洗漱完、吃完早餐，我正准备睡觉，就听到了水流的声音，妈妈您这是要干什么呢？

不一会儿，妈妈就带着我在家里走来走去，偶尔我还能感觉到我的水房子被稍稍拉伸了一下，就这样，我不停地在妈妈肚子里滚来滚去，我都感觉有点头晕了呢。

“终于弄完啦，家里看起来整洁多了。”

妈妈这是在做家务呢，妈妈，您也实在是太爱劳动了，可是这样会很辛苦，也会很累的。不行，我不能让妈妈继续这样。于是，我加大了动作幅度，不停地开始在妈妈肚子里“手舞足蹈”。不一会儿，妈妈的手就按在肚皮上来了。妈妈，您是不是感到了有些不舒服呀？这是我在提醒你要休息呢。

妈妈赶紧躺着休息一会儿吧，太过劳累了对您的身体可不好哦。答应我，以后尽量不要这样了。

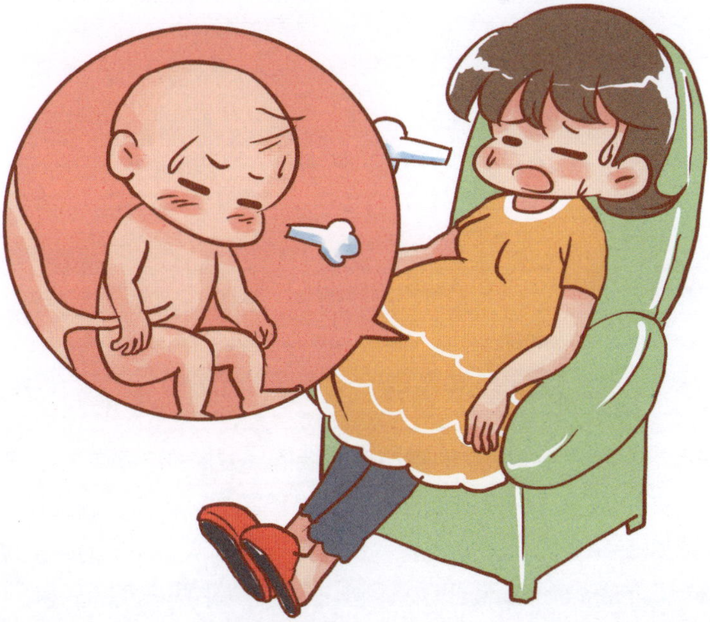

产检中，我紧张什么

听到护士阿姨熟悉的声音，我就知道，妈妈肯定是来医院做产检了。

和往常一样，妈妈做完了常规的量体重、血压之后，就等着去见医生了。

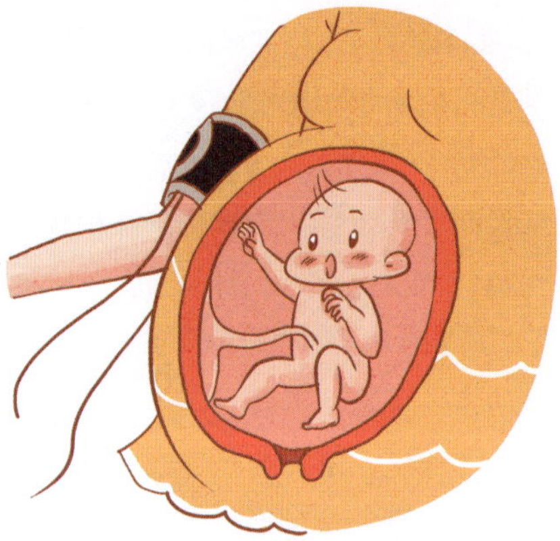

“你多少周了？”妈妈问。这是问我吗？我不太清楚哦。

“我已经 34 周 3 天了，你呢？”是另一个温柔的声音。可能是其他的准妈妈吧。

“我现在是 32 周 2 天，这不正好来做产检嘛。”妈妈轻松地说道。

“那这次你应该重点查一下血压哦，我上次做体检，就查过这个。听医生说，怀孕期间血压高是很危险的。你还记得之前有个新闻，就是一个妈妈有高血压，后面生小孩的时候出事了。”

“这么严重啊。我看我平时量血压都很正常，没有在意过这个情况呢。”妈妈说的时候，好像也有点紧张了。

“不好意思，护士叫我呢，我得进去了。”妈妈客气地和那位妈妈解释道。

“你先躺在那个床上，我给你听一下胎心，测宫高和腹围。”医生说。

“胎心 143 次 / 分，腹围 26.8 厘米，宫高 30.1 厘米。这些都是正常的。”医生说，“你平时有没有头痛、胸闷、眼花、上腹部疼痛等症状？”

“没有。”

“这次还是再查一下凝血功能、尿常规、肝肾功能。”医生说。

“医生，听说这周应筛查一下妊娠高血压，我还要做哪些检查吗？”妈妈有点紧张。

“不用做其他检查了。只是你自己在生活中还要多注意，饮食清淡一些，定期来医院做产检就行。”医生说着。我感觉妈妈紧绷的神经放松了一些，其实我也放松了好多呢。妈妈，不要担心哦。您现在放心去做检查吧，我累了，想睡一会儿。

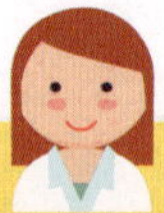

医生有话说：

怀孕 32 周以后是妊娠期高血压疾病的高发时期，孕期缺乏营养、年龄大、有高血压病史或家族史、慢性高血压、慢性肾炎等都可能增加患此病的风险。一般来说，初产妇的发病率更高，一旦发病，危害大。因此，这次产检必须进行此病症的筛选，以免在之后的妊娠和分娩过程中对孕妈妈和胎儿造成严重的危害。

我想在水房子里住久一点

在水房子里，我住得很舒适，时刻都有妈妈的陪伴，我也感受到了无尽的爱和温暖。嗯，妈妈，虽然我很想快点见到您，但我听您说，现在离我们正式见面还有一段时间，那就让我在水房子里再住上一段时间吧。

尽管我住得无忧无虑，但最近的几个小事让我很担心。每次妈妈忙碌过后，我都可以感觉到我的水房子好像被什么东西挤压了一样，变得很挤，连我也不敢乱动了；还有就是每次爸爸和妈妈做完羞羞的事情后，那种被挤压的感觉更明显。当然，我也能感受到妈妈的不适。既然如此，妈妈，不知道你有没有意识到呢？

亲爱的妈妈，您也希望我能在水房子里住久一点吧，因为前几天医生说过，我在里面多住一天，身体就会好很多。我也想多住一段时间，那样的话，妈妈我希望您可以多照顾自己的身体，不要太劳累了；也想委屈您，最近和爸爸就不要太亲热了。我相信，亲爱的爸爸也会理解我们的。

妈妈，凡·高是谁？

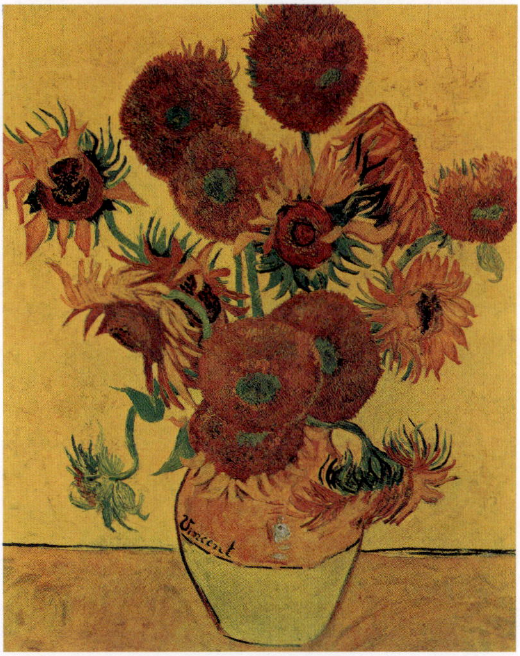

“这个《向日葵》你拼了多久？”妈妈在说话。

“也没多久，大概一年吧。”婉婉阿姨说完就大笑了起来。妈妈也跟着大笑起来。

“花生米，这可能是你第一次见这幅画，它叫《向日葵》，是凡·高的代表作之一。凡·高创作了 11 幅向日葵作品，这是其中的一幅，里面画了十五朵向日葵。这些向日葵以黄色和橙色为主调，用绿色和蓝色的细腻笔触勾勒出花瓣和花茎，签名和一朵花的中心也使用了蓝色。籽粒上的浓重色点具有醒目的效果，纤细的笔触力图表现花盘的饱满和纹理的婀娜感觉……”妈妈慢慢地给我介绍起来。

虽然妈妈说的这些美丽的景象我不太懂，但是我好像更关心凡·高是谁。他是妈妈的好朋友吗？肯定是的，不然妈妈和阿姨为什么对他这么熟悉呢？哎呀，好像也不对，这是我第一次听妈妈提到他。还是等我出生后，我再问妈妈是怎么回事吧。

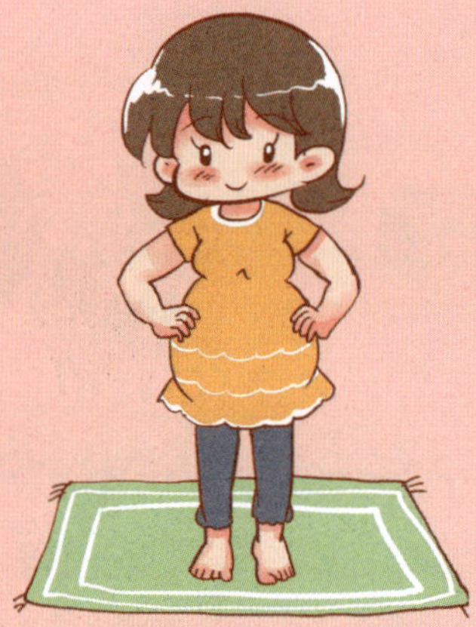

Part 9

孕9月 幸福在延续

吼吼，孕育进度条又更新了一截，而幸福仍在延续。从这个月开始，我也在为我的出生而准备着，妈妈，您是否也准备好了呢？让我们一起加油吧，再忍受 1 个月的煎熬，你就可以握着我的小手，亲吻我的小脸蛋了呢！

第 33 周（225 ~ 231 天）

给我做个出生计划吧

妈妈，我已经越来越大了，从现在开始，您可以和爸爸一起商量着给我做个出生计划了，这会让您更轻松地把我带到这个世界上。

我的头部开始下降了

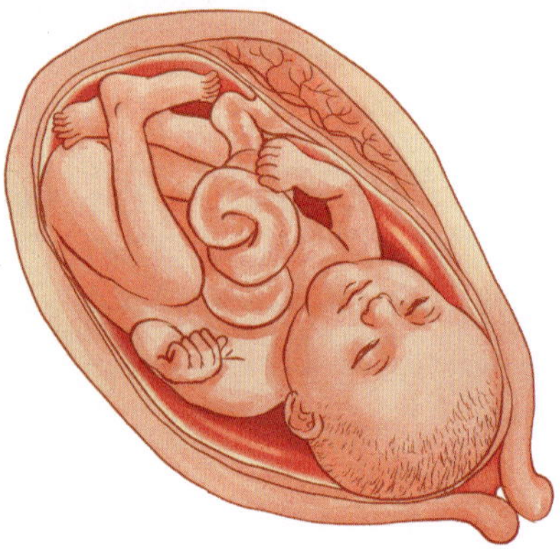

妈妈，从这一周开始，我的头部，也就是你们所说的胎头开始下降了，为了给之后的出生做准备，这可能会压迫到您的膀胱，让您频繁有尿意，还可能让您的骨盆和耻骨联合处酸痛，使腰痛加重，也许您会被这些不适折磨得很累，但是为了我，就忍忍吧！

我发现我的皮肤逐渐由红色变成了粉红色，好可爱呢！手指甲也在慢慢地变硬。不过，因为我长得越来越大了，妈妈的水房子也变得越来越小，已经不够我变换体位了，我会安静地待着，期待出生后和爸爸妈妈的见面！

吃这些，能让我的出生更顺利

最近我在妈妈的肚子里常常听到她对爸爸抱怨，说担心自己无法顺利把我生出来，听得我心里也怪没底的，幸好有万能的医生帮忙，指导她在这一阶段多吃一些有助于分娩的食物，让我的出生更顺利。

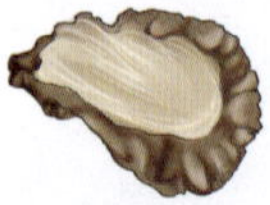

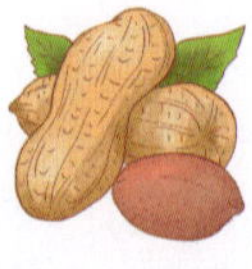

富含锌的食物

锌能增强我住的水房子中酶的活性，促进子宫肌收缩，从而帮我顺利“搬家”，减轻妈妈的疼痛，促进生产。

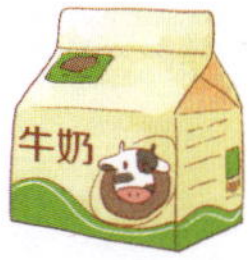

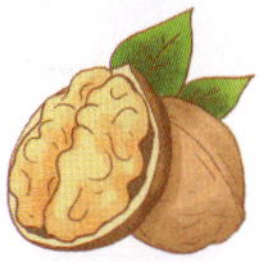

富含 B 族维生素的食物

B 族维生素，如维生素 B_1、B_2、B_6 等，能让妈妈维持良好的食欲与正常的肠道蠕动，增强肌肉力量，加快子宫收缩，避免给我“搬家”的时间过长。

妈妈带我感知美丽的外界

今天早上起床之后，我先和妈妈一起吃了一顿营养丰富的早餐，然后就听到爸爸妈妈这样的对话：

“老婆，今天天气还不错哦，我们带花生米一起去附近的公园玩一下吧！”

“啊？可是我的肚子这么大，行动很不方便啊……”

“没关系的，老婆，有我陪着你，你还担心什么呢，再说了，医生不是建议你临近预产期要多走走，不能总待在家里嘛！”

“对哦，我之前还在书上看到说，这个时期可以给宝宝做美育胎教，带他去看看外面的世界也好。”

“嗯，那咱们就说定啦，说走就走吧！”

于是，我就这么被动地被带出来了……

一路上，我能听到叽叽喳喳的小朋友在玩耍的声音，有人从身边经过时走路或跑步的声音，鸟儿叫的声音，还有晨练的人们放的音乐……一切都感觉是那么美好，让我迫不及待想要出来和爸爸妈妈一起看一看这个精彩的世界了！

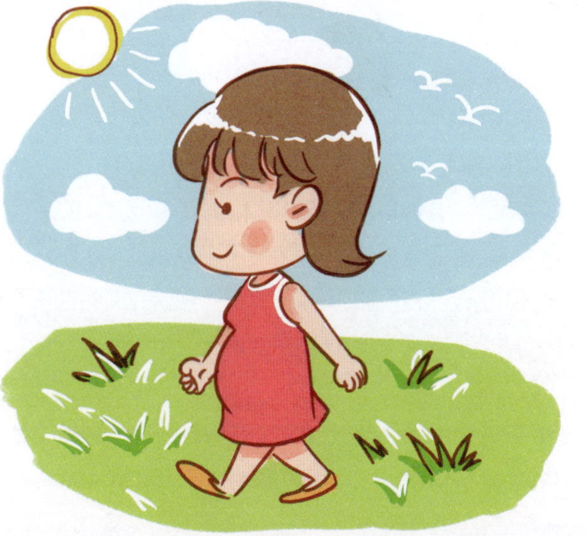

妈妈，您是不是忘记给我布置儿童房啦

虽然这 9 个月以来我一直都待在妈妈这个有点儿黑的水房子里，并且，这个房子现在因为我的长大而越来越窄小了，但是我知道，我最终会在妈妈和医生的帮助下“搬走”，到大千世界去过自由自在的生活。

妈妈最近好像比较忙，忙着去医院做检查，忙着和爸爸抱怨自己的担心和焦虑，忙着给自己做七七八八的身体护理，或者给我讲故事、陪我聊天儿……但是，好像忘了一件重要的事情——我出生以后，住哪儿啊？妈妈，您是不是忘记给我布置儿童房啦？哎，希望爸爸或者其他身边的人不要忘了提醒您吧！

我希望我的小房子，是温馨的、充满爱的，要有大大的床，够我 360 度翻滚；有干净又柔软的地毯，让我可以在上面爬；有明亮的灯，照亮我的世界；有可爱的钟表，提醒我时间的宝贵；还有各式各样的玩具，让我永远乐此不疲……妈妈，我的心愿您能感受到吗？

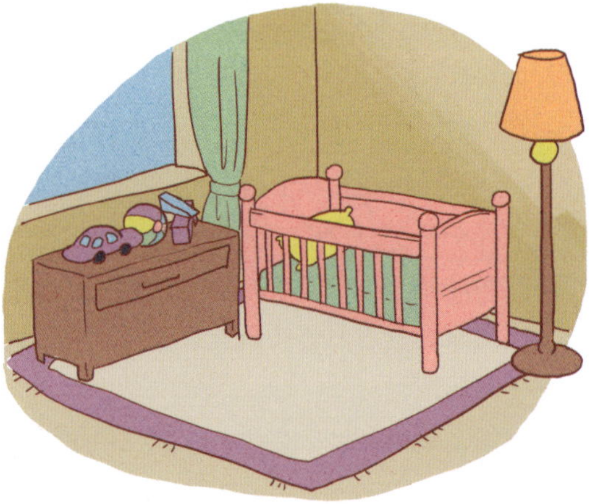

医生有话说：

对于新手爸妈来说，为了迎接宝宝的出生，给他布置一个舒适的房间是必不可少的。新生儿的房间有很多讲究和需要注意的地方：

◆要保持空气流通，在宝宝不在房间时，勤开窗通风。

◆温度最好控制在 18 ~ 22℃，湿度控制在 50% 左右。

◆地板最好采用防跌倒受伤的软木地板，方便锻炼孩子以后的爬行和走路等能力，减少受伤的机会。

◆床垫最好不要使用太软的弹簧床垫，以免引起宝宝的脊柱变形。

◆给宝宝布置婴儿床的时候，一定要将床垫与床架紧紧贴合，这样才能预防宝宝将头探进去而受到伤害。

◆建议将桌角、床头柜等带有尖角的东西包好，以免给孩子带来意外伤害。

多锻炼提肛肌，给我"搬家"的时候才有力气

要把我顺利地生出来，光靠饮食可是不够的，妈妈还需要多做运动。听说，多锻炼提肛肌，就是一个不错的选择，可以增强妈妈阴道肌肉的弹性，这样给我"搬家"的时候才会更有力气，这是我从医生那里得到的可靠消息哦！所以妈妈，让我们一起按照医生的指示来做提肛运动吧！

站立提肛法

妈妈采取站立的姿势，双手叉腰，将肛门向上提，然后放松接着再往上提，一提一松，反复练习10～15次，每天练习2～3遍。

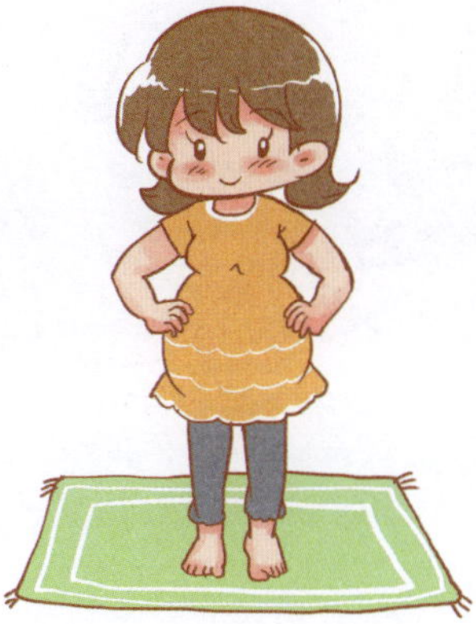

排尿止尿法

妈妈在排尿的过程中，有意识地收缩会阴部，中止排尿，然后放松会阴部肌肉，继续排尿。如此反复，直至将尿排空，每天练习2～3遍。

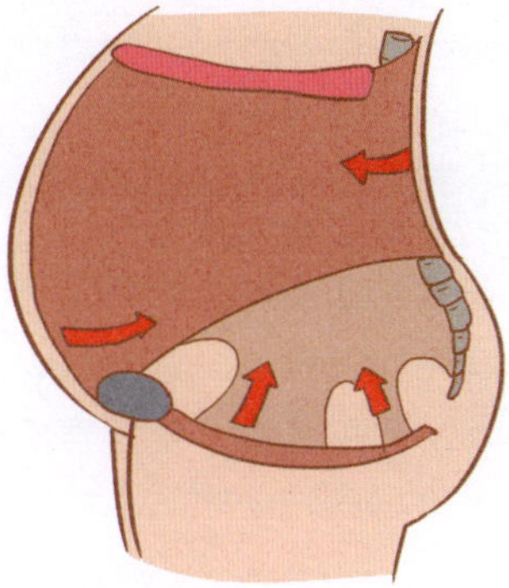

妈妈，要综合考虑和我第一次见面的医院哦

为了给我做出生计划，妈妈和爸爸可谓是绞尽了脑汁，还没出生的我每天都能隔着肚皮，听到他们的热烈讨论。妈妈的闺蜜——婉婉阿姨也会常常来我家串门，给妈妈提供一些建议，我都听懂了该怎么选择和妈妈第一次见面的医院啦！我是不是很聪明呢？

◆一定要选择离家近而且交通便利的医院，这样妈妈才能更好地应对突如其来的我。

◆要选择医疗卫生条件好的医院，这样才能给妈妈和我更科学的照护哦！

◆最好选择能提供母乳喂养指导的医院，毕竟妈妈和爸爸都没有什么哺乳的经验。如果妈妈没什么经验的话，有经验的人总会给出一些有价值的参考意见。

第34周（232～238天）
有惊无险的时刻

这周注定是不太平的一周，贪玩的我不小心惹祸了，还好我足够聪明，实现了成功的自救，也算是有惊无险。不然我就要和这个美丽的世界无缘啦，好可怕！

我是精力旺盛的小淘气

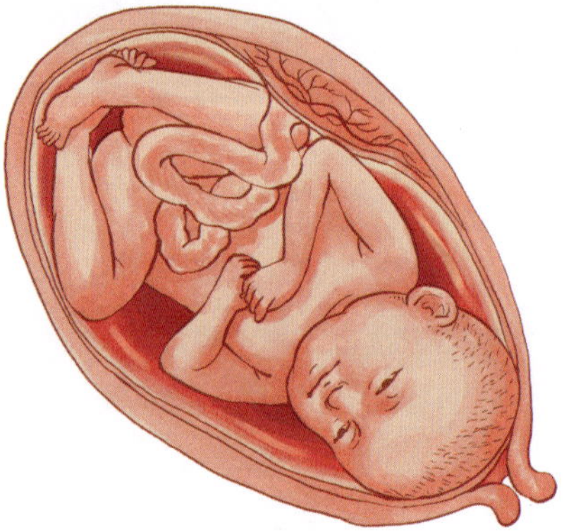

这一周的我已经习惯了头朝下的姿势，就像玩倒立一样，不过，我运动起来也更加困难了，以前的话，我还能漂浮在妈妈这座房子里的水中，但是现在我只能乖乖地待着。妈妈，如果你感觉到我在这里很少动的话，也不用太担心，因为这是正常的现象。

我能感觉到我的身体依然在快速地生长发育，有时候当妈妈爸爸和我玩踢肚游戏的时候，我会故意地保持安静，不回应他们，等妈妈不注意的时候，我再踢踢妈妈的肚皮，俨然变成了一个精力旺盛的小淘气。

我的脖子好难受啊

今天早上醒来，我发现那根粗粗的、软软的带子好像也随着我的生长发育而变长了呢！我开始在我的小房子里和它愉快地转圈玩耍，谁料到它一点儿都不友好，还顺势绕到了我的脖子上，而且，我越用力，它就拉得越紧，我感觉我的脖子好难受啊，可是这种情况以前从来没有发生过，一时间让我有些不知所措。我该怎么办呢？

聪明的自救

我还记得妈妈去做检查的时候，他们把这个东西叫作脐带，还说这是我的命脉，难道我现在就要被这根带子结束自己的一生吗？不！我想，既然是我自己转圈让它绕到脖子上的，那么我反方向转圈应该能让它自己松开吧？我拼尽全力试了几次，果然，功夫不负有心人，最后总算绕开了，也算是有惊无险呢！妈妈，您的宝宝够聪明吧？还没出生就学会自救啦！

妈妈，您的疼痛或许都是因为我太重了

妈妈，最近您在跟我聊天的时候，总是在不经意间向我透露，您的身体好酸痛，包括腰背部、腿部，还有耻骨联合部位等等。虽然我不知道这种疼痛有多严重，但是我觉得那都是因为我太重了，毕竟您每天要带着我做各种各样的事情，吃饭、睡觉、洗澡、走路、去医院做检查……这让您承担着巨大的压力，那滋味儿一定不好受。如果我此时此刻也能像您一样可以说话，那我一定要大声告诉您：“妈妈，您辛苦了！”

从一开始我就知道，怀胎十月中所有关于成长的艰辛与疼痛，只有您会完完整整地伴随着我，和我一同感受。可是妈妈，我不得不提醒您的是，我的体重越来越重才说明我是一个健康的孩子，而您的这些疼痛也都是正常的生理现象，这是您必须要承受的一个过程，等到我在这个水房子住够了，得到医生的“搬家许可证”之后，您就可以彻底解脱啦！而我，也终将来到外面这个真实的世界。

我的水房子要保持平衡才安全

水房子里面的水能保护我，也可以陪我玩，我一直觉得这没有什么不妥，直到有一天您和婉婉阿姨聊天，才知道您很紧张我的水房子中的水量。

“也不知道我体内的羊水是多还是少，正不正常。”
“要是少了或者多了，怎么办呢？”
——您唉声叹气地说道。

“之前你去做检查的时候，医生不是说一切指标都很正常吗？”
“当了妈就是喜欢瞎担心，你就放松心态吧！”
——婉婉阿姨如是安慰您。

原来，我的水房子也是有很多讲究的，如果里面的水过多或者过少，都会影响我的稳定生活。妈妈，听了医生的讲解，我才明白，原来您的紧张并非多余。

羊水过多，会让我变成早产儿

如果我的水房子里的水过多，一旦超过 2000 毫升，就意味着羊水过多了，虽然这会让我有更广阔的空间畅游，但是，您一旦发生破水，那么连接我和你的脐带就会先我一步从宫颈口脱落出来，也有可能增大胎盘早期剥离的风险。我的“饭碗”和“筷子”都先我一步离开水房子了，那我也不能继续留在这里了，这样就会出现早产。而且，房子里水太多，势必会把房子撑大，也就是导致您的子宫张力过高，被过度拉伸，这样给我搬家之后，您大出血的概率也会大大增加，将严重威胁您的身体健康。

所以妈妈，我宁愿不要那么广阔的游泳池，也要您和我一样身体健康，我还要和您在恰当的时机开开心心地见面呢！

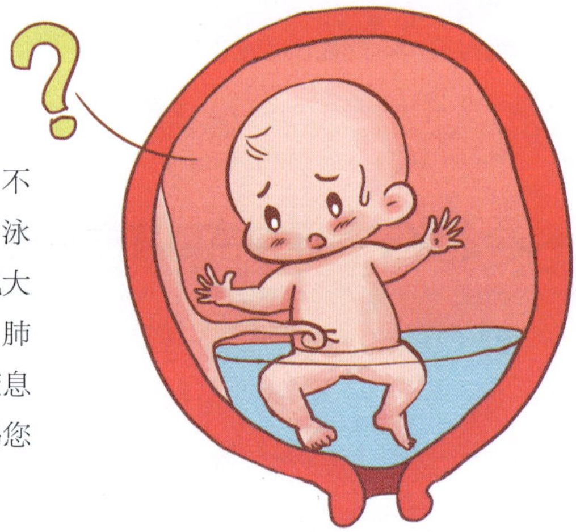

羊水过少，我可能会畸形

相反，如果我的水房子里的水过少，不足 300 毫升，就表示羊水过少了，我的泳池就要干涸了，这可能会让我的身体出现大小不一的畸形，如胎体粘连、肢体短缺、肺发育不全、胎儿窘迫，甚至让我出生后窒息而死，这可是我有危险的信号，如果妈妈您发现了这种情况，可一定要引起重视了！

妈妈，为了不让这些事情发生在我们身上，您要积极配合医生做到以下几点：

◆定期做胎心监护和 B 超检查，密切监控我的生长发育情况。

◆坚持测量子宫底高度，若发现子宫底增高过快，需及时就医。

◆坚持低盐饮食。如果盐分摄入过多，会打乱体内的水液代谢，则羊水过多或过少都有可能发生。

第35周（239 ~ 245天）
准备好我的用品了吗

妈妈，尽管我在这个水房子里什么都不缺，只要有温暖的羊水陪伴就足够了，但是在我离开这里之前，您是否已经准备好我的用品了呢？

胖乎乎的我

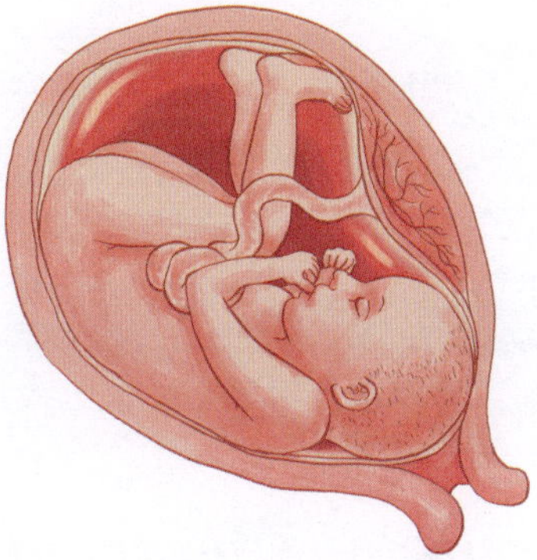

这一周我的身体更大了，常常听到妈妈抱怨自己的身体酸酸的、疼疼的，我知道，这都是因为我的长大引起的。医生曾经在产检的时候告诉妈妈，这是临产前的正常生理反应，虽然我也感到很抱歉，可是我知道妈妈一定不会怪我的。

我的一枚枚小小的指甲在不停地长长，现在它们的硬度变得就像妈妈的产检报告单一样硬了，头围好像也增加了1厘米，妈妈的脂肪积累得越来越多，我的小胳膊和小腿也开始变得胖乎乎的，相信出生后的我一定会很可爱吧！

我需要储存维生素K

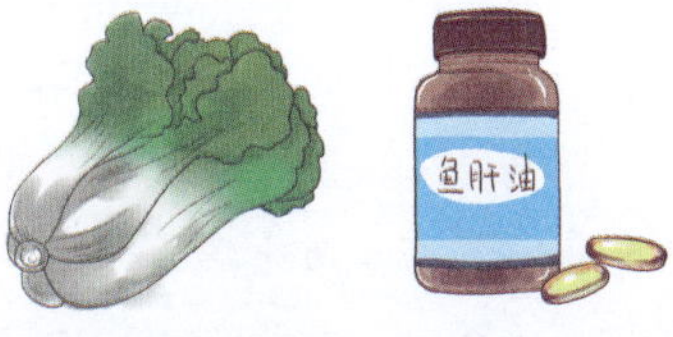

瞧，爸爸买了好多白菜、花菜，每隔三四天就让您吃一次，他时常在给你夹菜的时候唠叨说，这个月你要多补充点叫作“维生素K”的东西。为什么要补充这个东西呢？我在心里嘀咕着，这时候，就听到爸爸说，是为了防止我过早出来和你们见面，还有防止你给我“搬家”和“搬完家”之后大出血的。这就是传说中的心有灵犀吧，我问什么，他就答了。那么，妈妈，你就在爸爸的精心照护下，尽情地补充维生素K吧！

那天晚上我似乎梦到，刚刚吃过花菜的你从云层中穿过，丰富的营养和无尽的爱就这样洒下来，眼睛和煦地望过来，像是有小山般的岛屿飘飘荡荡在水面供我欣赏。一切都是甜的，真好！

我长得快，准备太多衣服会浪费

妈妈，最近您总是能收到亲朋好友的诸多礼物，我敏锐的听力捕捉到，有一大半都是给我准备的，什么小衣服、小鞋子、胎帽、袜子……数不胜数。真开心，我还没出生已经受到了大家的关心与疼爱。而您也不遗余力，除了收下这些之外，还拉着婉婉阿姨并拖着肚子里的我到商场里逛啊逛，开启“买买买”的模式，好像根本停不下来。

妈妈，我知道您为了迎接我做足了物资准备，但是我不得不提醒您的是，勤俭持家是美德，以我目前从您那吸收到的充足营养来看，我的成长速度是很快的，如果您准备太多衣服，我还没穿上，就已经小了，扔了可惜，穿又穿不了，最后只能压箱底。这样不仅会造成浪费，还辜负了您的一片好意，倒不如把钱留着，给我买更多其他东西，您说呢？

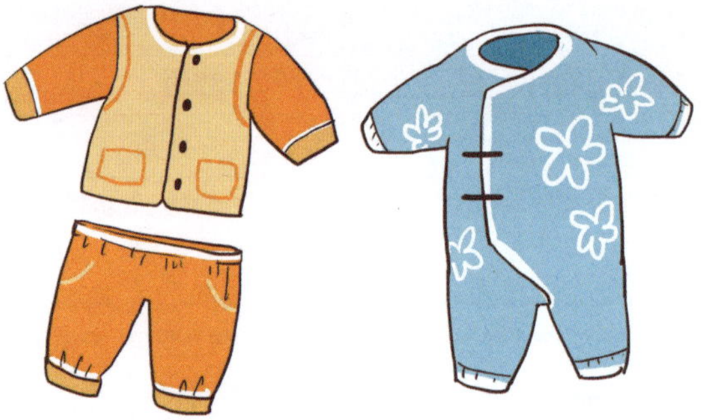

买来的新衣服要洗过再给我穿哦

最近我闲来无聊，常常在我的水房子里孤芳自赏，看着我粉嫩的皮肤，觉得自己简直太可爱了，这可不是我自恋，是事实哦！妈妈，不信等我出生之后你看！

因为我的皮肤实在是太娇嫩了，所以妈妈，您应该也听婉婉阿姨说过吧，买回来的新衣服，一定要洗过之后，再给我穿哦！我听说，新衣服从生产车间出来后都含有甲醛、化纤等有害物质，在制作过程中有印染的成分，会对我的皮肤刺激很大，除了会让我的皮肤变粗糙，其中的有害物质更会直接损伤我的血液系统，所以必须要洗洗再穿的。

医生也交代过您，给我洗衣服的时候，要专盆专用，还要用专门的婴儿洗衣液，洗完之后，要放在太阳下杀菌消毒，这样才能彻底放心给我穿。妈妈，您都记住了吗？

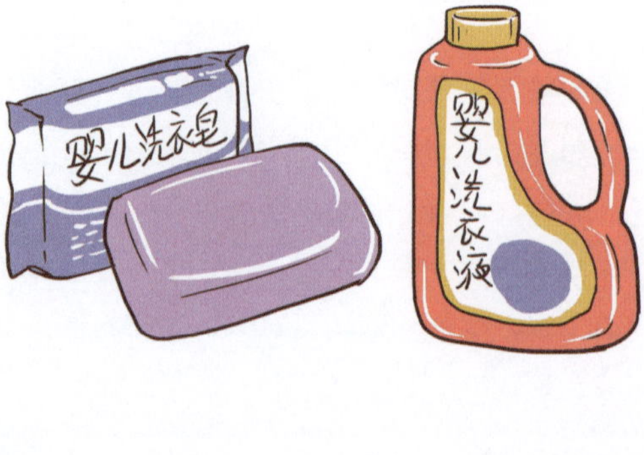

除了衣服，原来妈妈还需要给我准备这些

妈妈，最近您常常往母婴用品店跑，好像要给我买很多很多东西。虽然我看不见，也不知道您买的那些东西到底是干什么用的。但是有爸爸陪伴在您左右，相信您也不会过于劳累。

后来，你们回家之后，在清点物品清单的时候，我才知道，原来除了新衣服，妈妈还需要给我准备这么多东西……

物品名称	数量	物品名称	数量
包被	1 ~ 2 条	棉尿布	3 打
尿不湿	2 包	袜子	2 ~ 4 双
床头玩具	1 ~ 2 个	奶瓶	2 ~ 3 个
围嘴	5 块	硅胶小勺	1 个
奶瓶奶嘴刷	2 副	安抚奶嘴	2 个
温奶器	1 个	奶瓶夹	1 个
护臀膏	1 支	宝宝乳液	1 瓶
浴盆	1 个	浴巾、手帕	数条
爽身粉	1 盒	棉花棒	2 盒
体温计	1 支	水温计	1 个
鱼肝油	1 瓶	洗脸巾	1 条
吸鼻器	1 个	柔湿巾	数盒
安全剪刀	1 把	安全别针	2 ~ 4 根
婴儿洗发乳	1 瓶	婴儿沐浴乳	1 瓶

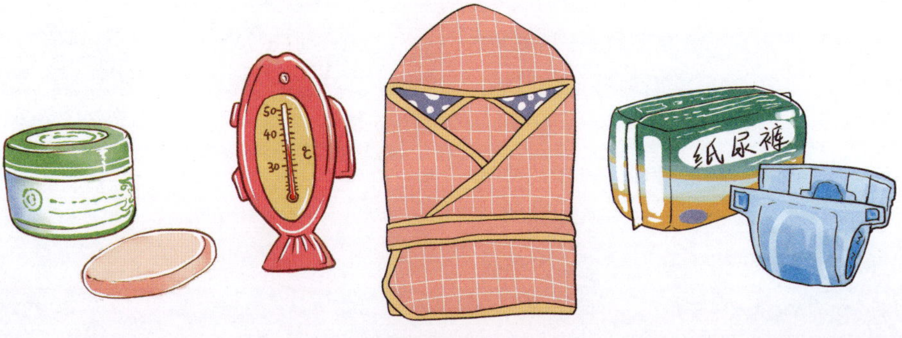

妈妈，准备好迎接我的待产包了吗

妈妈，我们就快要见面了，今天我又听到爸爸在和您核对什么物品清单，咦，我的物品难道还没有准备好吗？仔细一听才知道，原来是在准备带去医院的分娩待产包啊。不仅有妈妈您的用品，也有我一出生后就要用到的物品，可真是一门学问呢！

您在一旁念清单，爸爸在一旁认真准备，虽然我看不到你们的模样，但我能感受到你们的用心，我觉得，我是这个世界上最幸福的胎宝宝了！

只听——

妈妈：“我的开襟外套。”

爸爸：“嗯。”

妈妈：“内裤。”

爸爸：“有了。”

妈妈：“拖鞋。”

爸爸：“在呢。”

妈妈：“姨妈巾。”

爸爸：“有两包。”

……

过了好久，似乎终于把妈妈用的东西准备完了，接下来是我的……

东西好多，听得我都睡着了，妈妈，您也累了吧，准备妥当之后，快来和我一起休息吧！

妈妈，等我出生以后谁来照顾我们呢

亲爱的妈妈，虽然现在感觉您每天都为了我们的见面而忙里忙外，但是我能想象得到，等我们见面之后，您估计会更忙吧！因为我的吃喝拉撒都需要别人照顾！但我觉得，你一个人肯定忙不赢，到时候，是由外婆还是奶奶，还是其他人来照顾我们呢？这个，就由您和爸爸一起去商量吧，我就不参与了哦。

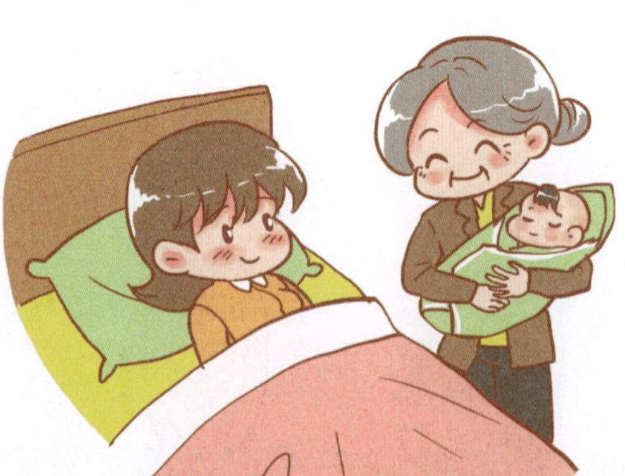

不过，不管是谁来照顾我们，我都会乖乖听话，不哭闹，不给你们添太多麻烦，让妈妈您能好好休养。我是不是很懂事？这多亏了您胎教有方呢，哈哈……

第36周（246～252天）

精彩的世界，等着我哦

随着日子一天天过去，我开始越来越期待外面的世界，但是期待归期待，还是不能太心急，因为我待在水房子里的期限还没到呢，精彩的世界，等着我吧！

我不要做早产儿

咦？我的胎毛正在逐渐消退，妈妈您还不知道吧，因为此时您正忍受着行动不便的折磨。还有，我的皮肤开始有了光泽，指甲也已经长到手指和脚趾的顶端了，感觉自己随时都可以出生了呢，不过，我才不要做早产儿，我会耐心等待的！

此时，我是通过妈妈房子里的那根粗粗的、柔软的管子吸收营养和排泄的，也就是你们口中所说的“脐带”。但是有时候也会觉得好无聊，因为我的小房子真是越来越拥挤了，在里面根本做不了大动作。

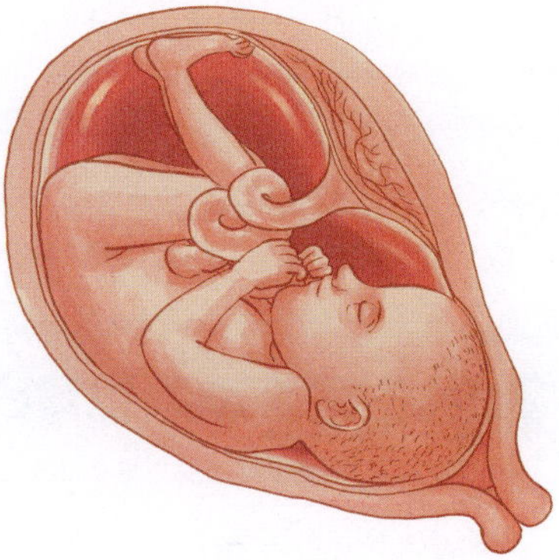

为了迎接我，妈妈要加紧储备能量哦

我还躺在暖洋洋的羊水中睡懒觉，就被医生的话吵醒了——

“从检查结果上来看，这孩子很健壮，胎心铿锵有力的，是个健康的孩子。另外，你的预产期快要临近了，这时候要加紧储备能量，毕竟分娩是一件很耗体力的事儿，不管是顺产还是剖宫产，都应该保持均衡而规律的饮食习惯。平时可以多吃些易消化吸收、清淡有营养的食物，比如热汤面、小米粥、鱼肉、牛奶等，也不要给自己太大的心理压力。”

“好的，谢谢医生。”妈妈温柔地回复道。

嘻嘻，我能感觉到妈妈悬着的一颗心终于落了下来，于是我向上跳了跳，向距离我那么近的强有力的心脏喃喃诉说，妈妈你多吃点肉和蔬菜吧，多喝一碗老爸为我们炖的鸡汤吧！多补充点能量吧！

我喜欢五颜六色的世界

从我能睁开眼睛看见水房子外面的第一束光开始，我便爱上了这个五彩缤纷的世界，有时候我的睡眼朦胧，看得并没有那么真切，但是我能通过妈妈感受到那是一个美丽的存在。简单点说，我喜欢五颜六色的世界。

当妈妈白天带着我在屋里走动的时候，我似乎看到了家里的卧室粉刷着不同的颜色，我不知道它们分别叫作什么颜色，但是至少它们都是互不相同的，是让人看了感觉很舒服、很温馨的。

妈妈平日里吃的叫作蔬菜和水果的东西，也有着不同的颜色，妈妈似乎也喜欢向我普及这些知识，在把它们放进嘴里之前，会告诉我这个是什么，它有什么样的外表和颜色，味道是什么样子的，好像我吃不到故意要馋我一样。

我在心里暗自想着：等我将来来到这个世界上，我一定要睁大眼睛，好好欣赏这个美好的世界。

妈妈的生活情趣我也喜欢

妈妈最近迷上了养花儿，好像是跟婉婉阿姨学的，因为我时常能听到她们一起讨论。

“刚刚来你家的路上，路过花卉市场，给你带了一盆吊兰，花儿已经开了。”

“哇，好漂亮呀，谢谢亲爱的！”

“不客气，反正你平时在家也没什么事，可以跟我一起养养花，打发时间，对宝宝也好。”

“好啊，我们也可以学学别的，像插花、十字绣、画画什么的也不错吧！”

“你想学的话，我都可以陪着你，毕竟你现在肚子大了，一个人不方便，也不安全。”

原来，我老妈还是一个富有生活情趣的女人呢，嘻嘻，我也喜欢妈妈的这些生活情趣，我想，等我出生后，生活一定会更丰富多彩吧！

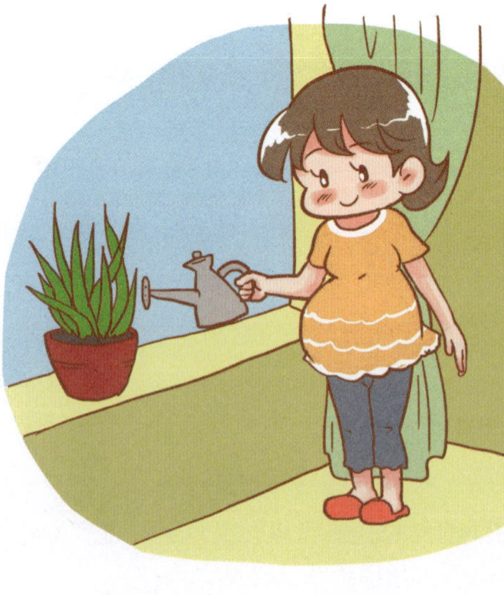

和妈妈一起学习避免会阴侧切的诀窍

早上，妈妈跟我说，今天要带我去孕妇学校学习分娩知识，虽然我可能会听不太懂老师讲解的知识，但是一想到他们讲的内容都和我有关，就觉得莫名兴奋。

“欢迎各位孕妈咪来到我们的孕妇大讲堂！”一个甜美的声音响起来，应该是一位温柔的美女老师吧，我在心里揣摩着。

接着是掌声响起，我也禁不住想给她鼓个掌呢，好吧，这仅限于脑补。

“我们今天主要给大家讲解在分娩过程中，如何避免会阴侧切的方法，各位孕妈咪要认真记下来哦。”接下来，美女老师就开始了滔滔不绝的讲解，而我听得云里雾里，只听到妈妈沙沙的笔记声……

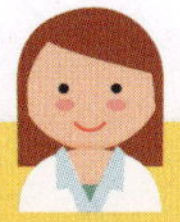

医生有话说：

分娩是一个自然的过程，医疗干预越少越好，孕妈妈如果能以会阴不侧切、也不撕裂的方式把宝宝生出来，那最好不过了。为此，要从孕期开始做准备，建议平时多进行针对会阴的按摩和锻炼，尽可能增加阴道肌肉的弹性，并控制好孕期体重，消除心理负担，在生产前与医生沟通好，这样大部分孕妈妈是可以实现避免会阴侧切的分娩的。

我前面的那个盘子好像熟透了

今天在我的水房子里玩耍的时候，我突然注意到，面前的那个紧贴在我的水房子墙壁上的被称为“胎盘”的东西，似乎熟透了，这是不是意味着我也快出生了呢？

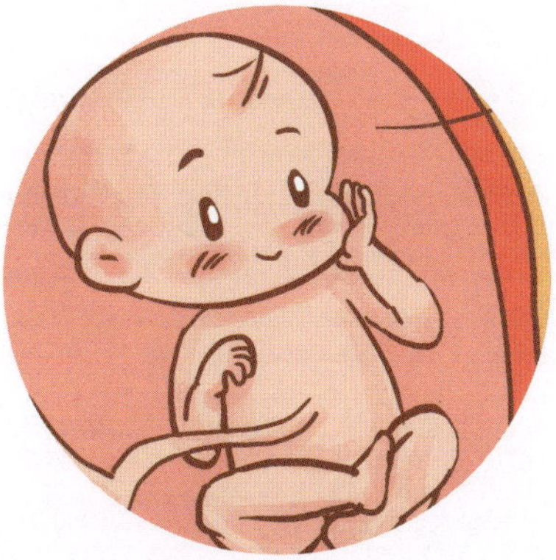

我还记得妈妈之前去医院做B超检查的时候，医生给她普及知识说，在漫长的妊娠过程中，我在长大，胎盘也在逐渐发育成熟。那么，随着时间的延长，胎盘自然会成熟，就像我也会慢慢长大，然后出生一样，是吗？

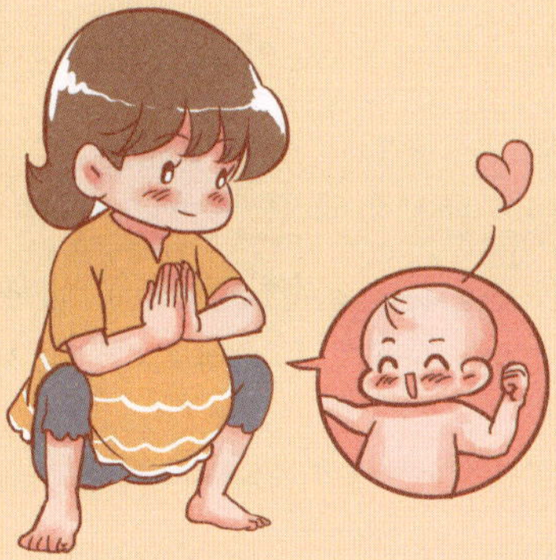

Part 10

孕10月 我要出生了

本月，“宝宝拼图”的最后一块即将完成，妈妈，现在我随时都有可能和您正式见面了。您要勇敢地迎接我哦！在水房子里住着的时候，我总是听您和爸爸说起外面的世界有多精彩，如今，终于等到了这一刻，妈妈，我爱您，也爱这个五彩缤纷的世界！

第37周（253～259天）

做足冲刺期的准备工作

妈妈，感谢您陪伴我一直走到现在，我们距离终点还差一步就大功告成啦，请您一定要和我一起，做好冲刺期的准备工作哦！

我是结实的大胎儿了

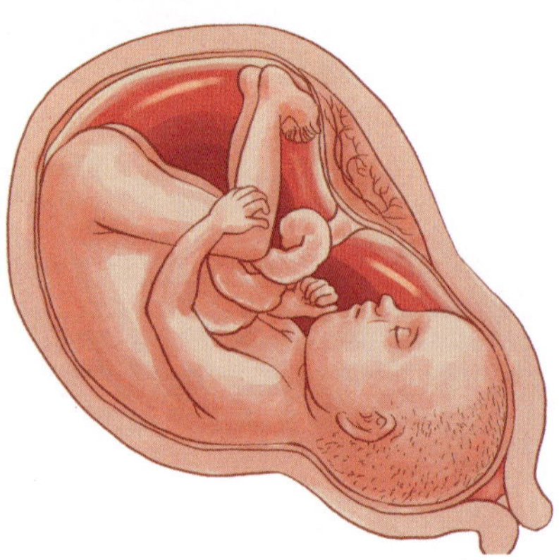

第37周啦！这一周，我的身长几乎有50厘米了，体重也能达到3000克，妈妈，您是否能感觉得到，我现在已经变得又圆又结实，手肘和膝盖开始内凹，等我出来之后，要和小伙伴一起打篮球、比赛跳高、在风中奔跑，好期待呀！

有时候我在妈妈的小房子里活动时，手臂和腿的轮廓会让妈妈的肚子上呈现出移动的凸块，这是我在向您宣示我的存在感呢！妈妈，您一定要努力坚持，我也会为和爸爸妈妈的见面做最后的准备。

我开始为出生做准备——胎头入盆

妈妈，我在默默地为出生做准备了，如果您去医院检查的话，就会发现，在羊水和胎膜的包围中，我的头朝下、屁股朝上，全身蜷缩着，头部开始钻您下面的隧道了，这样我的身体位置就会得以巩固，等待时机出来和您见面。

最近，我在水房子里常常听到您和爸爸说，感觉自己的腹部一阵阵发紧，有坠痛感，尿频的症状更加明显，是不是要生了。我心里暗笑，这就是我在钻您的隧道时的感受呀，您难道没有觉察到我的位置在下降吗？

医生有话说：

入盆是分娩的前奏，是否已经入盆需要靠产前检查才能确定。一般初产妇入盆后2～3周就可能分娩，经产妇则往往是入盆后随即开始分娩。

妈妈，见面之前再带我去做一次检查吧

妈妈，从昨晚您收到医院短信提醒的时候我就知道了，在我出生之前，我们还有一次和医院的约定，那就是临产检查，这一次，刚好赶上周末，爸爸说要陪我们一起去，我的心里别提有多开心啦！虽然说真的，我并不喜欢医生在我的水房子外面粉刷什么黏黏滑滑的东西。不过现在，我更多的是习惯。

于是，我们坐着爸爸的车来到了医院，在医生和护士的指导下开始了一项项不同的检查项目。先是阴道检查，接着是肛门检查、B 超检查……虽然我听不懂这些专业的术语，但我隐约知道，这些检查都是为了顺利迎接我的出生而做的准备。

“瞧，胎头已经入盆了，胎心率比较有规律，没有脐带绕颈的现象，羊水指数也在正常范围内，一切指标都比较正常，恭喜你，等着破水分娩就可以了。”医生专业地分析着检查结果。

“真的吗？太好了，老婆！”老爸抑制不住地兴奋。

“可是医生，那您建议我是顺产还是剖宫产呢？”虽然老妈也对检查结果表示欣慰，但从她心脏加速跳动的表现来看，我似乎觉察到她对用什么方式把我生出来表示茫然和隐隐的担忧。

“以你现在的情况来看，我建议顺产吧，顺产对你和宝宝都有好处，而且，产后恢复也会比较快。”医生给出了建议。

“可是我听说顺产会很痛啊！我很怕痛的。”妈妈说道。原来妈妈是一个胆小鬼呀，哈哈。

“不会特别痛的，到时候您只要配合医生，做好分娩时的呼吸训练，一般人都可以挺过去的。您再回去考虑考虑。”医生安慰道。

“好的，谢谢医生！”一旁的老爸答复道。

看来，除了商量分娩方式的时候您比较纠结，我们的这次临产检查还是很成功的，我也可以松一口气了呢！

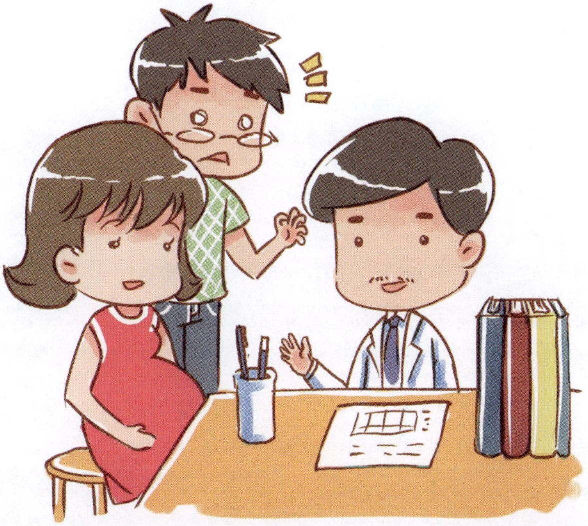

妈妈休息好，我也更安心

半夜，我正迷迷糊糊地做梦呢，突然，您一个翻身，把我吵醒了，然后就听到您和老爸的对话——

“老公，怎么办啊？一想到我们的花生米就要出生了，我就睡不着……”

“老婆，你是不是太紧张啦？还是在担心什么呢？”

“我就是觉得自己辛辛苦苦怀了这么久，突然要‘卸货’，心里有点儿空落落的。”

“不要想太多了，老婆，你要好好休息，这样我们的花生米才能健健康康地来到我们身边呀，乖，快睡吧……”

哎，我就知道，您一向心思细腻，越到这个时候，越会胡思乱想，您的那些情绪变化我也跟着一一感受了，激动、担心、不安……就像过山车一样，不仅导致自己睡不好，我也无法安心，妈妈，您要知道，您现在可不是一个人啦！就像爸爸说的一样，只有您休息好了，我才能安心来到您和爸爸身边，不是吗？还好有爸爸在旁边开导您，您就保持平和的心态，安心等着和我见面吧！

休产假——陪伴是最长情的告白

“花生米，等妈妈把手头上的工作做完，就计划休产假了，安心在家陪着你，一直到你出生，好不好呀？”

一大早，我就在您温暖的手掌爱抚下醒了，听到您说要休产假的消息。

“当然好呀！”我在心里默默地回应着，顺势翻了个身，表示回应。

只是，我不知道，您口中所谓的产假，到底有多久呢？有没有我在水房子住的时间长呢？

妈妈，其实从一开始我就知道，我可以陪你走完一生，但你没法陪我走到最后。不管怎样，我会尽全力陪着你和爸爸，不只是用时间，更用我的爱来浇灌这个家。

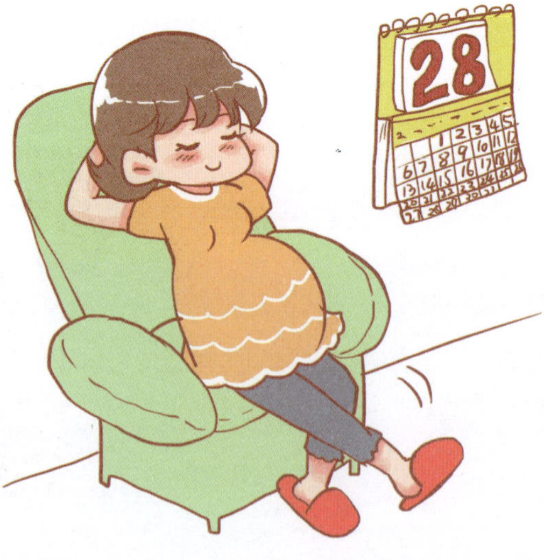

出生时，希望爸爸陪在旁边

这几天我常常在琢磨，不知道你们所处的世界究竟是一个什么模样，它是彩色的吗？会和我的水房子一样温暖吗？它会不会很吵呢？我想，不管它是什么模样，一定是一个美丽的新世界，当我第一次来到这个陌生的世界时，希望爸爸也能陪在我和你的身边，一起见证这个伟大的时刻。

亲爱的爸爸，您也要努力做一个暖男，特别是在我要出生的时候，您的作用尤为重要。医生上次不是教过您吗？在待产期间，要好好服务我老妈哦！

◆准备营养丰富的可口饭菜，让妈妈有足够的体力迎接我的出生。

◆给妈妈按摩，可以握拳，以手指的背面轻压妈妈的背部，缓解腰背部疼痛。

◆在分娩的过程中，适时地引导妈妈控制自己的呼吸，减轻阵痛。

◆分娩会让妈妈消耗大量的体力，此时不妨用棉花棒蘸上开水，擦拭在她的嘴唇上，给她补充水分。

妈妈您别紧张，我只是想静静

妈妈，这个月您可能会发现，我活动的频率越来越小了，您别紧张，这是因为我的水房子没有那么大的空间让我翻腾了，所以我很想“静静”，可别问我“静静”是谁哦！因为我也不知道。

有时候，我太无聊了，也会睡觉，当我睡着了，也会很安静，您可别吵醒我哦！要记得，我依然是你健康的小宝贝，耐心地等待我的出生吧！

医生有话说：

孕晚期，胎儿入盆后胎动会有所减少，这是正常的现象。这是因为随着怀孕月份的增加，胎儿慢慢长大，子宫内可以供他活动的空间越来越少，因此他的胎动就没有以前那样频繁了。但是，只要自己的胎动次数没有突然的剧烈变化，孕妈妈多半不需要担心。

第38周（260～266天）
多学一点儿分娩知识

妈妈，就快要见面了，再学一点儿分娩知识吧！这将对您有很大的帮助，我也会努力配合医生，祝我们“合作”愉快哦！

我已经是“足月儿”了

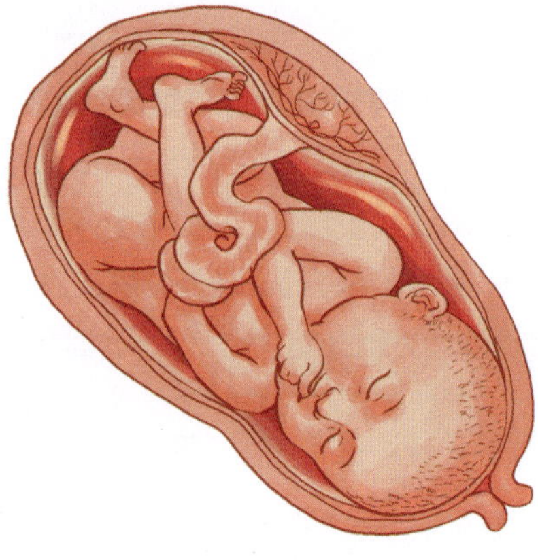

上次妈妈去医院做检查的时候，医生说我已经发育得很成熟，是一个“足月儿”了，调皮的我随时都可能降生，给爸爸和妈妈一个惊喜哦！妈妈，你准备好迎接我了吗？要记得密切关注我的情况哦！

现在我的四肢只能弯曲着，紧靠着身体，因为这个房子已经没有多余的空间让我伸展拳脚了。不过，因为我随时会冲破牢笼来到外面的世界，所以我一点也不担心这种束缚会太久，我知道，自由即将到来！

别忘了每周带我去医院检查一次胎心

医院的检查室里，一种冰凉的触感在我的水房子外面游走，感觉到我的心跳正在被偷窥。这样的过程大约持续了20分钟，然后，妈妈带着我走到了另一间科室！

熟悉的医生的声音又开始响起来：

“从检查结果来看，20分钟内胎动次数有4次，每次胎动时胎心加速超过15次/分，没有太频繁的宫缩出现，胎儿心率的变化很正常，也不存在宫内缺氧等异常情况，目前来看状态良好，不过，下周要在同一时间过来做胎心监护检查哦。”

“好的，谢谢医生！”

原来是在做胎心监护的检查啊，万幸检查结果正常，我提着的一颗小心脏也终于落了下来，妈妈您也不必在产前过于紧张，只要您按照医生的指示做好检查和其他准备工作，相信我们的第一次见面会很顺利！

请记住，这些是我要出生的信号哦

妈妈，经常听到您跟自己身边的人抱怨说，越临近预产期，心里越是紧张和担心，生怕我什么时候突然要降临了，让您措手不及。您是不是忘了？您带着我一起上过分娩学校呀，那个温柔的美女老师不是给您讲过我要出生时的信号吗？大概是怀孕后您的记忆力变差了吧？现在，我只好把我能记住的内容再跟您复述一遍了，您听好啦！

子宫底下降

妈妈，之前我听您跟医生说过，您是第一次怀我，在此之前，您从未有过相关的经验。美女老师说，初产妇一般在临产前两周左右，子宫底会开始下降，这会让您稍微轻松一些，比如呼吸会变得更顺畅，胃部也没有压迫感了。

下腹部有坠胀、压迫感

由于您的子宫底下降，在分娩时我即将先露出的部分已经降到您的骨盆入口处，因此，您会出现下腹部坠胀感，并压迫膀胱。您的直接感受就是腰酸腿痛，走路不方便，尿频。

见红

您的子宫颈分泌物会增加，随着我的房子有规律地收缩，子宫颈的黏液栓开始排出，加上子宫内口胎膜与宫壁分离，会有少量出血。这种出血与子宫黏液栓混合，自阴道排出，就是见红了。

腹部有规律的阵痛

这种疼痛一般持续 30 秒，间隔 10 分钟。之后，疼痛时间逐渐延长，间隔时间缩短，称为规律阵痛。初产妇从阵痛开始到分娩，会持续 12 小时以上，因此，您一旦出现阵痛，就可以拿好待产包，提早到医院待产了。

破水

因为您的子宫强而有力的收缩，子宫腔内的压力逐渐增加，子宫口开大，再加上我的头部下降，从而引起胎膜破裂，水房子里的水从您的阴道流出，就是破水。

亲爱的妈妈，请您一定要细心观察自身的情况，一旦出现这些信号，就要为分娩做好准备了。

跟护士姐姐学习分娩技巧

即使到了这个时候，学习还是不能停止，妈妈，您要为我树立一个好榜样呢！不管您的内心对分娩多么恐惧，多学习下总是没错的。于是，我们今天再一次来到了孕妇学校，能见到护士姐姐，我的内心还是很激动的呢……

"今天主要是给大家讲解分娩技巧的，各位临近预产期的孕妈咪，你们准备好了吗？"

于是，我感受到了老妈心脏的一波儿快速跳动，估计是还没准备好吧……

"想必大家都听说过吧，分娩时的疼痛相对而言是比较痛的，这也是母亲之所以伟大的原因所在。从阵痛开始到正式分娩，对于初产妇来说，大概需要经历若干小时，那么这个时候，我们的孕妈妈就可以采取一些小技巧，减轻宫缩的痛苦，让自己能轻松分娩。"

护士姐姐开始了滔滔不绝的解说……

用呼吸减轻阵痛

◆浅呼吸：用口吸气和呼气，吸气时只吸入一小口空气，10 次之后做一次深呼吸。当子宫收缩达到高点时可采用。

◆腹式深呼吸：两腿张开，膝盖稍微弯曲，两手拇指张开，其余 4 指并拢，轻放在下腹部上，围成三角形。两手拇指位于肚脐的正下方。在宫缩开始和结束时可采用。

◆拉玛泽呼吸：坐着或躺着，眼睛注视一个焦点，在训练呼吸的同时辅以手的按摩，能有效减轻阵痛。分娩全程都可以采用。

适当下床走动

在阵痛刚开始还不是很剧烈的时候，孕妈妈可以下床走动，一边走，一边匀速呼吸，可以帮助胎儿更快地下降入盆，松弛骨盆韧带，促进顺利分娩。

用食物补充体力

孕妈妈可以选择在宫缩间隔期用餐，此时巧克力是最好的选择，也可以选择蛋糕、面汤、稀饭等，或者喝点儿糖水，补充消耗的体力。

原来，我的出生还有很多新奇的方式

某天晚上，我正在我的水房子里安静地趴着思考人生……突然听到开门声和相继而来的脚步声，我知道，应该是爸爸下班回来了，他基本上每天都是这个时候回来。

“亲爱的，你想好用什么方式迎接花生米了吗？”

“还没呢，到时候看情况吧，能顺产就顺产，反正都会听医生的。”

“我今天听我们公司的同事说，他老婆采用了一个新的分娩方式，好像是叫什么导乐分娩，感觉挺不错的，咱们要不要试试呀？”

“导乐分娩？是什么，美元分娩的翻译吗？”

“额，老婆，你的想象力要不要这么丰富啊，我也不了解具体是什么，我们上网查查吧……对了，记得穿上防辐射服哦，老婆。”

……

“不查不知道，原来，不只有导乐分娩，还有水中分娩、秋千分娩、球分娩、医疗催眠分娩、芳香分娩……”

“这真是太神奇了！啊哈哈，不过，老公，咱们还是听医生的吧，我不怕疼的。”

“好的，老婆，你是最勇敢的！我会给你加油打气的！”

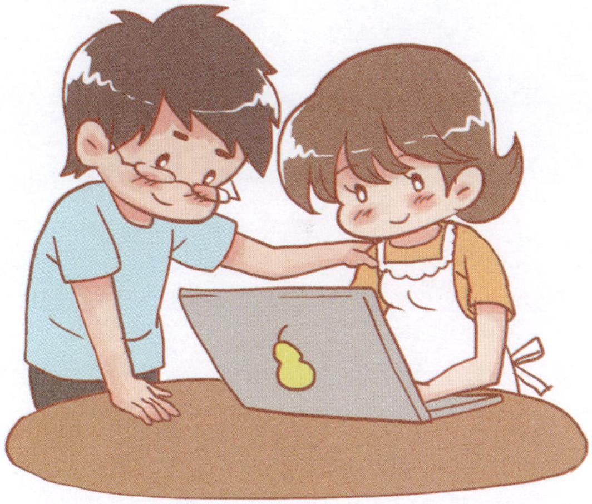

妈妈要避免单独外出

妈妈，那天您带着我单独出门，虽然只是出去了一小会儿，但还是被爸爸批评了。他怪您单独行动，其实，我相信爸爸这也是为了我们好，毕竟，我随时随地都有可能冲破我的水房子出生，这种紧急情况下，您还是尽量不要一个人行动了，万一发生什么意外，您也不方便处理啊。

爸爸，您可要看好妈妈，如果她要外出，请尽量陪着她，这个时间就尽量减少工作和应酬吧，早点儿回家，多一点儿陪伴，多一分关爱。

第 39 周（267 ~ 273 天）

期待与妈妈的见面

妈妈，在这间水房子里待了这么久，我每天都在期待着与您和爸爸的第一次见面，那会是一种怎样的感动弥漫呢？一切就等答案揭晓吧！

我变得更完善了

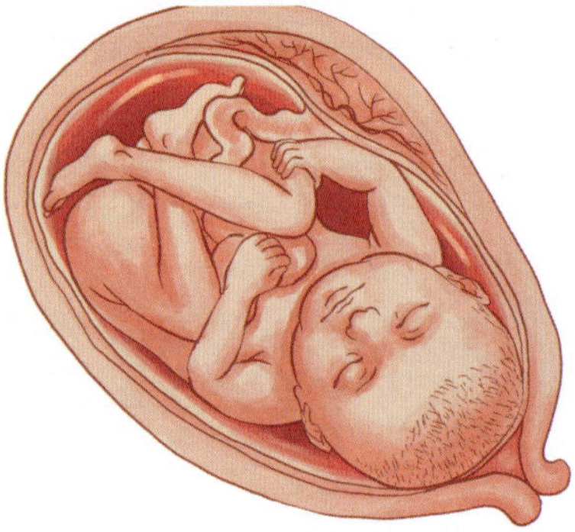

倒数第二周，我皮肤表面的大部分胎脂已经褪去，胎毛也褪去了，只有两个肩膀和胳膊、双腿上还覆盖着少量的胎毛。这些都是我在为即将到来的出生所做的准备，妈妈，您的身体是否也已经准备好了，随时迎接分娩呢？

那根粗粗的、软软的，被您称为脐带的东西，也正在努力完成它最后的使命，为我源源不断地输送我在这个小房子里所需要的营养，马上要出生了，我能感觉到身体每天都在增加脂肪，听医生说，这是为我出生后的体温调节做准备的。

妈妈，您要跟医生学会吃

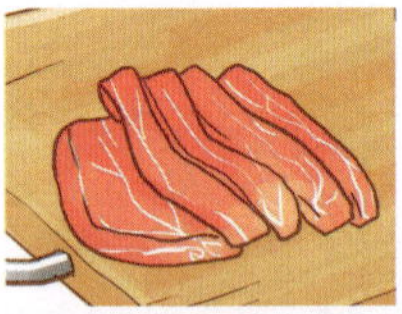

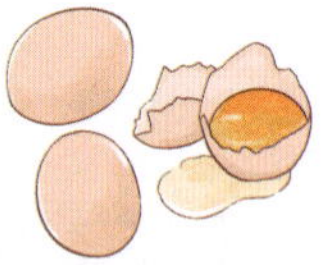

“最近的食欲感觉如何了？”

“还可以，没有之前的那种不适了。”

“嗯，你快临近预产期了，平时多吃一些体积小、营养价值高的食物，比如肉啊、蛋啊这种动物性食品，减轻胃部的胀满感，另外，不要给自己太大的压力。”

“哦，好，谢谢医生。”

“不客气，下一位。”

听完了您和医生的对话，我也明白了几分。妈妈，越到最后，我们的饮食摄入就越重要，医生的话您都记住了吧？快回家让爸爸给我们做好吃的料理吧，嘻嘻！

妈妈，充分了解之后再决定怎么生我吧

妈妈，之前听医生建议您顺产，但是当您听说婉婉阿姨用了剖宫产，恢复情况也很好时，又开始动摇了。爸爸是最了解您的人，他拿出手机查视频网站资料，想要让您在充分了解这两者的基础上，再做决定。

“老婆，不要纠结了，来，看看我在网站上找的资料，这是一个很有名的孕产专家呢！”

于是，我也被连带着一起上了一课……

顺产及其优点

顺产就是自然分娩，适合于大小适中的胎儿，在正常的子宫收缩力量下，经过母亲大小适当的产道，胎儿多能够顺利诞生。它主要有以下几个方面的优点：

◆生产当天就可以下床走动，一般 3 ～ 5 天可以出院。

◆花费比剖宫产要少。

◆仅有会阴部位伤口，产后恢复快。

◆产后的并发症少。

◆新生儿的肺功能可以得到很好的锻炼，神经、感觉系统发育较好。

虽然顺产有很多优势，但是并非所有的孕妇都能采取自然分娩的方式，当出现诸如羊水过少、胎儿过大、骨盆过窄、胎位不正、胎盘剥离等特殊情况时，需根据医生的建议采取剖宫产。

剖宫产及其优点

剖宫产指的是运用手术的方式，把婴儿从孕妈妈的肚子中分娩出来。这种分娩方式虽然是人为的，但是也有一定的可取之处：

◆能减轻孕妈妈的分娩疼痛，让分娩更轻松。

◆在特殊情况下，采取剖宫产可以挽救母婴的性命。

◆许多妊娠并发病症会导致中止妊娠，采用剖宫产可以减少并发症对母婴的影响。

◆剖宫产更适合生产多胞胎等情况。

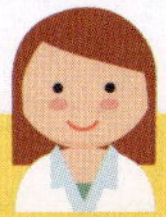

医生有话说：

无论是采取顺产还是剖宫产，孕妈妈都应结合自身的身体情况和医生的建议进行选择，不可盲目决定，因为分娩方式直接关系到母婴的健康。

我陪您做助产运动

我的妈妈是一位喜欢运动的妈妈，尤其喜欢练瑜伽，这是我听爸爸说的。自从有了我之后，妈妈好像更喜欢练瑜伽了。说真的，我喜欢和妈妈一起练瑜伽，当妈妈在做动作时，我也在水房子里随之运动，那真是一种奇妙的体验。

今天我和妈妈一起约好了要做助产瑜伽，什么是助产瑜伽呢？估计是为了让我更加健康地出生吧，我猜。

“我们要开始了哦！花生米。首先，妈妈先跪在叠好的薄毯上，双手撑地，然后屁股坐在脚后跟上，好，保持呼吸 30 秒。”

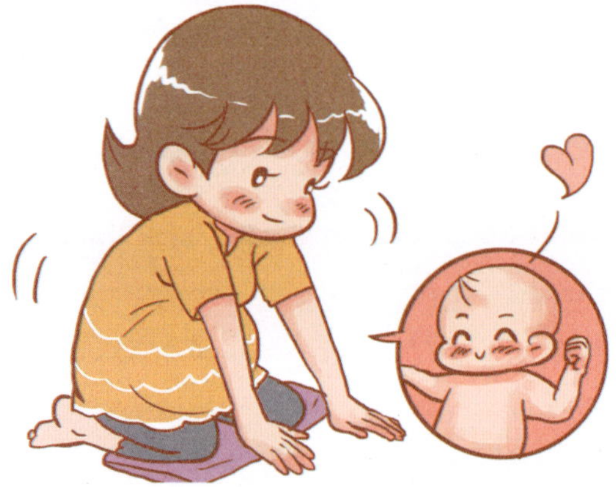

“然后，妈妈要慢慢起身了，用前脚掌贴地，轻轻地抬起膝盖，双手合十。妈妈开始摇动骨盆和背部了，你是不是感觉自己像在坐摇篮一样呢？其实，这是为了增加尾骨的空间，减轻分娩的阻力哦！”

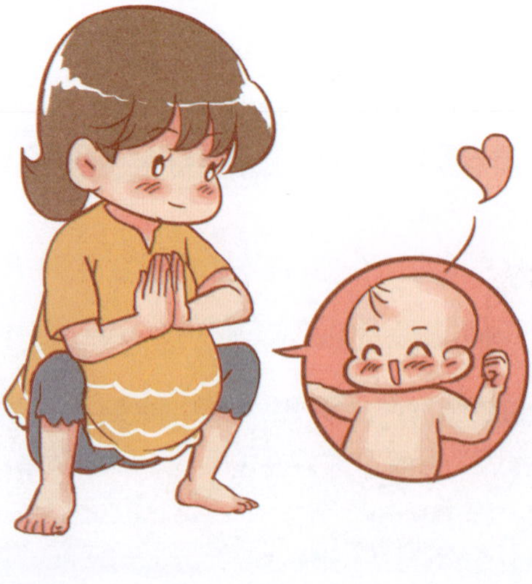

如若我突然降临，您可要冷静应对

又是熟悉的医院环境，我跟着妈妈上下电梯、做检查、拿报告单、看医生，整个流程我都能倒背如流了呢！

“嗯，检查结果一切正常，这个月你随时都可以分娩了，一定要学会处理急产等突发情况。”

“啊？什么是急产呢，医生？”

“从有产痛到完成分娩，只要少于3个小时就称为‘急产’。医学上对急产的界定就是初产妇每小时子宫颈扩张的速度大于5厘米；经产妇每小时子宫颈扩张速度大于10厘米。”

“哦。我是初产妇，那如果万一急产，我该怎么办呢？”

“首先，你和家人都要保持冷静，尽快拨打120急救电话，不要急于用力，先躺在床上，垫上毯子，帮助胎儿娩出，也不要急着剪脐带，可以等医生过来处理。”“出现急产的情况现在不是很多，你也不要有太大的心理压力，回去好好准备吧！”

“好吧，谢谢医生了。”

我听到妈妈长舒一口气，带着我离开了医生的诊室。嘻嘻，妈妈，您别紧张，我会好好地在我的水房子里住着，不让您发生急产情况的。

我想在水房子里住久一点，可以吗

我觉得我的水房子好舒服啊，每天无忧无虑地生活在羊水里，不愁吃，也不愁穿，没事儿的时候就玩一玩脐带，吞点儿羊水，吐个泡泡，心情好的时候就和爸爸妈妈一起互动，心情不好的时候我就一个人睡觉，在这里，不用像妈妈一样要做运动，要辛苦地坐车、上班、去医院做检查……妈妈，我可以在这里多住一段时间吗？

这时候，妈妈忽然开口了：“花生米，妈妈今天去做检查的时候，医生说你一切正常，只等着出生了哦！妈妈好期待早点儿见到我的宝贝呢，你可要乖乖听话，不能贪恋我的子宫哦！”

原来妈妈是知道我的小心思啊，这就是心有灵犀吗？哈哈，妈妈，我一定会定期赴约，不辜负您的期盼。

第 40 周（274 ~ 280 天）

妈妈，我爱你

记得我刚开始能听到外界的声音时，妈妈总是给我播放一首歌，歌词有一句叫作“世上只有妈妈好”，我好像也真的懂得了妈妈的好。妈妈，我爱你！

我已经准备好了

医生说，我的大脑发育已经接近完善了，头发长了两三厘米，黑黑的头发一定是遗传了妈妈您的基因吧！有时候，能隐隐感觉到您的肚子紧绷着，硬硬的，我想这也是您为分娩做的准备吧！

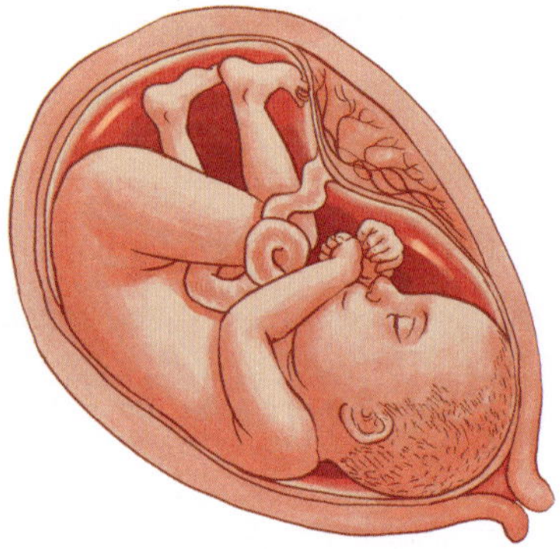

终于要见面了，我的内心充满了期待，对您、对爸爸、对外面的世界。妈妈，不管您是采取什么方式把我带到这个世界上，只要是适合您的、医生建议的，我都可以接受，就让我们一起期待我们的相见吧！

多吃点，才有力气迎接我

饭桌上——

“亲爱的，你要多吃点儿，到时候分娩才有力气呢。”

“我真的吃不下了啦，吃那么多好难受……”

“那你过一会儿再吃吧，医生交代过，要你少吃多餐呢！”

“好吧。”“花生米，为了迎接你，妈妈可是费尽力气了，吃了这么多，你也要多多吸收营养，到时候配合我一起出来哦！”

妈妈一边抚摸着我，一边喃喃自语道。

“放心，咱们的宝贝肯定会健健康康地和我们见面的，对吧，花生米？”

哈哈，还是爸爸懂我。妈妈，您就多吃一点儿吧，等着我出来以后，再陪您一起做运动！

原来生我要做这么多准备

今天是一个意义重大的日子，因为我决定从我的水房子里搬出来，到外面的世界来了！

本来，我正在我的小房子里睡着觉呢，突然就感到全身一阵发紧，尤其是屁股，您也开始呼叫爸爸：“老公，快来，我出现宫缩了！”我想，我大概是要准备出生了吧，然后您和爸爸就匆匆忙忙赶到了医院……

分娩战斗打响了，一切都在紧锣密鼓地进行着，只是我没想到，原来妈妈您生我之前，还要做这么多的准备。

阴道指检

首先要做的就是“阴道指检”，我可不明白什么检查，只听到医生说是为了掌握手术指征和手术的难易程度，预防并发症的发生，所以要检查阴道的长度、深度、弹性，有无畸形、瘢痕、肿块等情况。我想肯定是必要的检查吧，就像妈妈您之前做的那么多大大小小的检查一样。

医生戴上了手套，蘸上润滑剂，把手指伸入了您的阴道里，不过我一点儿都不担心这会伤害到我，因为他根本够不到我嘛！

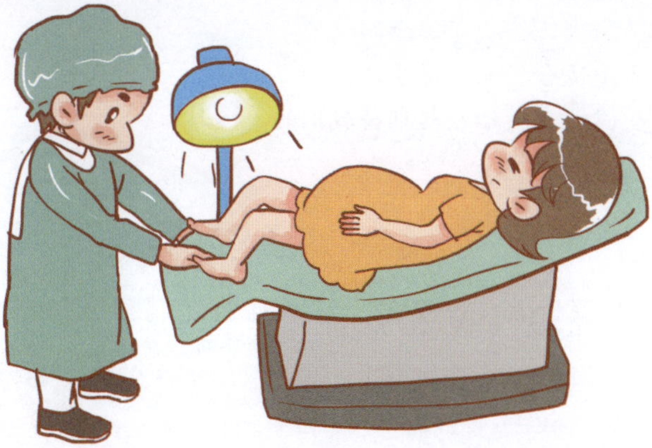

剃体毛

接着，我听到护士阿姨让您躺在检查床上，脱去裤子，双腿弯曲，说是要给您“剃体毛”，于是您很配合地一动也不动，我想，这应该是很舒服的吧。

灌肠

最后一步，护士阿姨说您还需要灌肠。您侧卧在床上，她把一根管子塞进了您的屁股，温皂液顺着管子流入，然后您去上了两次厕所。这个过程中您有些难受，但是为了分娩时让周围没有便便污染，您还是坚持了下来。

我的性格或多或少会影响我出生的快慢

妈妈，我的出生需要我和您，还有医生的通力合作，长久待在温暖的水房子里，让我养成了慢吞吞的性格，就连“搬家”，我也是慢吞吞的，您可别着急，要配合我的节奏，让我安心出生，毕竟，这是我的性格使然，并不代表我不健康哦！

听婉婉阿姨说，她家的宝宝很快就生下来了，我想，那一定是个性急的小家伙，我可不急了，反正早晚都要出来面对大家的嘛，我还有点儿舍不得我住了那么久的水房子呢！

没想到妈妈生我这么疼

准备工作一切妥当，医生交代护士带我们去待产室，于是，我们就被推进了一个房间，爸爸也跟着进去了，我就知道他一定会陪着我们的。

您的子宫在有规律地收缩着，先收缩1～2分钟，松弛5～6分钟；再收缩1～2分钟，再松弛……妈妈，我咋感觉有点像孙悟空被唐僧念紧箍咒呢？当然，孙悟空只是头皮紧，我是全身都紧，先是屁股，然后是肩，最后是头。我感到一股力量在把我往水房子的门口方向推，接着，我听见了扑哧一声，好像有什么东西破了，我房子里的水在哗哗哗地往外流，然后，我的头就从房子深处被推向了门口，您一用力，我的房子门口就被打开了，我听到医生在旁边喊着“深吸气！”“用力”。而您却痛得越来越厉害，当一旁的医生说“子宫颈口开了，第一产程结束”时，您才稍稍松了口气。

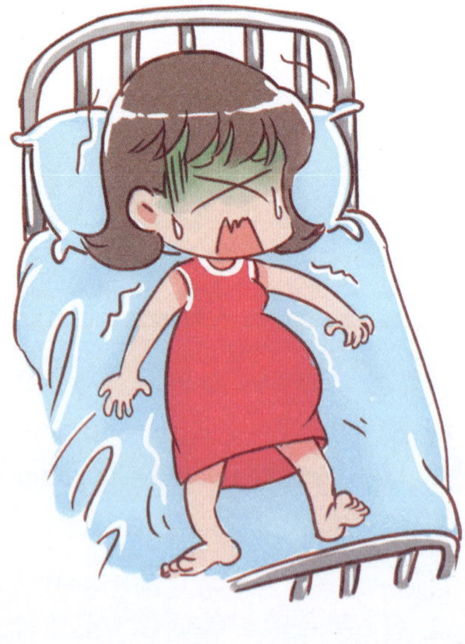

自始至终，我只是感觉到自己被推着往外走，浑身紧紧地，但是并没有什么痛感，也能从侧面感受到妈妈您的努力，从一开始您便一直在练习着各式各样的呼吸法，伴随着疼痛，勇敢地坚持着。之前我还怪你是胆小鬼怕疼，其实你是这个世界上最勇敢的妈妈！

妈妈，吃点儿东西再继续生我

妈妈，给我“搬家”是一项体力活儿，也是一个相对漫长的过程。在“战斗”期间，您别忘了护士姐姐提醒您的，吃点儿东西，补充体力，再继续迎接我，相信爸爸早就给您准备好了丰富的待产餐吧，我都闻到香味儿了呢！妈妈，您忍着疼痛，吃一点儿吧！

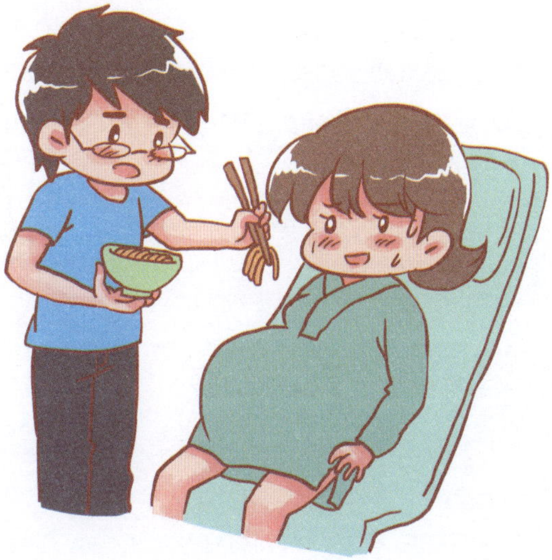

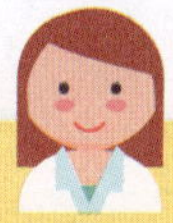

医生有话说：

待产期间，家人可以为准妈妈提供三大类食物，以补充阵痛消耗的体力，储蓄更多的能量进行下一产程的分娩：

◆流质食物，如果汁、营养汤、牛奶等。这些食物既能为孕妈妈补充水分，又能及时供给身体所需的热量。如果这些准妈妈不愿意吃，还可以通过输入葡萄糖、维生素等方式来补充水分和热量。

◆易消化的稀软主食，如蛋糕、面食、米粥等。这些食物富含碳水化合物，碳水化合物在胃中停留的时间比蛋白质和脂肪短，不会引起准妈妈的不适感，而且这类食物容易消化吸收，在体内的供能速度快，适合待产期食用。

◆少量水果，如西瓜、葡萄等。待产时由于阵痛频发，准妈妈出汗多，体力消耗大，此时吃一些水分多的含糖水果，一方面可以解渴，预防脱水；另一方面其中的糖分可直接供应热量。

注意：待产期间的饮食应坚持少吃多餐的原则，因为准妈妈吃得过少，会没有力气承受频繁的宫缩；吃得太多，又会加重胃肠道的负担，引起消化不良等。只有少吃多餐，才能一直保持较好的体力。

不疼的时候，让爸爸陪您散散步吧

妈妈，虽然我之前听医生说，生我的时候必须要经历这样的痛苦，但我也不忍心总是看您被折磨。不过，有爸爸在身边陪着您，您应该感觉好一些吧？那么妈妈，不疼的时候，让爸爸陪您散散步，转移下注意力吧，您从我小的时候就喜欢散步的，不是吗？

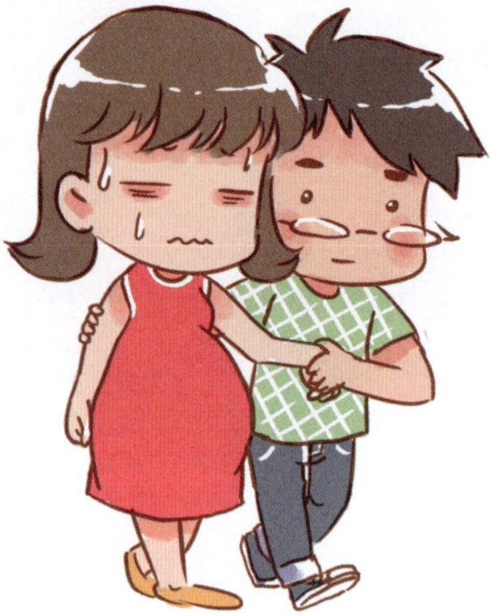

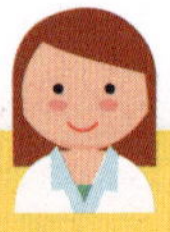

医生有话说：

在子宫口刚刚张开、阵痛刚开始的时候，适当活动可以有效减轻阵痛。这是因为分娩始终是一个积极的、活跃的过程，孕妈妈活动得越多，就越有利于将宝宝的头推向产道，而且能促进自身和胎儿的血液循环，减轻疼痛。散步就是一个不错的活动方式。

别急着用产钳，先让我自己试试

过渡期之后，就是第二产程。医生说，这是您生我的关键时刻，所以妈妈，拿出巾帼英雄的气概吧，这个阶段就是您展现女人最大力气的时候了！

如果把分娩比喻成一场战斗，那么，第二产程就是主战场。这时候，我的头部会慢慢地出来，后脑勺冲着您的肚皮，下巴紧紧地贴着胸部，继续往您的隧道下面钻啊钻。爸爸也在一旁给您加油打气，我感觉自己的屁股和头部形成了巨大的力量差，把我像个栓子一样向您的隧道推进。

这时候，护士阿姨在一旁观察着，好像说什么产钳之类的，虽然我不知道那是什么东西，但是感觉有点儿怕怕，妈妈，我不想靠外力的辅助，先让我自己试试吧！

终于，随着您的一呼一吸，我的头部终于露出了您的阴道口，接着，我的右肩出来了，左肩也出来了，屁股和腿最小，一滑就离开了您的身体，护士阿姨赶紧给我清理掉身上的脏东西，我可以和空气自由接吻啦！

妈妈，您好

历经了十几个小时的折腾，在妈妈的坚持和医生的努力之下，我终于离开了我的水房子，来到了爸爸妈妈所处的世界。护士阿姨绕着我转了两圈，好像是在很认真地观察我，是我长得太美了吗？直到她跟您说“孩子很健康，无缺少上肢等大畸形，无明显的小畸形如兔唇，也没有锁骨骨折等产伤”这些话时，我才了解了她的真正用意。不过，分娩过程还没有完全结束呢，您还需要在医生的帮助下，把我在水房子里吸收营养的胎盘和脐带处理好。如此，才算是彻底结束了分娩。

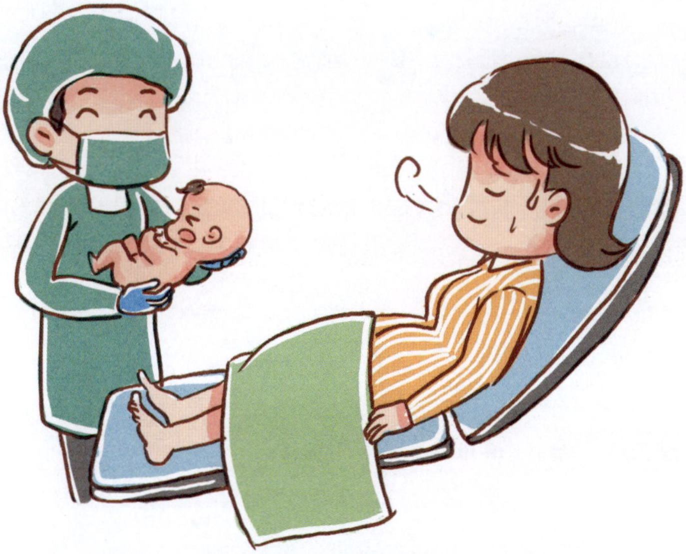

护士阿姨还精心为我们戴上了手环，说是为了标记的，哼，我才不会认错自己的妈妈呢，您说是吧？

我以一声响亮的哭声向爸爸妈妈宣告着自己的到来，这也意味着我正式启用自己的肺部，开始了在新世界的第一次呼吸。

除了这一声连续而响亮的啼哭，我还为爸爸妈妈准备了一份见面礼——我人生中的第一泡便便。这是我在我的水房子里收集自己的胎毛和死皮细胞，加上吞咽羊水时积累的微小固体而成的，爸爸妈妈，你们可不要嫌臭哦，哈哈……

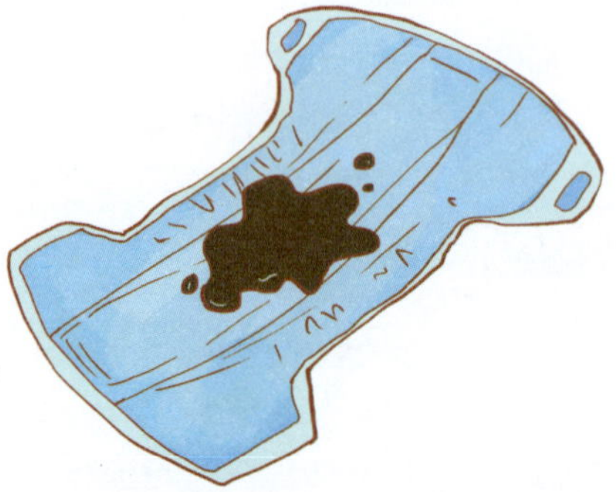

接着，护士阿姨拿着一瓶不知道是什么成分的药水，往我的眼睛里滴，一点儿都不舒服，但听到她跟您解释说是为了防止感染的，我只好忍着了。接下来，我又被抱着去做了各种基本的检查，没想到，出生之后有这么多事情要做呀……我什么时候才能再见到妈妈呢？

护士阿姨好像听到了我的心声，没过多久，就把我抱到了您的跟前，让我吃奶。我闻着您身上独有的气息，别提有多开心了！我用力地吮吸着您的乳头，妈妈，您的乳汁好像不算多，要用力吸才可以吸出来，不过味道香香的，真好喝，比我在水房子里吃的手指头还要香呢！我一边喝，一边听护士阿姨给您解说，让我尽早接触和吮吸奶头，是保证母乳顺利到来的一个重要的环节。但是我怎么感觉不太舒服呢？妈妈，您真的学会怎么抱着我吃奶了吗？还是要护士阿姨指导下您这个新手吧，请您左手抱住我的屁股，右手扶住我的背部，这样我的头就能贴近您的右侧乳房了，等一会儿您别忘了再换另一侧让我吸哦！嘻嘻，我好喜欢您的奶水啊，让我一次喝个够吧！妈妈，您要答应我，配合医生和护士做好母乳喂养的充足准备，让我的口粮多多，这样我才能长得又高又壮哦！

对了，之前我还在水房子里的时候，常常听您跟我说起外面的世界，灿烂的阳光、潺潺的流水、美丽的花儿……我急不可耐地仰起头、睁开眼睛，外面的光线和我的水房子有着天壤之别，比什么手电筒照肚皮的光可强多了，我一下子无法适应，赶紧把眼睛眯起来，仔细地看着周围，可是我怎么都看不清您和爸爸的模样，医生说，我的视力还没有完全发育，目前只能看清20～30厘米远的东西，眼前的你们，只是一片黑白色的模糊。

在接下来的日子里，我将会慢慢看清你们的脸庞，当你们用充满爱意的眼神注视着我时，我也可以用心感受到，并做出积极的回应。相信不久的将来，我将看到这个五彩缤纷的清晰的世界。

亲爱的爸爸妈妈，虽然我出生没多久，但我已经深深地爱上了这个世界，爱上了周围的人，接下来我将会好好陪伴着你们一起，开启一段全新的人生旅程！